LESÕES NO ESPORTE

Uma abordagem anatômica

LESÕES NO ESPORTE

Uma abordagem anatômica

Brad Walker

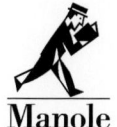

Manole

Título do original em inglês: *The Anatomy of Sports Injuries*
Copyright © 2007 by Brad Walker. Todos os direitos reservados.
Publicado mediante acordo com a Lotus Publishing e North Atlantic Books.

Este livro contempla as regras do Acordo Ortográfico da Língua Portuguesa de 1990, que entrou em vigor no Brasil.

Tradução: Luciana Cristina Baldini
Revisão científica: Jayme de Paula Gonçalves
　　　　　　　　　Sócio efetivo da Sociedade Brasileira de Cirurgia do Joelho
　　　　　　　　　Ex-professor adjunto de Ortopedia da Faculdade de Medicina da FUA
　　　　　　　　　Especialista em Medicina do Esporte pela Associação Médica Brasileira/
　　　　　　　　　Sociedade Brasileira de Medicina do Esporte
　　　　　　　　　Membro Titular da Sociedade Brasileira de Ortopedia e Traumatologia

Diagramação: Azza Graphstudio Ltda.
Ilustrações: Amanda Williams
Capa: Thereza Almeida

Dados Internacionais de Catalogação na Publicação (CIP)
(Câmara Brasileira do Livro, SP, Brasil)

Walker, Brad
　　Lesões no esporte : uma abordagem anatômica /
Brad Walker ; [tradução Luciana Cristina Baldini].
-- Barueri, SP : Manole, 2010.
Título original: The anatomy of sports injuries
Bibliografia.
ISBN 978-85-204-2969-3

　　1. Lesões esportivas - Atlas 2. Traumatismo em atletas - Atlas
3. Traumatismo em atletas - Manuais 4. Traumatismo em atletas -
Terapia - Atlas 5. Traumatismo em atletas - Terapia - Manuais I. Título.

　　　　　　　　　　　　CDD-617.1027
10-09407　　　　　　　　NLM-QT 260

Índices para catálogo sistemático:
1. Lesões esportivas : Manuais : Medicina 617.1027

Todos os direitos reservados.
Nenhuma parte deste livro poderá ser reproduzida, por qualquer
processo, sem a permissão expressa dos editores.
É proibida a reprodução por xerox.

A Editora Manole é filiada à ABDR – Associação Brasileira de Direitos Reprográficos.

Edição brasileira – 2011

Direitos em língua portuguesa adquiridos pela:
Editora Manole Ltda.
Avenida Ceci, 672 – Tamboré
06460-120 – Barueri – SP – Brasil
Fone: (11) 4196-6000 – Fax: (11) 4196-6021
www.manole.com.br
info@manole.com.br

Impresso no Brasil
Printed in Brazil

Sumário

Introdução vii

Capítulo 1: Aspectos gerais das lesões no esporte .. 1
Em que consiste uma lesão no esporte? 2
O que é acometido em uma lesão no esporte? 2
A lesão no esporte é aguda ou crônica? 5
Como são classificadas as lesões no esporte? 5
Como são classificadas as lesões por distensão muscular e por entorse? 6

Capítulo 2: Prevenção de lesões no esporte 7
Introdução à prevenção de lesões no esporte 8
Aquecimento 8
Resfriamento 11
O princípio FITT 13
Treinamento excessivo 14
Condicionamento e desenvolvimento de habilidades 16
Condicionamento 17
Alongamento e flexibilidade 27
Instalações, regras e equipamentos de proteção 36

Capítulo 3: Lesões no esporte: tratamento e reabilitação 37
Introdução ao tratamento das lesões no esporte 38
Readquirindo os componentes de condicionamento 42

Capítulo 4: Lesões da pele 47
001: Cortes, abrasões, irritações por atrito 49
002: Queimadura solar 50
003: Geladura 51
004: Pé de atleta (tinha do pé) 53
005: Bolhas 54
006: Calos, calosidades, verrugas plantares 55

Capítulo 5: Lesões da cabeça e do pescoço 57
Agudas
007: Concussão, contusão, hemorragia e fratura do crânio 59
008: Contusão, distensão muscular e fratura da coluna cervical 61
009: Síndrome de estiramento do nervo cervical 62
010: *Whiplash* (lesão em chicote) 63
011: Torcicolo agudo 65
012: Hérnia de disco cervical 67
013: Compressão da raiz nervosa (radiculite cervical) ... 68
014: Formação de bico de papagaio (artrose da coluna cervical) 69
015: Dentes 71
016: Olhos 72
017: Ouvido 73
018: Nariz 74

Capítulo 6: Lesões das mãos e dos dedos 75
Agudas
019: Fraturas dos metacarpais 77
020: Entorse do polegar (ligamento colateral ulnar) 78
021: Dedo em martelo pós-traumático 79
022: Entorse de quirodáctilo 81
023: Luxação de quirodáctilo 82
Crônicas
024: Tendinite de quirodáctilos 83

Capítulo 7: Lesões dos punhos e antebraços 85
Agudas
025: Fraturas do punho e antebraço 87
026: Entorse do punho 88
027: Luxação do punho 89
Crônicas
028: Síndrome do túnel do carpo 91
029: Síndrome do túnel ulnar 92
030: Cisto sinovial do punho 94
031: Tendinite do punho 95

Capítulo 8: Lesões do cotovelo 97
Agudas
032: Fraturas do cotovelo 99
033: Entorse do cotovelo 100
034: Luxação do cotovelo 101
035: Ruptura do tendão do tríceps braquial 103
Crônicas
036: Cotovelo do tenista 104
037: Cotovelo do golfista 105
038: Cotovelo de arremessador 107
039: Bursite do cotovelo 108

Capítulo 9: Lesões do ombro e da porção superior do braço 109
Agudas
040: Fratura (da clavícula e do úmero) 111
041: Luxação do ombro 113
042: Subluxação do ombro 115
043: Separação acromioclavicular 116
044: Separação esternoclavicular 117
045: Ruptura do tendão do bíceps braquial 119
046: Contusão do bíceps braquial 120
047: Distensão muscular (bíceps braquial, tórax) 121
Crônicas
048: Síndrome do impacto 123
049: Tendinite do manguito rotador 124
050: Bursite do ombro 125
051: Tendinite bicipital 127
052: Inflamação da inserção do músculo peitoral 128
053: Ombro congelado (capsulite adesiva) 129

Capítulo 10: Lesões do dorso e da coluna 131
Agudas
054: Distensão muscular da coluna vertebral...............133
055: Lesão ligamentar da coluna vertebral..................134
056: Contusão torácica 135
Crônicas
057: Hérnia de disco..137
058: Protrusão discal 138
059: Fratura por estresse da coluna vertebral
 (espondilólise)..139

Capítulo 11: Lesões do tórax e do abdome...........141
Agudas
060: Fratura de costelas...143
061: Tórax flutuante 145
062: Distensão muscular abdominal............................148

Capítulo 12: Lesões do quadril, da pelve e
da virilha...149
Agudas
063: Distensão dos músculos flexores do quadril 151
064: Contusão da crista ilíaca 152
065: Fratura por avulsão..153
066: Distensão dos músculos da virilha.......................154
Crônicas
067: Osteíte púbica 156
068: Fratura por estresse 157
069: Síndrome do piriforme...159
070: Tendinite do iliopsoas..161
071: Tendinite dos músculos adutores 162
072: Síndrome do estalido do quadril 163
073: Bursite trocantérica..165

Capítulo 13: Lesões da coxa..................................167
Agudas
074: Fratura do fêmur..169
075: Distensão muscular do quadríceps 171
076: Distensão muscular dos isquiotibiais..................172
077: Contusão da coxa 173
Crônicas
078: Síndrome do trato iliotibial..................................175
079: Tendinite do quadríceps 177

Capítulo 14: Lesões do joelho 179
Agudas
080: Lesão do ligamento colateral medial 181
081: Ruptura do ligamento cruzado anterior 182
082: Laceração do menisco..183
Crônicas
083: Bursite..185
084: Plica do joelho (sinovial) 186
085: Doença de Osgood-Schlatter................................187

086: Osteocondrite dissecante 189
087: Síndrome patelofemoral 190
088: Tendinite patelar (joelho do saltador).................191
089: Condromalácia da patela (joelho do corredor) 193
090: Subluxação da patela..194

Capítulo 15: Lesões da perna 195
Agudas
091: Fraturas (tíbia, fíbula) 197
092: Distensão muscular da panturrilha.....................199
093: Ruptura do tendão do calcâneo...........................200
Crônicas
094: Tendinite do tendão do calcâneo.........................201
095: Síndrome da dor tibial medial
 (canelite)...203
096: Fratura por estresse 204
097: Síndrome do compartimento anterior.................205

Capítulo 16: Lesões do tornozelo..........................207
Agudas
098: Entorse do tornozelo..209
099: Fratura do tornozelo..210
Crônicas
100: Tendinite do tibial posterior................................211
101: Subluxação do tendão fibular 213
102: Tendinite do fibular 214
103: Osteocondrite dissecante 216
104: Supinação 217
105: Pronação...218

Capítulo 17: Lesões do pé.....................................219
Agudas
106: Fratura do pé..221
Crônicas
107: Bursite retrocalcânea 222
108: Fratura por estresse 223
109: Tendinite dos tendões flexores e extensores........225
110: Neuroma de Morton 227
111: Sesamoidite..228
112: Hálux valgo (joanete)..230
113: Dedo em martelo...231
114: Entorse da articulação metatarsofalângica..........232
115: Pé cavo e dedo em garra 234
116: Fasciite plantar...235
117: Esporão do calcâneo 236
118: Hematoma subungueal..237
119: Unha encravada...238

Glossário de termos médicos 239
Direções anatômicas..243
Os sete tipos de articulações sinoviais 245
Índice remissivo...247

Introdução

Com o aumento dos índices de participação nos esportes, observa-se um número crescente de ocorrências de lesões relacionadas a atividades esportivas. Como consequência, há necessidade de referências detalhadas e de fácil entendimento sobre a prevenção, o tratamento e a reabilitação das lesões esportivas.

Embora existam diversos livros que abordem esse assunto, poucos são capazes de apresentar informações anatômicas minuciosas sob uma forma de fácil entendimento para qualquer indivíduo, desde um esportista de final de semana até um atleta profissional; de um *personal trainer* com experiência de apenas um ano até técnicos veteranos de esportes; ou desde o início da graduação em uma universidade até os que já completaram doutorado na área.

É esse o diferencial de *Lesões no esporte – Uma abordagem anatômica*. Utilizando uma combinação da experiência prática real com o conhecimento teórico dos livros, o autor está habilitado a apresentar prevenções, tratamentos e estratégias complexas de tratamento de um modo que todos possam compreender. A informação detalhada e simples auxiliará o leitor a evitar que lesões esportivas ocorram, e caso ocorram, irá ajudá-lo a tratá-las de modo eficiente para promover um retorno à atividade no menor período de tempo possível.

Isso não é tudo, esta obra dá um passo adiante. Com ilustrações muito coloridas, o livro prende a atenção do leitor, oferecendo recursos visuais que permitem uma compreensão maior do funcionamento do corpo humano durante o processo de tratamento das lesões no esporte.

As lesões relacionadas aos esportes são abordadas sob todos os ângulos. No Capítulo 1, há informações gerais sobre lesões no esporte e encontram-se disponíveis várias definições. No Capítulo 2, estratégias-chave de prevenção são explicadas a fim de reduzir a ocorrência de lesões relacionadas aos esportes. O Capítulo 3 apresenta um tratamento e um processo de reabilitação abrangentes para garantir uma recuperação rápida e completa.

Por fim, nos Capítulos 4 a 17, encontra-se o conteúdo principal do livro: um resumo detalhado de 119 lesões esportivas em um formato de fácil localização. Divididas em áreas principais do corpo, as revisões de lesão esportiva descrevem a anatomia e a fisiologia envolvidas, causas possíveis, sinais e sintomas, complicações, tratamento imediato, procedimentos de reabilitação e prognóstico a longo prazo.

Voltado aos entusiastas do condicionamento e aos profissionais da saúde de qualquer nível, este livro também proporciona sugestões de exercícios para força e flexibilidade destinados a auxiliar na prevenção, no tratamento e na reabilitação das lesões esportivas. Esses exercícios de modo algum são exaustivos; oferecem apenas orientação. Consulte um especialista para um programa sob medida que corresponda às suas próprias necessidades individuais.

Nota

Parece haver alguma confusão quanto à referência de tendão patelar ou de ligamento patelar. O ligamento patelar se estende da patela até a tuberosidade tibial. Se você considera a patela um osso propriamente dito, então naturalmente deve utilizar o termo ligamento patelar, visto que ele conecta dois ossos (a patela à tíbia). Entretanto, se você considera a patela como um osso sesamoide localizado dentro do tendão quadríceps, então a denominação tendão patelar também parece correta (ligando o músculo ao osso). Outra ideia é que, à medida que um tendão envelhece, ele se torna mais ligamentar. Logo, para esclarecimento, utilizei a referência ligamento (tendão) patelar por todo o livro.

Aspectos gerais das lesões no esporte

1

Ninguém duvida dos benefícios da prática de exercícios bem estruturados: aumento do condicionamento cardiovascular, melhora da força muscular e aumento da flexibilidade, todos contribuem para uma melhor qualidade de vida. Entretanto, uma das pouquíssimas desvantagens do exercício é uma maior suscetibilidade a lesões no esporte.

À medida que os índices de participação em esportes e exercícios aumentam, o que é bom, os índices de lesão também estão em elevação. De fato, a *U.S. Consumer Product Safety Commission* estima que "entre 1991 e 1998, lesões no golfe e na natação aumentaram 110%; lesões no hóquei no gelo e no levantamento de pesos, 75%; no futebol, 55%; ciclismo, 45%; no voleibol, 44% e no futebol americano, 43%".

Em que consiste uma lesão no esporte?

Uma vez que a lesão física geralmente pode ser definida como qualquer estresse imposto ao corpo que impeça o organismo de funcionar adequadamente e faça com que se inicie um processo de reparação, uma lesão no esporte pode ser então definida como qualquer tipo de lesão, dor ou dano físico que ocorra como resultado do esporte, exercício ou atividade física.

Embora o termo lesões no esporte possa ser empregado para definir qualquer lesão confirmada como resultante do esporte, ele é geralmente utilizado para lesões que acometem o sistema musculoesquelético, que inclui os músculos, ossos, tendões, cartilagem e tecidos associados.

Lesões mais sérias, como traumatismo craniano, do pescoço e da coluna vertebral, geralmente são consideradas separadamente às lesões no esporte comuns, como entorses, distensões, fraturas e contusões.

O que é acometido em uma lesão no esporte?

As lesões no esporte estão mais comumente associadas ao sistema musculoesquelético, que inclui músculos, ossos, articulações e seus tecidos associados, como ligamentos e tendões. A seguir, é apresentada uma explanação resumida dos componentes que formam esse sistema.

Músculos

O músculo é composto por 75% de água, 20% de proteína e 5% de sais minerais, glicogênio e gordura. Existem três tipos de músculos: esquelético, cardíaco e liso. O tipo de músculo envolvido com o movimento é o esquelético (também denominado estriado e voluntário). Os músculos esqueléticos estão sob controle voluntário, ligando-se ao esqueleto ósseo e recobrindo-o. Entre os músculos mais importantes, pode-se mencionar o quadríceps (na porção anterior das pernas) e o bíceps braquial (na porção anterior dos braços).

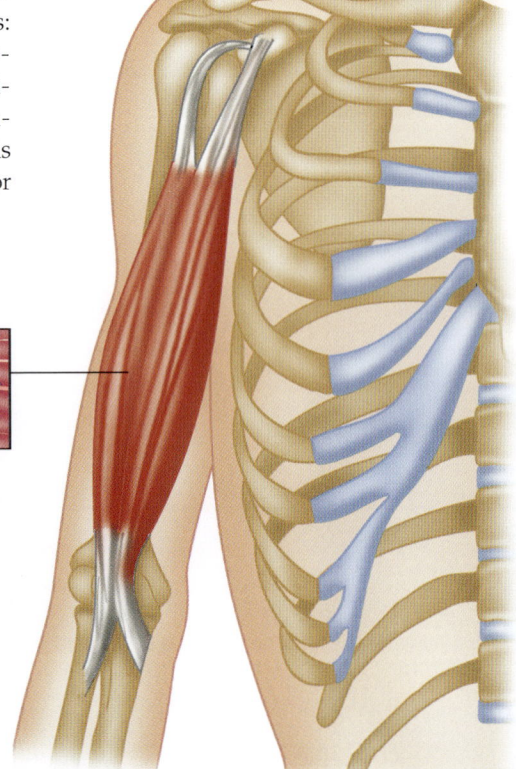

Figura 1.1: Estrutura do músculo esquelético/estriado/voluntário, ilustrada com o bíceps braquial.

Ossos

As células ósseas localizam-se em cavidades denominadas lacunas, envolvidas por camadas circulares de matriz muito dura que contém sais de cálcio e grandes quantidades de fibras de colágeno. Os ossos protegem os órgãos internos e facilitam os movimentos. Juntos, eles formam uma estrutura rígida denominada esqueleto. Os ossos principais incluem o fêmur, na porção superior da perna, e o úmero, na porção superior do braço.

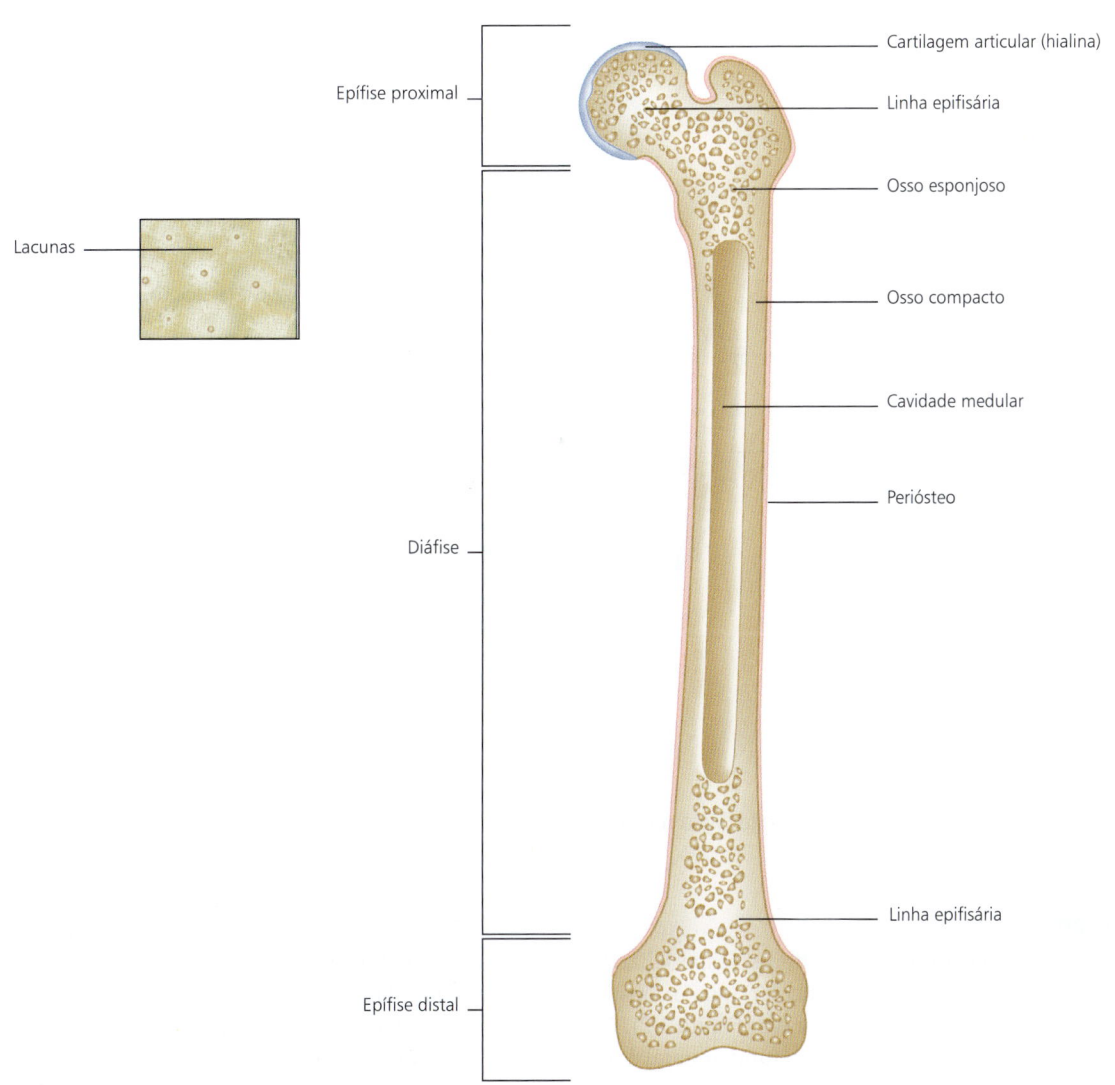

Figura 1.2: Estrutura do osso, ilustrada com os componentes de um osso longo.

Articulações

As articulações são constituídas de cartilagem, bolsa(s), ligamentos e tendões, e possuem duas funções: manter os ossos unidos e proporcionar mobilidade ao esqueleto rígido. As articulações fibrosas apresentam pouco ou nenhum movimento e as articulações cartilaginosas ou são imóveis ou ligeiramente móveis. Nenhuma possui uma cavidade articular. As articulações sinoviais possuem uma cavidade articular que contém o líquido sinovial. São livremente móveis e, por essa razão, são as articulações que mais se envolvem nas lesões no esporte. As principais articulações sinoviais incluem o joelho, quadril, ombro e cotovelo.

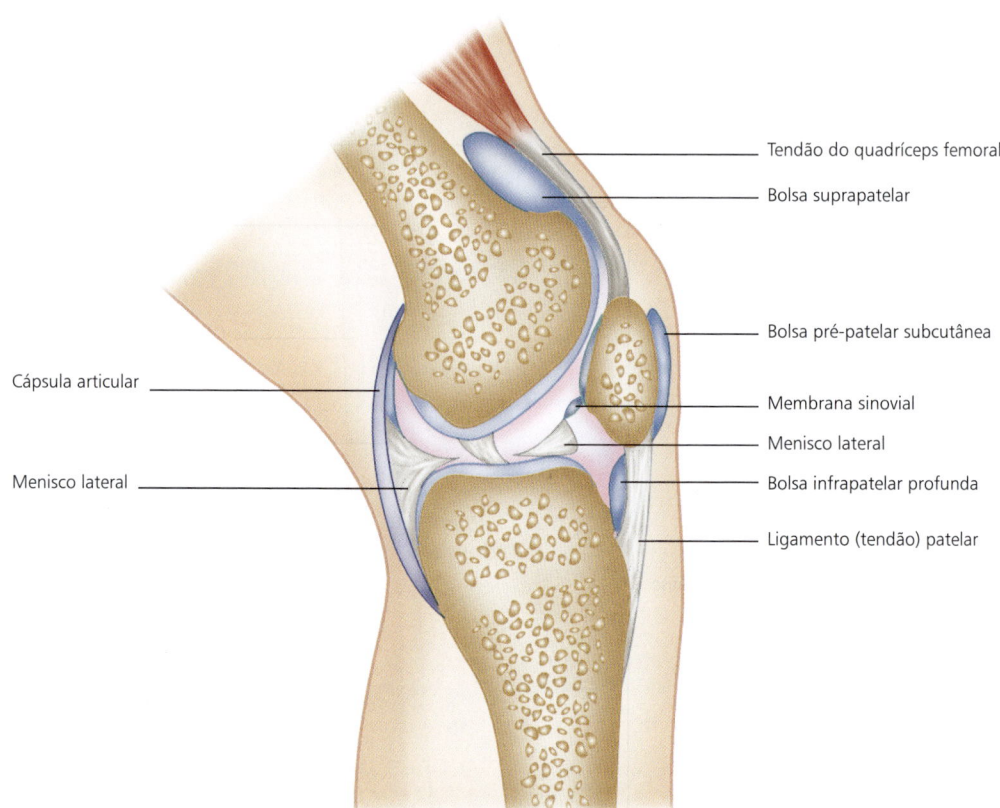

Figura 1.3: Articulação do joelho; perna direita, vista mediossagital.

Cartilagem

A cartilagem é um tecido conjuntivo fibroso especializado. São exemplos: hialina, fibrocartilagem e elástico. A mais importante é a cartilagem hialina (articular), que é constituída de fibras de colágeno e água e reveste a superfície articular da maior parte das articulações (ver Figura 1.2). A resistência da cartilagem é principalmente uma função da resistência do colágeno, e seu propósito fundamental é proporcionar uma superfície suave para o movimento das articulações e absorver o impacto e o atrito quando os ossos sofrem uma colisão ou uma fricção entre si.

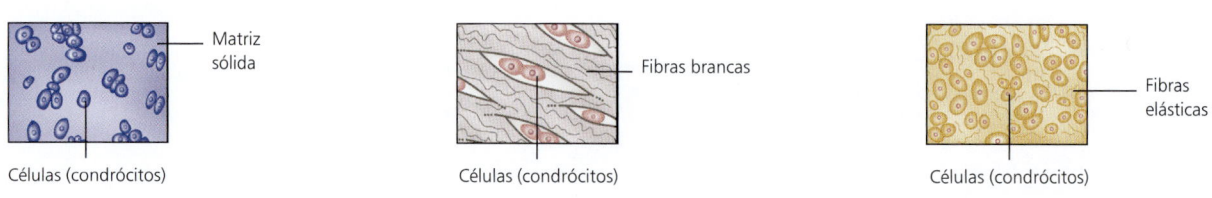

Figura 1.4: Estrutura da cartilagem: a) cartilagem hialina, b) fibrocartilagem branca, c) cartilagem elástica amarela.

Bolsas
Bolsa é um pequeno saco preenchido com um líquido viscoso e é mais comumente encontrada no ponto da articulação em que o músculo e o tendão deslizam através do osso. A função da bolsa é reduzir a fricção e fornecer um movimento suave para a articulação (ver Figura 1.3).

Ligamentos
Ligamentos são tecidos conjuntivos fibrosos que conectam osso com osso. Compostos de tecido conjuntivo denso, os ligamentos contêm mais elastina que os tendões, sendo, portanto, mais elásticos. Os ligamentos oferecem estabilidade para as articulações e, com os ossos, liberam ou limitam o movimento dos membros (ver Figura 1.3).

Tendões
Tendões são tecidos conjuntivos fibrosos que conectam o músculo ao osso. Suas fibras de colágeno são organizadas em um padrão paralelo, o que permite resistência a altas cargas elásticas unidirecionais quando o músculo fixado se contrai. Os tendões trabalham juntamente com os músculos para exercer força sobre os ossos e produzir movimento (ver Figura 1.3).

A lesão no esporte é aguda ou crônica?
Qualquer que seja a gravidade ou o ponto do corpo onde as lesões no esporte ocorram, elas geralmente são classificadas em um de dois tipos: aguda ou crônica.

Lesões agudas
Lesões agudas são aquelas que ocorrem em um instante. Exemplos comuns de lesões agudas são as fraturas ósseas, distensões musculares e tendíneas, entorses ligamentares e contusões. As lesões agudas geralmente resultam em dor, inchaço, dor à palpação, fraqueza e incapacidade de utilizar ou impor peso sobre a área lesionada.

Lesões crônicas
Lesões crônicas são aquelas que estão presentes após ter decorrido um período de tempo prolongado e, algumas vezes, são denominadas lesões por uso excessivo. Exemplos comuns de lesões crônicas são as tendinites, bursites e fraturas por estresse. As lesões crônicas, como as agudas, também resultam em dor, inchaço, dor à palpação, fraqueza e incapacidade de utilizar ou impor peso sobre a área lesionada.

Como são classificadas as lesões no esporte?
Além de uma lesão no esporte ser classificada como aguda ou crônica, ela também pode ser definida de acordo com sua gravidade. Pode-se incluí-la em uma destas três classificações: leve, moderada ou grave.

Leve
Uma lesão no esporte leve resultará em dor e inchaço mínimos. Ela não afetará adversamente o desempenho esportivo e a área acometida não ficará sensível ao toque ou deformada de alguma maneira.

Moderada
Uma lesão no esporte moderada resultará em alguma dor e inchaço. Ela apresentará um efeito limitante no desempenho esportivo e a área acometida ficará levemente sensível ao toque. Também pode haver presença de alguma despigmentação no local da lesão.

Grave
Uma lesão no esporte grave levará a dor e inchaço aumentados. Não apenas afetará o desempenho esportivo como também as atividades diárias normais. O local da lesão geralmente se mostra muito sensível ao toque e despigmentação e deformidade são comuns.

Como são classificadas as lesões por distensão muscular e por entorse?

O termo entorse refere-se a uma lesão dos ligamentos, em oposição à distensão, que se refere a uma lesão do músculo ou tendão. Lembre-se de que os ligamentos unem osso com osso, enquanto os tendões unem músculo com osso.

As lesões ligamentares, musculares e tendíneas geralmente são classificadas em três categorias: primeiro, segundo e terceiro grau.

Primeiro grau
Uma entorse/distensão de primeiro grau é a menos grave. Resulta de um pequeno estiramento dos ligamentos, músculos ou tendões, e é acompanhada por dor leve, algum inchaço e alguma rigidez articular. Em geral, há muito pouca perda de estabilidade articular como resultado de uma entorse/distensão de primeiro grau.

Segundo grau
Uma entorse/distensão de segundo grau é o resultado tanto de um estiramento quanto de alguma laceração dos ligamentos, músculos ou tendões. Existe um aumento do inchaço e da dor associado a uma entorse/distensão de segundo grau, além de uma perda moderada da estabilidade em torno da articulação.

Terceiro grau
Uma entorse/distensão de terceiro grau é a mais grave das três. Ela é o resultado de uma laceração ou ruptura completa de um ou mais ligamentos, músculos ou tendões, acarretando um grande inchaço, fortes dores e instabilidade visível.

Um ponto interessante a ser observado sobre entorses e distensões de terceiro grau é que, logo após a lesão, grande parte da dor localizada pode desaparecer. Isso se deve ao fato de as terminações nervosas serem seccionadas, o que causa uma ausência de sensibilidade no local da lesão.

Prevenção de lesões no esporte

Introdução à prevenção de lesões no esporte

Em um artigo recente intitulado "Managing Sports Injuries", o autor estimou que, todos os dias, mais de 27.000 norte-americanos torcem seus tornozelos. (E não, não é um erro de impressão, TODOS OS DIAS). Além disso, a Sports Medicine Australia estima que 1:17 participantes de esportes e exercícios sofre uma lesão no esporte praticando seu esporte favorito. Esse número é até mesmo maior para esportes de contato, como futebol americano e de campo. Entretanto, o fato verdadeiramente intrigante é que mais de 50% dessas lesões podem ser prevenidas.

Caso o objetivo seja melhorar o desempenho esportivo, não há melhor caminho para alcançá-lo que permanecer livre de lesões. A seguir, apresentamos diversos tipos de estratégias que irão auxiliar na prevenção de lesões no esporte. Quando adequadamente implementados e seguidos de forma rotineira, eles apresentam o potencial de reduzir a incidência de lesões no esporte em mais de 50%.

Antes de continuar, por favor, note que qualquer técnica simples de prevenção de uma lesão discutida neste capítulo é apenas um componente muito importante que auxilia na redução do risco da lesão como um todo. Os melhores resultados são alcançados quando todas as técnicas são empregadas em combinação umas com as outras. Quando se trata de lesões no esporte, a prevenção é melhor que a cura.

Aquecimento

As atividades de aquecimento são uma parte crucial de qualquer exercício ou treino esportivo. A importância de uma rotina de aquecimento estruturada não deve ser subestimada quando se trata de prevenção de lesões no esporte.

Um aquecimento eficaz apresenta diversos elementos-chave muito importantes. Esses elementos ou partes devem trabalhar juntos para minimizar a probabilidade de ocorrência das lesões no esporte provenientes de atividades físicas.

O aquecimento antes de qualquer atividade física apresenta vários benefícios, mas, primeiramente, sua proposta principal é preparar o corpo e a mente para uma atividade mais extenuante. Um dos objetivos dessa preparação é ajudar a aumentar a temperatura central do corpo e, ao mesmo tempo, elevar a temperatura muscular. Aumentar a temperatura muscular ajudará a tornar os músculos relaxados, flexíveis e maleáveis.

Um aquecimento eficiente também apresenta o efeito de elevar tanto a frequência cardíaca como a frequência respiratória. Isso aumenta o fluxo sanguíneo, que, como resposta, eleva a distribuição de oxigênio e nutrientes aos músculos que estão em atividade. Tudo isso auxilia no preparo de músculos, tendões e articulações para atividades mais extenuantes.

Como o aquecimento deve ser elaborado?

É importante iniciar a rotina de aquecimento com uma atividade que seja mais fácil e de menor exigência energética, progredindo para atividades mais enérgicas, até que o corpo alcance o ápice físico e mental. Esse é o estado em que o corpo se encontra mais preparado para a atividade física, e em que a probabilidade de lesões no esporte é minimizada o máximo possível. Para alcançar esses objetivos, o aquecimento deve ser elaborado como exposto a seguir.

Há quatro elementos ou partes principais que devem ser incluídos em um aquecimento para garantir que ele seja eficiente e completo. São eles:

1. aquecimento geral;
2. alongamento estático;
3. aquecimento específico para o esporte;
4. alongamento dinâmico.

Todas as quatro partes são igualmente importantes e menos uma delas deve ser negligenciada ou considerada desnecessária. Os quatro elementos trabalham em conjunto para levar o corpo e a mente a um ápice físico, garantindo que o atleta esteja preparado para começar a atividade. Esse processo irá ajudar a assegurar que o atleta apresente um risco mínimo de lesões no esporte.

1. Aquecimento geral

O aquecimento geral deve consistir de atividade física leve. O nível de condicionamento do atleta deve exercer influência tanto sobre a intensidade (grau de dificuldade) como a duração (tempo) do aquecimento geral. Um aquecimento geral correto para a média dos indivíduos deve durar de 5 a 10 minutos e provocar sudorese leve.

O objetivo do aquecimento geral é elevar as frequências cardíaca e respiratória. Como resultado, isso aumenta o fluxo sanguíneo e ajuda no transporte de oxigênio e nutrientes aos músculos em atividade. Também promove ajuda ao aumento da temperatura muscular, permitindo um alongamento estático mais eficaz.

2. Alongamento estático

O alongamento estático é uma forma de alongamento muito segura e eficaz. Ainda que haja uma mínima ameaça de lesão, ele é extremamente benéfico para a flexibilidade geral. Durante essa parte do aquecimento, o alongamento estático deve incluir todos os principais grupos musculares, devendo durar de 5 a 10 minutos.

O alongamento estático é realizado colocando-se o corpo em uma posição em que o músculo ou o grupo muscular a ser alongado fique sob tensão. Tanto o grupo muscular oposto (os músculos atrás ou à frente do músculo alongado) quanto os músculos a serem alongados estão relaxados. Então, lenta e cautelosamente o corpo é movimentado para aumentar a tensão do músculo ou do grupo muscular a ser alongado. Após atingir esse ponto, a posição é mantida para permitir que os músculos e tendões sejam alongados.

A segunda parte de um aquecimento eficaz é extremamente importante, na medida em que auxilia a alongar tanto os músculos como os tendões, o que por sua vez permite aos membros uma maior amplitude de movimento. Isso é muito importante na prevenção de lesões musculares e tendinosas.

Os dois elementos acima formam a base ou o fundamento para um aquecimento completo e eficaz. É extremamente importante que esses dois elementos sejam completados de forma adequada antes de se passar para os próximos dois elementos. A conclusão apropriada dos elementos 1 e 2 permitirá agora mais atividades específicas e vigorosas, necessárias para os elementos 3 e 4.

Estudos recentes demonstram que o alongamento estático pode apresentar um efeito adverso na velocidade de contração muscular e, portanto, afetar o desempenho de atletas envolvidos em esportes que requerem níveis elevados de potência e velocidade. Por essa razão, os alongamentos estáticos são colocados no início da rotina de aquecimento e sempre seguidos por exercícios de alongamento dinâmico e específicos para o esporte.

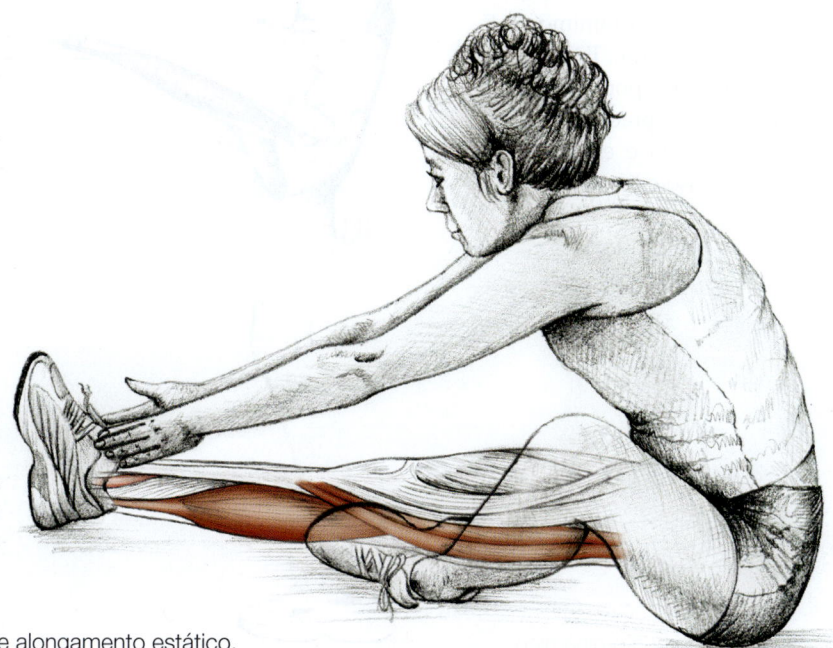

Figura 2.1: Exemplo de alongamento estático.

3. Aquecimento específico do esporte

Com as partes 1 e 2 do aquecimento concluídas total e corretamente, agora é seguro mudar para a terceira parte de um aquecimento eficaz. O atleta preparará seu corpo especificamente para as exigências do seu esporte. Durante essa parte do aquecimento, uma atividade mais vigorosa deve ser realizada. As atividades devem refletir os tipos de movimentos e ações que serão solicitadas durante o evento esportivo.

4. Alongamento dinâmico

Um aquecimento correto deve ser finalizado com uma série de alongamentos dinâmicos. Contudo, essa forma de alongamento proporciona um risco elevado de lesão caso realizada incorretamente. O alongamento dinâmico é indicado tanto para o condicionamento muscular como para a flexibilidade, e é apropriado realmente apenas para atletas profissionais, bem treinados e com alto nível de condicionamento. O alongamento dinâmico deve somente ser utilizado depois que um nível elevado de flexibilidade geral esteja estabelecido.

O alongamento dinâmico envolve movimentos controlados, saltitantes ou de balanceio a fim de levar uma parte do corpo específica ao limite de sua amplitude de movimento. A força do salto ou do balanço é gradualmente aumentada, mas nunca deve se tornar radical ou descontrolada.

Durante essa última parte de um aquecimento eficaz, é importante que os alongamentos dinâmicos sejam específicos ao esporte do atleta. Essa é a parte final do aquecimento e deve ter como resultado atingir o pico físico e mental do atleta. É nesse ponto que ele estará mais preparado para as exigências de seu esporte ou atividade.

As informações acima formam a base de um aquecimento completo e eficaz. Entretanto, o processo descrito abrange um aquecimento ideal ou perfeito. Nem sempre isso é possível ou conveniente no mundo real. Contudo, cada atleta deve responsabilizar-se pela avaliação de seus próprios objetivos e ajustar seu aquecimento adequadamente.

Por exemplo, o tempo dedicado ao aquecimento deve estar relacionado ao nível de envolvimento do esporte específico do atleta. Para indivíduos que procuram apenas melhorar seu nível geral de saúde e condicionamento, um mínimo de 5 a 10 minutos deve ser o suficiente. Entretanto, caso esteja envolvido em um esporte competitivo de nível elevado, o atleta precisará de um tempo adequado de dedicação e esforço para um aquecimento mais extenso e completo.

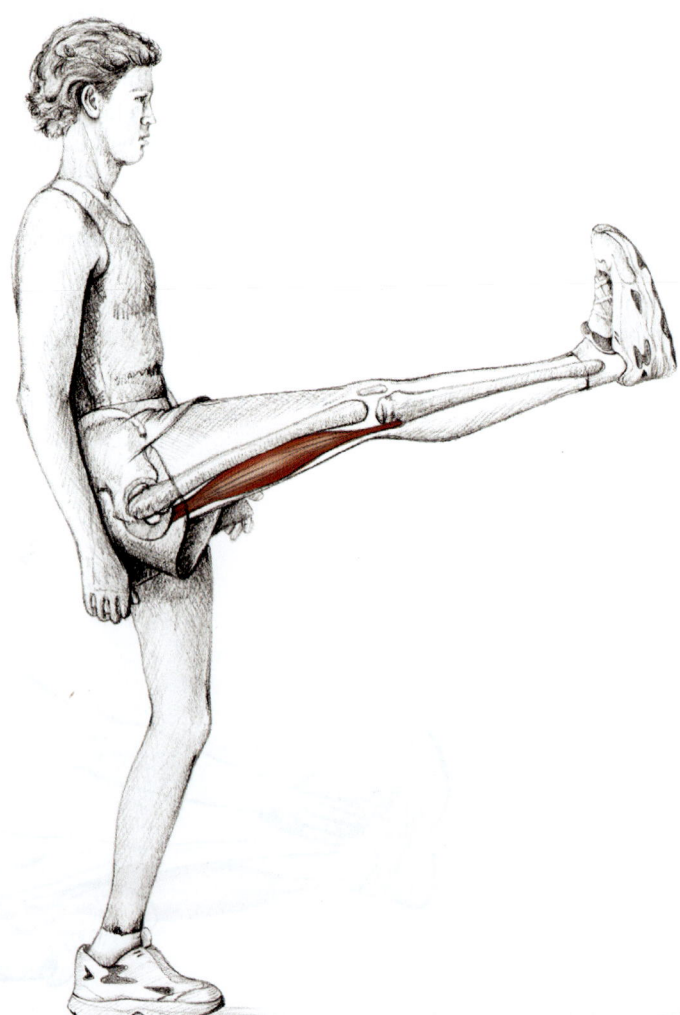

Figura 2.2: Exemplo de alongamento dinâmico.

Resfriamento

Muitos indivíduos descartam a fase de resfriamento por considerá-lo uma perda de tempo, ou simplesmente sem importância. Na verdade, o resfriamento é tão importante quanto o aquecimento e, caso você esteja tentando permanecer livre de lesões, ele é vital.

Embora o aquecimento e o resfriamento sejam igualmente importantes, eles são essenciais por diferentes motivos. Enquanto o principal propósito do aquecimento é preparar o corpo e a mente para uma atividade extenuante, o resfriamento exerce uma função muito diferente.

Por que fazer o resfriamento?

O principal objetivo do resfriamento é promover a recuperação do corpo, ou seja, o retorno do corpo a um estado pré-exercício físico ou pré-atividade. Durante uma atividade física extenuante, o corpo passa por vários processos estressantes; fibras musculares, tendões e ligamentos ficam danificados e toxinas se formam dentro do corpo. O resfriamento, quando de forma adequada realizado ajudará o corpo em seu processo de reparo; uma condição em que o resfriamento ajudará especificamente é a dor muscular pós-exercício. Outro termo comum utilizado para denominar essa condição é dor muscular de início retardado, ou DMIR.

Essa dor geralmente se manifesta um dia após um exercício físico rigoroso. A maior parte dos indivíduos tem a dor após uma pausa dos exercícios ou no início de sua temporada esportiva. Um exemplo é correr 10 quilômetros por diversão ou meia maratona com muito pouco preparo e, então, sentir dificuldade para dar alguns passos no dia seguinte porque o músculo quadríceps está dolorido. Esse desconforto representa a dor muscular após o exercício.

Essa dor é causada por uma série de fatores. Primeiramente, durante o exercício, ocorrem lacerações minúsculas, denominadas microlacerações, no interior das fibras musculares. Essas microlacerações causam inchaço nos tecidos musculares, que consequentemente coloca pressão nas terminações nervosas, resultando em dor.

Em segundo lugar, na prática de exercícios, o coração bombeia grandes quantidades de sangue para os músculos em funcionamento. Esse sangue carrega oxigênio e nutrientes necessários a esses músculos. Quando o sangue chega nos músculos, o oxigênio e os nutrientes são utilizados. Em seguida, a força de contração dos músculos impulsiona o sangue de volta ao coração, onde é oxigenado novamente. Em contrapartida, quando o exercício cessa, a força que impulsiona o sangue de volta ao coração também cessa. Esse sangue, bem como toxinas, como ácido lático, permanecem nos músculos, causando inchaço e dor. Esse processo é frequentemente denominado *pool* sanguíneo.

O resfriamento ajuda em tudo isso por manter o sangue circulando, o que consequentemente ajuda a evitar o *pool* sanguíneo e também remove as toxinas musculares. O sangue em circulação também carrega consigo o oxigênio e os nutrientes necessários à recuperação de músculos, tendões e ligamentos.

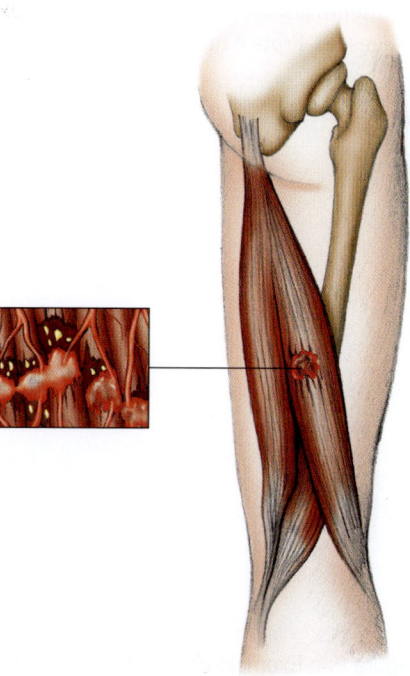

Figura 2.3: Dor muscular de início retardado (DMIR).

Partes principais de um resfriamento eficaz

Agora que a importância do resfriamento foi estabelecida, vamos dar uma olhada na estrutura de um resfriamento eficaz. Há três elementos, ou partes, principais que devem ser incluídos em um resfriamento para garantir que ele seja eficaz e completo. São eles: exercícios leves, alongamento e reabastecimento.

Todos os três elementos são igualmente importantes e nenhum deles deve ser negligenciado ou considerado desnecessário. Eles trabalham juntos para a recuperação e o reabastecimento do corpo após o exercício.

A seguir, estão dois exemplos de resfriamento eficaz. O primeiro é um exemplo típico de resfriamento a ser utilizado por um atleta profissional. O segundo é um exemplo característico de alguém que se exercita apenas para manter a saúde geral, o condicionamento ou por diversão.

Rotinas de relaxamento para o profissional

- De 10 a 15 minutos de exercício leve. Esteja certo de que esse exercício se assemelhe ao tipo daquele que foi realizado durante o exercício físico. Por exemplo, caso o exercício físico tenha envolvido muita corrida, relaxe com uma corrida cadenciada fácil ou caminhada.
- Inclua inspirações profundas como parte do exercício leve para ajudar a oxigenar o corpo.
- Em seguida, realize cerca de 20 a 30 minutos de alongamento. O alongamento estático e o alongamento utilizando técnicas de facilitação neuromuscular proprioceptiva (FNP) são melhores para o relaxamento.
- Reabasteça. Tanto o líquido quanto o alimento são importantes. Beba grandes quantidades de água e de alguma bebida esportiva de boa qualidade. O melhor tipo de alimento a ser ingerido logo após um exercício é o de fácil digestão. Fruta é um bom exemplo.

Rotinas de resfriamento para o amador

- De 3 a 5 minutos de exercício leve. Esteja certo de que o exercício leve se assemelhe ao que tenha sido realizado durante o exercício físico. Por exemplo, caso o exercício físico tenha envolvido natação ou ciclismo, relaxe com algumas voltas tranquilas na piscina ou com um percurso lento de bicicleta pelo quarteirão.
- Inclua inspirações profundas como parte do exercício leve para ajudar a oxigenar o corpo.
- Em seguida, pratique cerca de 5 a 10 minutos de alongamento. O alongamento estático (ver Fig. 2.1) e o alongamento com FNP (ver Fig. 2.4) são melhores para o resfriamento.
- Reabasteça. Tanto o líquido como o alimento são importantes. Beba grandes quantidades de água e de alguma bebida esportiva de boa qualidade. O melhor tipo de alimento a ser ingerido logo após um exercício é o de fácil digestão. Fruta é um bom exemplo.

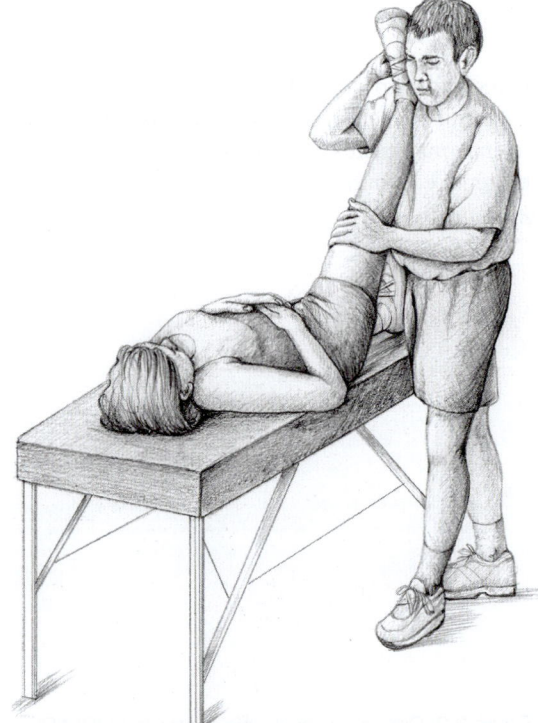

Figura 2.4: Exemplo de alongamento com FNP.

O princípio FITT

O princípio, ou fórmula, FITT é uma boa maneira de monitorar um programa de exercícios. O acrônimo FITT delineia os componentes principais de um programa de exercício eficaz, e suas iniciais significam:

F: Frequência   I: Intensidade   T: Tempo   T: Tipo

Frequência
Frequência refere-se à frequência de exercícios realizados ou à regularidade dos exercícios do atleta. Trata-se de um componente-chave do princípio FITT. A frequência, ou número de vezes que o atleta se exercita por semana, precisa ser ajustada ao nível de condicionamento atual do atleta, ao tempo que ele realmente tem disponível (considerando outros compromissos, como família e trabalho) e aos objetivos específicos que ele estabeleceu para si próprio.

Intensidade
Intensidade refere-se à intensidade dos exercícios realizados ou ao grau de dificuldade em que o atleta se exercita. Esse é um aspecto extremamente importante do princípio FITT e provavelmente o fator mais difícil de se monitorar. A melhor maneira de se mensurar a intensidade de qualquer exercício realizado é monitorar a frequência cardíaca.

Há duas formas de monitorar a frequência cardíaca, mas a melhor é a utilização de um monitor de frequência cardíaca durante o exercício. Eles podem ser adquiridos na maior parte das lojas esportivas e consistem de uma cinta elástica que envolve o tórax e de um relógio de pulso que mostra a frequência cardíaca, durante o exercício, em batimentos por minuto.

Tempo
Tempo refere-se ao período gasto na realização do exercício ou por quanto tempo o atleta se exercita. O tempo gasto durante o exercício também é uma parte importante do princípio FITT. O tempo dedicado ao exercício geralmente depende do tipo de exercício realizado.

Por exemplo, recomenda-se que para melhorar o condicionamento cardiovascular você necessite de ao menos 20 a 30 minutos de exercícios sem interrupção. Para a perda de peso, um tempo maior é necessário, no mínimo 40 minutos de exercícios moderados de sustentação de peso. Entretanto, quando se trata do tempo necessário para melhorar a força muscular, frequentemente ele é mensurado como um número de séries e repetições de exercícios. Uma recomendação típica seria de três séries de oito repetições.

Tipo
Tipo refere-se à modalidade de exercício realizada ou ao gênero de exercício que o atleta realiza e, assim como o tempo, o tipo de exercício escolhido terá um grande efeito nos resultados alcançados.

Por exemplo, quando o objetivo é melhorar o condicionamento cardiovascular, então exercícios como caminhar, correr, nadar, andar de bicicleta, subir escadas, atividades aeróbicas e remadas são muito eficazes.

Para perda de peso, qualquer exercício que utilize a maior parte de nossos grandes grupos musculares será eficaz. Para aumentar a força muscular, os melhores exercícios incluem a utilização de pesos livres, pesos em aparelhos e exercícios utilizando o peso corporal, como flexões, puxadas até o queixo e mergulhos na barra fixa.

Como tudo isso está relacionado com a prevenção de lesões?
Os dois maiores erros cometidos ao escolher um programa de exercícios são: treinar muito arduamente e não incluir variedade suficiente.

O problema mais comum é que as pessoas tendem a encontrar um exercício que gostam, e muito raramente fazem qualquer outra coisa que não seja esse exercício. Em longo prazo, isso pode resultar em excesso de tensão nos mesmos grupos musculares e negligência ou enfraquecimento de outros grupos musculares. Isso resultará em um sistema muscular desequilibrado, que é uma receita infalível para a lesão.

Ao utilizar o princípio FITT para escolher um programa de exercícios, tenha em mente as informações a seguir.

Frequência

Após o exercício, o corpo passa por um processo de reestruturação e reparo. É durante esse processo que os benefícios do exercício são alcançados.

Entretanto, quando um exercício extenuante é realizado quase diariamente (5 a 6 vezes por semana), o corpo não é capaz de concretizar os benefícios e ganhos da atividade. Nesse caso, o que geralmente acontece é que o atleta acaba ficando cansado ou machucado, ou simplesmente desiste.

Para evitar essa situação, dedique mais tempo ao descanso e ao relaxamento e reduza a frequência dos exercícios extenuantes para 3 a 4 vezes por semana.

Isso pode parecer estranho e um pouco difícil de realizar em um primeiro momento, uma vez que a maior parte das pessoas está condicionada à crença de que precisam se exercitar todos os dias; porém, após algum tempo de exercícios menos frequentes, realizá-los torna-se mais prazeroso e fácil de ser levado adiante.

Exercitar-se desse modo também reduz dramaticamente a probabilidade de lesão, visto que o corpo possui mais tempo para recuperação e cicatrização. Muitos atletas de elite constataram muitas melhoras de desempenho quando forçados a uma parada prolongada. Vários nem percebem que estão treinando com intensidade ou frequência excessivas.

Intensidade e tempo

O importante aqui é a variedade. Não se atenha apenas a um programa de rotina. Dedique parte de sua prática a sessões longas e fáceis, como caminhadas demoradas ou exercícios repetitivos com pesos leves, e parte a sessões curtas de alta intensidade, como subida e descida no *step* ou treinamento intervalado.

Tipo

O tipo de exercício adotado também é muito importante. Muitas pessoas entram na rotina de realizar o mesmo exercício repetidamente. Entretanto, se o seu objetivo for diminuir o risco de lesões, realize uma variedade de exercícios diferentes. Isso não apenas ajudará a melhorar todos os grupos musculares principais, como também tornará o atleta mais versátil e completo.

Treinamento excessivo

Há uma grande diferença entre sentir-se apenas um pouco cansado ou em ciclo baixo e ficar realmente exausto ou treinar excessivamente. É importante ser capaz de notar a diferença para permanecer livre de lesões. Nada interrompe um desempenho esportivo progressivo mais rapidamente do que a incapacidade de reconhecer os sinais da presença real de exaustão e treinamento excessivo.

Um dos maiores desafios para se atingir objetivos de condicionamento é a consistência. Se o atleta adoece com frequência, apresenta-se exausto e treina de modo excessivamente repetitivo, torna-se muito difícil permanecer livre de lesões. As informações a seguir ajudarão os atletas a manter uma consistência de exercícios regulares sem repeti-los demais e adoecer ou lesionar-se. Atletas amadores e profissionais, de modo semelhante, estão constantemente combatendo o problema do treinamento excessivo. Ser capaz de estabelecer uma intensidade correta de treinamento com sono e repouso suficientes e dieta nutricional correta não é uma tarefa fácil. Se tentar ainda dedicar-se à carreira e à família, tudo isso se torna extremamente difícil.

O que é treinamento excessivo?

Treinamento excessivo é o resultado da imposição ao corpo de um trabalho ou estresse maior do que ele pode suportar. Ocorre quando um indivíduo submete seu corpo a um estresse e a um trauma físico provenientes de exercícios realizados de forma mais rápida do que seu corpo é capaz de reparar os danos causados por esse exercício.

Isso não acontece da noite para o dia, ou como resultado de um ou dois exercícios físicos. Na verdade, o exercício regular é extremamente benéfico à saúde e ao condicionamento gerais, mas o atleta deve lembrar-se sempre de que é o exercício que avaria o corpo, enquanto o descanso e a recuperação o tornam forte e saudável. Melhoras ocorrem apenas durante períodos de descanso.

O estresse pode advir de uma série de causas. Não é apenas o treinamento excessivo que provoca estresse físico. Certamente, exercício excessivo somado a um descanso inadequado levará ao estresse por treinamento excessivo, porém não se esqueça de considerar outros estresses como, por exemplo, compromissos com a família ou com o trabalho. Lembre-se, estresse é estresse; quer seja físico, mental ou emocional, ele ainda apresenta o mesmo efeito sobre a saúde e o bem-estar do corpo.

Observando os sinais

No momento, não há testes que possam ser realizados para determinar se um atleta apresenta estresse por treinamento excessivo ou não. O atleta não pode ir a um médico ou ao laboratório de medicina dos esportes e solicitar um teste para treinamento excessivo. Contudo, embora tais testes não existam, há vários sinais e sintomas aos quais é preciso estar alerta. Esses sinais e sintomas irão atuar como um aviso que fornecerá uma percepção antecipada de possíveis perigos adiante.

Há muitos sinais e sintomas a serem observados com cautela e, para facilitar seu reconhecimento, eles estão agrupados abaixo em sinais e sintomas físicos ou psicológicos.

Apresentar um ou dois dos seguintes sinais e sintomas não significa automaticamente que um atleta está sofrendo de estresse por treinamento excessivo. Entretanto, se cinco ou seis dos seguintes sinais e sintomas forem reconhecidos, pode ser o momento de analisar de perto a quantidade e a intensidade dos exercícios físicos atuais.

Sinais e sintomas físicos
- Pulsação/frequência cardíaca elevada em repouso.
- Infecções leves frequentes.
- Maior suscetibilidade a resfriados e gripes.
- Aumento de pequenas lesões.
- Dor muscular crônica ou dor articular.
- Exaustão.
- Letargia.
- Perda de peso.
- Perda de apetite.
- Sede insaciável ou desidratação.
- Intolerância ao exercício.
- Desempenho diminuído.
- Recuperação demorada dos exercícios.

Sinais e sintomas psicológicos
- Fadiga, cansaço, esgotamento, ausência de energia.
- Capacidade de concentração reduzida.
- Apatia ou ausência de motivação.
- Irritabilidade.
- Ansiedade.
- Depressão.
- Dores de cabeça.
- Insônia.
- Incapacidade de relaxar.
- Inquietação, impaciência, nervosismo.

Como pode ser visto pelo número de itens, há muito a ser investigado. Geralmente, o sinal ou sintoma mais comum detectado é uma perda total de motivação em todas as áreas de nossa vida (trabalho ou carreira, saúde e condicionamento, etc.), somado a uma sensação de exaustão. Se esses e outros sinais de alerta estiverem presentes, então está na hora de instituir um curto repouso antes que as coisas saiam do controle.

A resposta ao problema

Vamos considerar o exemplo a seguir. "Nós nos sentimos fatigados e totalmente exaustos". "Não temos motivação para fazer nada". "Não podemos nos livrar dessa lesão chata do joelho". "Estamos irritados, deprimidos e perdemos totalmente o apetite". Parece que estamos realizando treinamento excessivo, mas o que faremos agora?

Como na maior parte das situações, a prevenção é melhor que a cura. Apresentamos a seguir algumas medidas que podem ser consideradas para prevenir o treinamento excessivo.

- Faça apenas aumentos pequenos e graduais a um programa de exercícios durante um período de tempo.
- Alimente-se com uma dieta nutritiva e bem balanceada.
- Garanta relaxamento e sono adequados.
- Esteja preparado para modificar a rotina de treinamento a fim de adequar-se às condições ambientais. Por exemplo, em um dia muito quente, vá à piscina ao invés de correr em uma pista.
- Monitore outros estresses da vida e faça ajustes para adaptar-se.

- Evite treinamentos monótonos variando a rotina de exercícios o quanto for possível.
- Não se exercite durante uma enfermidade.
- Seja flexível e divirta-se com o exercício adotado.

Embora a prevenção deva sempre ser o objetivo, haverá ocasiões em que o treinamento excessivo poderá ocorrer e as seguintes informações ajudarão o atleta nessas condições a voltar ao treinamento normal.

A principal prioridade é descansar; de 3 a 5 dias devem ser suficientes, dependendo da gravidade do treinamento excessivo. Durante esse período, o atleta precisa esquecer-se dos exercícios e o corpo necessita de descanso também, portanto, dê a ele descanso físico, bem como mental.

Tente dormir e relaxar o máximo possível. Vá para a cama cedo e tire uma soneca sempre que puder. Aumente a ingestão de alimentos altamente nutritivos e tome uma dose extra de vitaminas e minerais.

Após o descanso inicial de 3 a 5 dias, o atleta pode voltar gradualmente à rotina normal de exercícios, mas começando vagarosamente. A maior parte das pesquisas afirma não haver problemas em reiniciar com a mesma intensidade e duração de exercícios, mas reduza a frequência. Portanto, se o atleta normalmente se exercita 3 a 4 vezes por semana, reduza para apenas 2 vezes por semana durante uma semana ou duas. Em seguida, ele deve estar pronto para reassumir o programa normal de exercícios.

Algumas vezes, é bom ter um descanso como o descrito, sentindo-se fatigado ou não. Ele irá proporcionar tanto à mente quanto ao corpo a chance de recuperar-se completamente de alguns problemas que possam estar em desenvolvimento mesmo sem que o atleta tome conhecimento. O descanso também irá refrescar a mente, proporcionar uma motivação renovada e auxiliar o atleta a querer exercitar-se novamente. Não subestime os benefícios de um bom descanso.

Condicionamento e desenvolvimento de habilidades

O condicionamento físico de um indivíduo é constituído de um grande número de componentes. Os principais são: força, potência, velocidade, resistência, flexibilidade, equilíbrio, coordenação, agilidade e habilidade. Embora esportes específicos necessitem de níveis diferentes de cada componente de condicionamento, é essencial planejar um programa regular de exercícios e treinamento que abranja todos os componentes principais.

Um erro comum dos atletas é enfocar em excessivo os componentes que são facilmente reconhecidos em seu esporte particular e negligenciar os outros. Embora um componente possa ser utilizado mais que outro, é importante considerar cada um deles como apenas um elemento do condicionamento. O desequilíbrio em um deles pode contribuir para uma lesão no esporte.

Por exemplo, o futebol americano apoia-se pesadamente na força e na potência; entretanto, a exclusão dos exercícios repetitivos de habilidades e do treinamento de flexibilidade pode resultar em lesões graves e desempenho ruim. Força e flexibilidade são primordiais para um ginasta, mas um bom programa de treinamento também pode melhorar potência, velocidade e resistência.

O mesmo é verdadeiro para cada pessoa. Enquanto alguns parecem ser fortes e flexíveis naturalmente, seria tolice ignorar por completo os outros componentes do condicionamento físico. Essa é a razão pela qual atletas do tipo "halterofilistas" e triatletas são considerados em total boa forma física e mental, visto que seu esporte exige uma distribuição homogênea dos componentes que constituem o condicionamento físico.

Definir o equilíbrio apropriado é a chave para o sucesso da saúde e do condicionamento e também para permanecer livre de lesões, o que pode requerer a assistência de um treinador profissional e qualificado. Para ajudar na implementação de um programa de treinamento ou de exercícios, quatro métodos comuns serão discutidos em detalhes a seguir. São eles: treinamento de força, treinamento em circuito, treinamento cruzado e treinamento pliométrico.

Condicionamento
Parte 1: Treinamento de força

O treinamento de força tem sido uma parte do condicionamento esportivo durante muitos anos. Ele é enaltecido por seus efeitos na velocidade, força, agilidade e massa muscular. Entretanto, seus benefícios com relação à prevenção de lesões são frequentemente negligenciados.

O que é o treinamento de força?

O treinamento de força é a movimentação das articulações por meio de uma amplitude de movimento e contra uma resistência, exigindo que os músculos gastem energia e se contraiam vigorosamente para mover os ossos. Esse treinamento pode ser realizado utilizando-se vários tipos de resistência, com ou sem equipamento. O treinamento de força é usado para fortalecer os músculos, tendões, ossos e ligamentos e para aumentar a massa muscular.

Ele deve constar nos programas de condicionamento de todos os esportes, e não apenas esportes de força. O aumento na velocidade, força, agilidade e resistência muscular beneficia atletas de todos os esportes.

Tipos de treinamento de força

O treinamento de força apresenta-se em uma variedade de formatos. Os formatos são definidos pelo tipo de resistência e de equipamento utilizados.

Exercícios em aparelhos

O treinamento de força em aparelho inclui exercícios de resistência realizados utilizando-se aparelhos destinados à produção de resistência. Estão incluídos aparelhos com estação de musculação, hidráulicos, com hastes ou faixas de resistência e até o uso de *thera-band* ou tubo de resistência.

A resistência, ou peso, pode ser alterada para aumentar a intensidade do exercício. A amplitude e a posição do movimento são controladas pela máquina. A resistência pode ser constante durante todo o movimento ou mudar, devido à instituição dos sistemas de roldana e polia. As máquinas frequentemente acrescentam um grau de segurança, mas negligenciam os músculos estabilizadores, ou auxiliares, em um movimento.

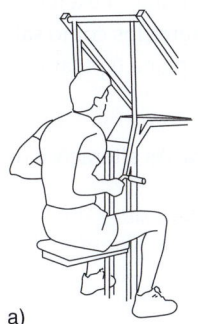
a)

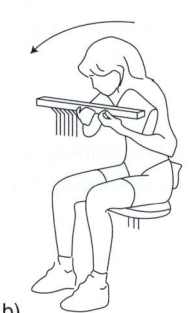
b)

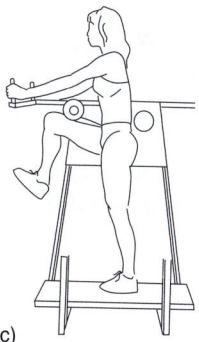
c)

Figura 2.5: Exemplos de aparelhos para exercício; a) máquina para remada na posição sentada, b) aparelho para abdominal, c) aparelho para exercícios múltiplos para o quadril.

Pesos livres
O treinamento de força com pesos livres envolve a utilização de pesos que não estão fixados a um padrão de movimento por um aparelho. Eles incluem barras e halteres. Também estão incluídos nesse grupo bolas de estabilidade, *medicine balls*, caneleiras para tornozelos e punhos e correntes para levantamento de pesos.

O peso utilizado, como com os aparelhos, pode ser mudado para aumentar a resistência de um exercício. A resistência em pontos diferentes ao longo da amplitude de movimento transfere-se a músculos distintos e, em virtude dos ângulos, às vezes pode diminuir. No travamento de uma articulação, o peso é transferido para ela à medida que os músculos a estabilizam por completo.

A amplitude e o trajeto de movimento não são fixos, de modo que a estabilização proporcionada para os músculos deve funcionar para manter as articulações alinhadas durante o movimento. Como o movimento não é fixo, uma técnica inadequada pode tornar-se um problema.

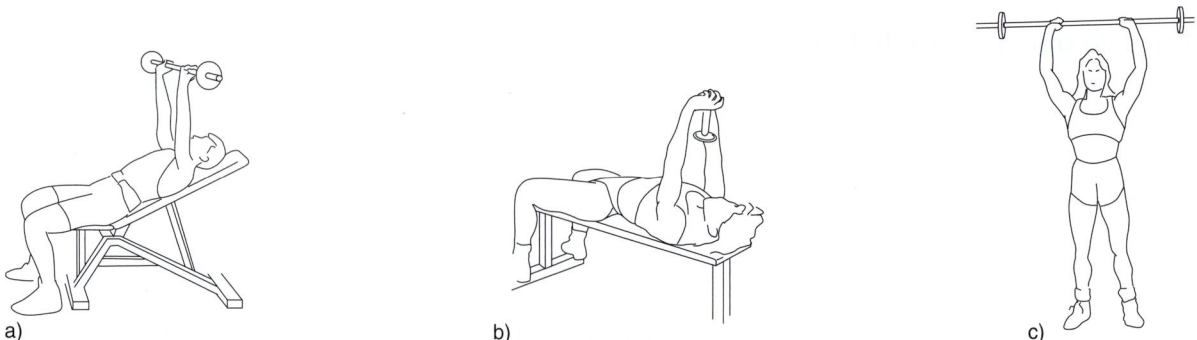

Figura 2.6: Exemplos de pesos livres; a) supino, b) pull over, c) barra para desenvolvimento dos ombros.

Exercícios com o próprio peso corporal
Exercícios com peso corporal envolvem a utilização do próprio peso do atleta como resistência durante o exercício. Como com pesos livres, a amplitude e o trajeto de movimento não estão fixados a um aparelho. Exercícios como saltos pliométricos, flexões de solo, puxadas na barra fixa, abdominais, corridas rápidas em superfície plana e pular corda pertencem a essa categoria.

O peso utilizado nesses exercícios é constante e muda apenas quando o corpo do atleta se modifica. As alterações de resistência durante o movimento são semelhantes às dos exercícios de pesos livres.

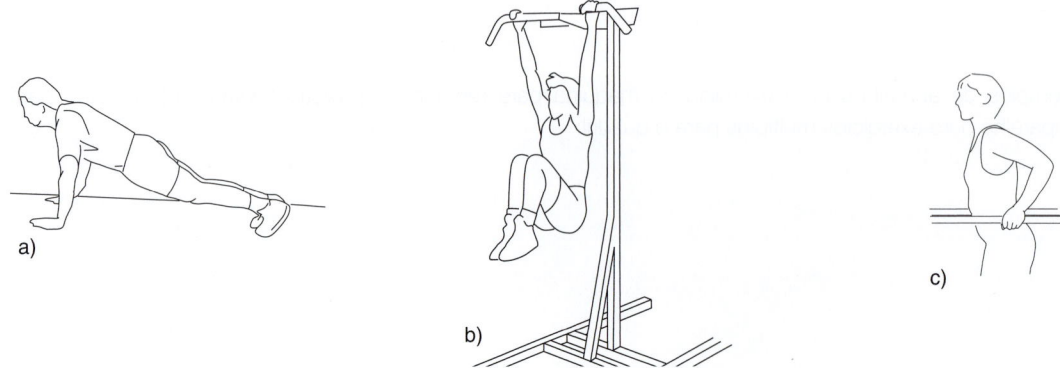

Figura 2.7: Exemplos de exercícios com o próprio peso corporal; a) flexões, b) elevação das pernas flexionadas na barra fixa, c) mergulho na barra fixa.

A amplitude e o trajeto de movimento não acompanham o trajeto fixado, logo, a estabilização muscular entra em jogo. Novamente, a técnica é uma questão delicada para esses exercícios. A impossibilidade de alterar o peso utilizado realmente limita a eficiência para alguns atletas. Atletas mais altos ou de maior peso estarão limitados aos exercícios que podem realizar e ao número de repetições. Atletas menores irão rapidamente além do número de repetições desejado para construção de força.

Como o treinamento de força previne lesões?

Hoje em dia, o treinamento de força no atletismo é uma prática comum. Os benefícios são notórios e a passagem desses benefícios para a prática esportiva o torna ideal para o condicionamento fora de temporada. O seu valor para a prevenção de lesões é um benefício frequentemente negligenciado. O treinamento de força é uma ferramenta muito eficaz para prevenção de lesões por várias razões.

Ele melhora a força dos músculos, tendões e até dos ligamentos e ossos. Músculos e tendões mais fortes ajudam a manter o corpo em um alinhamento adequado e protegem os ossos e as articulações durante o movimento ou sob impacto. Os ossos tornam-se mais fortes devido à sobrecarga imposta a eles durante o treinamento, e os ligamentos tornam-se mais flexíveis e melhores na absorção do choque aplicado a eles durante os movimentos dinâmicos.

Quando uma área do corpo é menos utilizada durante uma atividade, ela pode se tornar mais fraca que as outras áreas. Isso pode vir a ser um problema quando essa área (quer seja muscular, ligamentar, articular ou óssea específica) for solicitada repentinamente durante alguma atividade. A área não poderá controlar o estresse imposto sobre ela e então uma lesão ocorrerá. O treinamento de força, utilizando um programa balanceado, eliminará essas áreas fracas e preparará o corpo para as atividades solicitadas.

Os desequilíbrios musculares constituem uma das causas mais comuns de lesões em atletas. Quando um músculo, ou grupo muscular, torna-se mais forte que seu grupo oposto, os músculos mais fracos ficam fatigados mais rapidamente e tornam-se mais suscetíveis a lesões. Uma contração forçada, próxima ao desempenho máximo do músculo mais forte, também pode causar lesão ao músculo oposto mais fraco devido à incapacidade de se opor à força.

Os desequilíbrios musculares também afetam as articulações e os ossos como consequência de uma tração não usual que faz a articulação se mover em um padrão que foge ao natural. Os músculos mais fortes levam a articulação a se tracionar nessa direção, causando um estiramento dos ligamentos opostos e um enrijecimento dos ligamentos de sustentação. Isso pode levar à dor crônica e a um desgaste ósseo anormal. Um programa balanceado de treinamento de força ajuda a prevenir esses efeitos, fortalecendo os músculos mais fracos para equilibrá-los com suas contrapartes.

Precauções para o treinamento de força

O treinamento de força é uma ótima ferramenta para prevenção de lesões. Sofrer uma lesão durante o treinamento de força obviamente frustra esse propósito. Para evitar a lesão, é essencial que se utilize uma técnica adequada em todos os exercícios. Manter o corpo em alinhamento apropriado durante os exercícios minimiza as chances de lesões. É importante iniciar com pesos ou resistências leves e desenvolver uma técnica correta antes de aumentar a resistência. Essencial também é realizar o aumento de resistência gradualmente e apenas quando o número de repetições puder ser executado com a técnica adequada.

O repouso exerce um papel crucial na eficiência e segurança de um programa de treinamento. Lembre-se de que os músculos se recuperam e se tornam mais fortes durante o descanso, e não durante a atividade física. Realizar exercícios de treinamento de força para os mesmos grupos musculares sem o repouso adequado entre as sessões de treinamento pode levar ao estresse por treinamento excessivo. Treinar excessivamente pode tornar os músculos incapazes de se recuperar de maneira apropriada e de estar prontos para um trabalho adicional. Isso pode ocasionar lesões agudas ou crônicas.

Condicionamento
Parte 2: Treinamento em circuito

As rotinas do treinamento em circuito constituem a sessão de treinamento favorita para muitos treinadores e atletas. O treinamento em circuito pode ser utilizado como parte de programas de reabilitação de lesões, para o condicionamento de atletas de alto nível, ou para auxiliar na perda de peso. Na verdade, os circuitos podem ser utilizados para quase tudo.

Col Stewart, um treinador esportivo excepcional, é um grande fã das rotinas de treinamento em circuito. Col é um desses raros técnicos que certamente pode assumir quase qualquer esporte e planejar um programa de treinamento específico que sempre produz avanços surpreendentes para seus atletas.

As rotinas de treinamento em circuito de Col são enormemente responsáveis pelo sucesso de muitos de seus atletas que foram campeões mundiais. Incluindo seu filho, Miles Stewart (Campeão Mundial de Triatlo), Mick Doohan (Campeão Mundial de Motociclismo de 500 cc) e inúmeros outros de esportes diversos, como patinação de rodas, squash e ciclismo. Muitos outros técnicos também estão impressionados com o treinamento em circuito e o utilizam regularmente.

Brian Mackenzie, da Sports Coach, declara: "O treinamento em circuito é um modo excelente de melhorar simultaneamente a mobilidade, a força e a resistência".

Workouts for Women afirma: "O treinamento em circuito é um dos melhores métodos de se exercitar, visto que ele proporciona condicionamento global, tônus, força e redução de peso e aquisição de forma corporal excelentes. Em resumo, o máximo de resultados em um período de tempo mínimo".

E outro site refere-se ao treinamento em circuito como: "Um modo ideal de construir versatilidade, força e condicionamento gerais, bem como de consolidar o domínio de uma ampla variedade de habilidades físicas".

O que é o treinamento em circuito?

O treinamento em circuito consiste de uma série consecutiva de exercícios cronometrados, realizados um após o outro, com quantidades variadas de paradas para descanso entre cada exercício.

Por exemplo, uma rotina simples de treinamento em circuito consiste de flexões em decúbito dorsal, flexões em decúbito ventral, agachamentos, puxadas até o queixo na barra fixa e avanços. A rotina deve ser estruturada como descrito a seguir e pode ser continuamente repetida tantas vezes quanto necessário.

- Fazer o maior número possível de flexões em 30 segundos e, em seguida, descansar por 30 segundos.
- Fazer o maior número possível de agachamentos em 30 segundos e, em seguida, descansar por 30 segundos.
- Fazer o maior número possível de abdominais em 30 segundos e, em seguida, descansar por 30 segundos.
- Fazer o maior número possível de avanços em 30 segundos e, em seguida, descansar por 30 segundos.
- Fazer o maior número possível de puxadas até o queixo na barra fixa em 30 segundos e, em seguida, descansar por 30 segundos.

O que faz com que o treinamento em circuito seja tão bom?

O ritmo rápido e a natureza de alteração constante do treinamento em circuito exercem um tipo especial de estresse sobre o corpo que difere das práticas normais de exercícios, como levantamento de peso e exercícios aeróbicos.

As exigências do treinamento em circuito preparam o corpo de um modo muito homogêneo e global. O treinamento em circuito é uma forma excepcional de exercício para auxiliar na prevenção de lesões e é uma das melhores maneiras de condicionar o corpo inteiro e a mente.

Existem muitas outras razões que justificam por que o treinamento em circuito é uma maneira fantástica de se exercitar. A maior parte dessas razões se apoia na flexibilidade; em outras palavras, o treinamento em circuito é totalmente personalizável às necessidades específicas do atleta.

- O treinamento em circuito pode ser totalmente personalizado. Quer seja um iniciante ou um atleta de alto nível, as rotinas de treinamento em circuito podem ser modificadas para proporcionar os melhores resultados possíveis.
- Uma rotina de treinamento em circuito pode ser modificada para dar aos atletas exatamente o que eles querem. Exercitar o corpo todo, trabalhar apenas uma área específica ou um aspecto especial do esporte escolhido – isso tudo pode ser adaptado.
- É fácil mudar o foco da rotina de treinamento em circuito para enfatizar força, resistência, agilidade, velocidade, desenvolvimento de habilidade, perda de peso ou qualquer outro aspecto do condicionamento que seja importante para o atleta.
- O treinamento em circuitos é eficiente quanto à utilização de tempo. Não existe tempo perdido entre os grupos de exercícios. Ele confere o máximo de resultados em tempo mínimo.
- O treinamento em circuito pode ser realizado quase em qualquer lugar. Ele é a forma favorita de exercícios para a British Royal Marine Commandos, uma vez que eles passam muito tempo em grandes navios. Os espaços confinados significam que o treinamento em circuito, algumas vezes, é a única forma de exercícios disponível a eles.
- Não é necessário nenhum equipamento caro, tampouco frequentar uma academia. É possível realizar uma grande rotina de treinamento em circuito em casa ou em um parque. Usando a imaginação, é fácil planejar todos os tipos de exercícios utilizando objetos como cadeiras e mesas e até brinquedos de uma área de lazer infantil, como balanços e "trepa trepa".
- Outro motivo do treinamento em circuito ser tão popular é que é muito divertido realizá-lo em pares ou em grupos. Metade do grupo faz os exercícios enquanto a outra metade descansa e motiva os membros do grupo em atividade.

Tipos de treinamento em circuito

Como já mencionado, o treinamento em circuito pode ser totalmente personalizado, o que significa que existe um número ilimitado de formas diferentes de estruturar uma rotina de treinamento em circuito. Apresentamos aqui alguns exemplos dos diferentes tipos disponíveis.

Circuito cronometrado

Esse tipo de circuito envolve trabalhar em um período de tempo estabelecido com intervalos tanto para o descanso quanto para os exercícios. Por exemplo, um circuito cronometrado típico pode definir 30 segundos de exercício e 30 segundos de descanso entre cada exercício.

Circuito de competição

É semelhante ao circuito cronometrado, porém cada indivíduo se esforça para ver quantas repetições podem ser realizadas no período de tempo estabelecido. Por exemplo, completar 12 flexões em decúbito dorsal em 30 segundos. A ideia é manter o mesmo período de tempo, mas tentar aumentar o número de repetições realizadas nesse período.

Circuito de repetição

Esse tipo de circuito é ótimo quando trabalhado em grandes grupos de indivíduos que possuem níveis diferentes de condicionamento e habilidade. A ideia é que o grupo em melhor condição física possa fazer 20 repetições de cada exercício; o grupo intermediário possa fazer apenas 15 repetições; enquanto os iniciantes possam realizar apenas 10 repetições de cada exercício.

Circuito de corrida ou esporte específico

Esse tipo de exercício é mais bem realizado ao ar livre ou em uma área grande e aberta. Escolher exercícios que sejam específicos ao esporte dos participantes, ou enfatizar um aspecto do esporte que precise ser aperfeiçoado. A seguir, ao invés de simplesmente descansar entre os exercícios, corra levemente por 200 ou 400 m.

Algumas precauções importantes

O treinamento em circuito é uma forma fantástica de se exercitar. Entretanto, o problema mais comum é que os atletas tendem a ficar ansiosos devido à natureza de cronometragem dos exercícios e se esforçam de maneira mais árdua do que normalmente fariam. Isso tende a resultar em músculos e articulações dolorosos e em um aumento da probabilidade de lesões. A seguir se encontram duas precauções a serem consideradas.

Nível de condicionamento
Caso o atleta nunca tenha realizado nenhum tipo de treinamento em circuito antes, mesmo se ele é considerado bem condicionado, deve iniciá-lo lentamente. A natureza do treinamento em circuito é bastante diferente de qualquer outra forma de exercício. Ele impõe exigências diferentes ao corpo e à mente, e se o atleta não está acostumado a ele, algumas sessões são necessárias para que o corpo se adapte a essa nova forma de treinamento.

Aquecimento e alongamentos
Nunca inicie uma rotina de treinamento em circuito sem um aquecimento completo que inclua alongamento. Como mencionado anteriormente, o treinamento em circuito é muito diferente de outras formas de exercício. O corpo deve estar preparado antes de iniciar a sessão.

Condicionamento
Parte 3: Treinamento cruzado
O treinamento cruzado, apesar de ter sido utilizado durante anos, é relativamente novo como conceito de treinamento. Os atletas são forçados a realizar exercícios não relacionados a seu esporte para condicionamento por vários motivos, incluindo temperatura, mudança sazonal, local, equipamentos disponíveis e lesões. Sabendo ou não, esses atletas estavam em treinamento cruzado. Os benefícios desse treinamento estão começando a ficar mais conhecidos, e um deles é a prevenção de lesões.

O que é o treinamento cruzado?
O treinamento cruzado consiste na utilização de várias atividades para alcançar um condicionamento geral. O treinamento cruzado contém atividades diferentes dos exercícios repetitivos normais e daqueles comumente associados ao esporte. Os exercícios oferecem uma pausa do impacto normal de treinamento para um esporte específico, proporcionando assim aos músculos, tendões, ossos, articulações e ligamentos uma pequena pausa. Esses exercícios visam o músculo de um ângulo ou resistência diferente, e trabalham para equilibrar o atleta. O treinamento cruzado é um modo eficaz de repousar o corpo das atividades normais específicas do esporte, enquanto mantém o condicionamento.

Qualquer exercício ou atividade pode ser usado no treinamento cruzado se não for uma habilidade relacionada àquele esporte específico. O treinamento com peso é uma ferramenta muito comum utilizada no treinamento cruzado. Natação, ciclismo, corrida e até esqui são atividades usadas nesse treinamento. Os exercícios pliométricos estão novamente se tornando populares como ferramentas do treinamento cruzado.

Observações sobre o treinamento cruzado
O treinamento cruzado realmente auxilia a alcançar equilíbrio nos músculos quando os exercitamos de vários ângulos e em diferentes posições. Entretanto, ele não desenvolve habilidades específicas ou condicionamento para um esporte determinado. Um jogador de futebol americano que corre de modo cadenciado cinco a oito quilômetros todo o verão e levanta pesos ainda não está em forma para o futebol quando a pré-temporada inicia. O treinamento cruzado não pode ser utilizado como única ferramenta de condicionamento. O condicionamento e o treinamento para as habilidades de um esporte específico continuam necessários.

Esportes de alto impacto, como basquetebol, ginástica olímpica, futebol americano ou corrida, causam muita vibração no sistema esquelético. O treinamento cruzado pode ajudar a limitar a vibração, mas algum impacto específico ao esporte é necessário para condicionar o atleta para sua atividade. Um corredor que corre na água como única rotina de condicionamento pode desenvolver canelites e outras lesões quando for solicitada corrida em superfícies duras para competições ou treinamento. Seu corpo não está condicionado às forças a ele impostas, e reage de acordo.

Ingressar em um programa intenso de treinamento cruzado sem antes desenvolvê-lo progressiva e adequadamente também pode levar a problemas. É importante aumentar de forma contínua a intensidade, duração e frequência com pequenos avanços.

Exemplos de treinamento cruzado

O treinamento cruzado pode apresentar-se sob muitas formas. A chave para um programa de treinamento cruzado bem-sucedido é direcioná-lo aos mesmos sistemas de energia utilizados no esporte, além de permitir uma pausa das atividades específicas do esporte. Treinar os mesmos grupos musculares principais, mas de modos diferentes, mantém o atleta condicionado e previne lesões por uso excessivo.

- Um ciclista pode utilizar a natação para adquirir força na porção superior do corpo e manter a resistência cardiovascular. Ele pode esquiar para manter a força e a resistência das pernas durante o período em que a neve e o gelo impossibilitam a prática do ciclismo.
- Nadadores podem fazer uso do treinamento com pesos livres para desenvolver e manter os níveis de força. Eles podem acrescentar escaladas em rocha para manter a força e a resistência da porção superior do corpo.
- Os corredores podem praticar *mountain biking* para condicionar as pernas a partir de uma abordagem discretamente diferente. Podem correr em água funda para diminuir o impacto enquanto ainda mantêm um programa de condicionamento.
- Um lançador de disco pode utilizar os exercícios olímpicos de levantamento de peso para criar capacidade de explosão. Pode realizar exercícios pliométricos e corridas rápidas e curtas para desenvolver a sensação necessária de "explosão" nos quadris e pernas.

Como o treinamento cruzado previne lesões?

O treinamento cruzado é uma ferramenta importante no programa de prevenção de lesões em atletas. Oferece aos treinadores e atletas a oportunidade de treinar duramente durante o ano todo sem correr o risco de treinamento excessivo ou de lesões por uso demasiado. O simples processo de mudança de tipo de treinamento altera o estresse sobre o corpo.

O treinamento cruzado proporciona aos músculos utilizados no esporte principal uma pausa dos estresses normais impostos sobre eles a cada dia. Os músculos ainda podem estar em trabalho, mesmo intensamente, mas sem o impacto normal, ou sob um ângulo diferente. Isso permite que eles se recuperem do desgaste gerado durante a temporada. Esse descanso ativo é uma ferramenta de recuperação muito melhor que o descanso total e força o corpo a se adaptar a estímulos diferentes.

Esse treinamento também ajuda a reduzir ou reverter desequilíbrios musculares no corpo. No beisebol, o arremessador pode desenvolver um desequilíbrio lateral entre os dois lados do corpo, tendendo mais ao cíngulo do membro superior utilizado no arremesso. Milhares de arremessadores, durante uma temporada, tornam os músculos diretamente envolvidos com os arremessos mais fortes, enquanto os músculos de sustentação e os não acometidos pelos lances tornam-se mais fracos sem treinamento. O treinamento cruzado pode ajudar a equilibrar a força dos músculos de ambos os lados e estabilizá-los. Esse equilíbrio de força e flexibilidade ajuda a evitar que o corpo seja levado a um alinhamento anormal devido ao desequilíbrio da força. Também evita rupturas e distensões musculares causados quando um grupo muscular produz mais força do que o grupo oposto pode suportar.

Precauções para o treinamento cruzado

Sempre que iniciar uma nova atividade, é importante obter instruções sobre as técnicas apropriadas e as medidas de segurança. O caiaque no mar pode ser uma ótima atividade do treinamento cruzado para jogadores de tênis que queiram desenvolver e manter a resistência da porção superior do corpo, mas, sem a instrução a respeito das técnicas adequadas, essa atividade pode ser perigosa.

Os equipamentos utilizados para as atividades do treinamento cruzado devem ser ajustados adequadamente e projetados para a atividade. Um equipamento inseguro ou mal ajustado pode provocar lesões.

O treinamento cruzado é um ótimo modo de evitar lesões por uso demasiado ou por treinamento excessivo. Infelizmente, essas mesmas situações podem ocorrer em um programa de treinamento cruzado. Variação de exercícios físicos, descanso adequado, uso apropriado da disposição física e aumento gradual da resistência são importantes em qualquer programa. Muitos atletas simplesmente acrescentam o treinamento cruzado ao seu programa atual e não o substituem. Isso acarreta lesão por treinamento excessivo e constitui o oposto do objetivo desejado de prevenção de lesões.

Condicionamento
Parte 4: Treinamento pliométrico

As três seções anteriores enfatizaram três técnicas de treinamento muito boas para ajudar a desenvolver e condicionar a capacidade atlética, que por sua vez irá ajudar a prevenir lesões no esporte. Esta seção completará essas três técnicas introduzindo uma forma ligeiramente mais avançada de condicionamento esportivo, os exercícios pliométricos.

O que são exercícios pliométricos?

Em termos bem simples, pliométricos são exercícios que envolvem um movimento com impulsão. Por exemplo, pular de um lado a outro, realizar saltos, pular corda, impulsionar com um saco de areia, saltitar, executar avanços, flexionar o tronco e lançar uma bola, agachar, impulsionar e flexionar no solo, e bater palmas são todos exemplos de exercícios pliométricos.

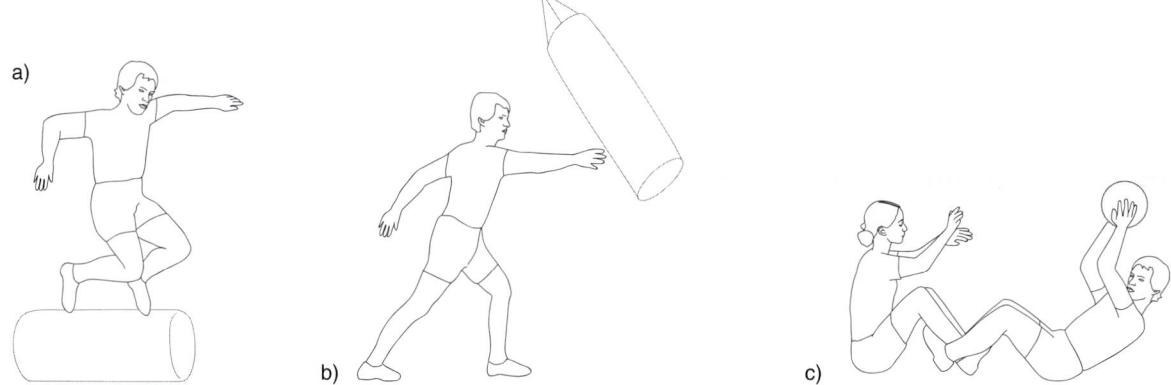

Figura 2.8: Exemplos de exercícios pliométricos; a) impulsão de lado a lado, b) impulsão de saco de areia, c) flexão do tronco e arremesso de bola.

Entretanto, para uma definição mais detalhada, algumas informações sobre contração muscular são necessárias. Os músculos se contraem em um dos seguintes três modos:

1. Contração muscular excêntrica

Uma contração muscular excêntrica ocorre quando o músculo se contrai e alonga simultaneamente. Um exemplo de uma contração muscular excêntrica é o abaixamento de um objeto segurado pela mão ao longo de sua lateral. O músculo bíceps braquial se contrai excentricamente para possibilitar o abaixamento controlado do braço.

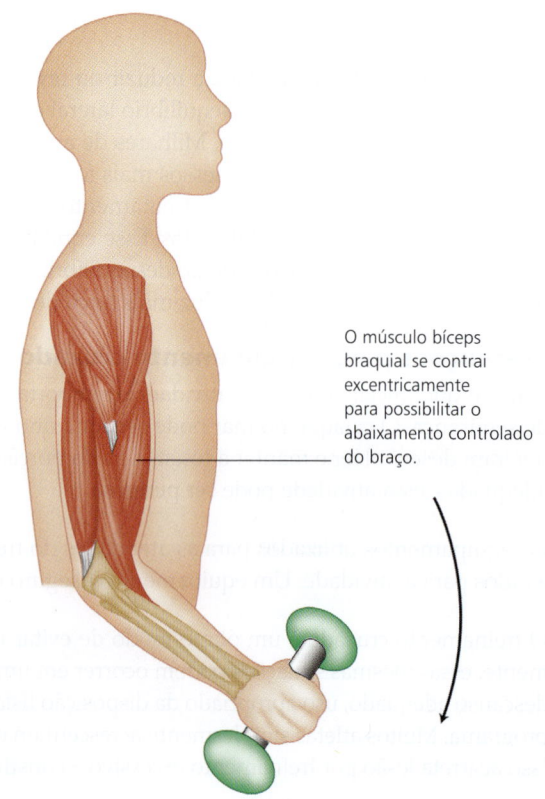

O músculo bíceps braquial se contrai excentricamente para possibilitar o abaixamento controlado do braço.

Figura 2.9: Contração muscular excêntrica.

2. Contração muscular concêntrica

A contração muscular concêntrica ocorre quando o músculo se contrai e encurta simultaneamente. Um exemplo de uma contração muscular concêntrica é a elevação do corpo até a posição do queixo na barra fixa.

3. Contração muscular isométrica

Uma contração muscular isométrica ocorre quando o músculo se contrai, mas sem que haja alteração de seu comprimento. Um exemplo de uma contração muscular isométrica é segurar um objeto pesado na mão com o cotovelo parado e flexionado em 90 graus. O músculo bíceps braquial se contrai, mas sem alteração de comprimento, uma vez que o corpo não está em movimento ascendente ou descendente.

Retornando à definição formal, um exercício pliométrico é um exercício em que uma contração muscular excêntrica é rapidamente seguida por uma contração muscular concêntrica. Em outras palavras, quando um músculo é rapidamente contraído e alongado, e depois imediatamente seguido por contração e encurtamento, esse exercício é pliométrico. Esse processo de contração/alongamento, contração/encurtamento é frequentemente denominado ciclo de alongar-encurtar.

Eis aqui outro exemplo de exercício pliométrico. Considere o simples ato de pular de um degrau, tocar o solo com ambos os pés e, a seguir, saltar para a frente; tudo isso realizado em um movimento rápido.

Ao pular do degrau e pousar no solo, os músculos das pernas se contraem excentricamente para diminuir a velocidade do corpo. Em seguida, ao saltar para a frente, os músculos se contraem concentricamente a fim de criar impulso para sair do solo. Esse é um exemplo clássico de exercício pliométrico.

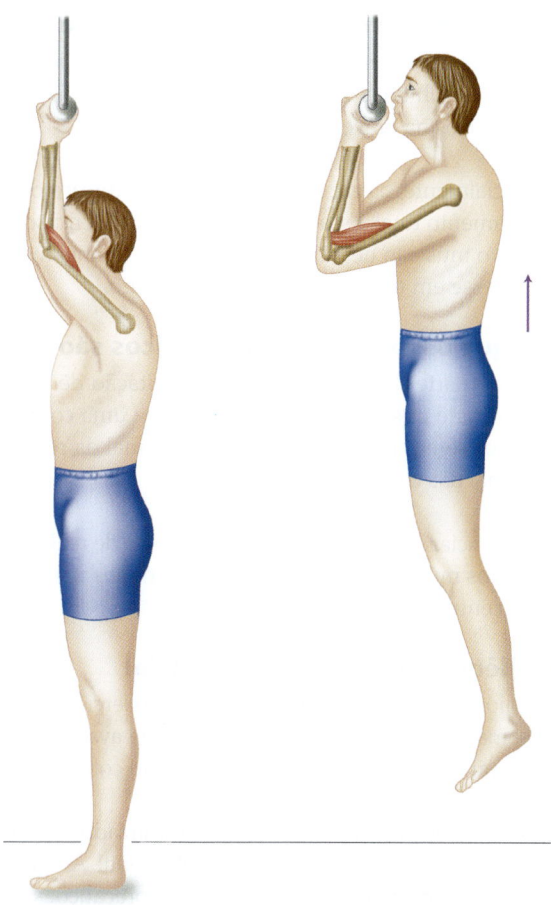

Figura 2.10: Contração muscular concêntrica.

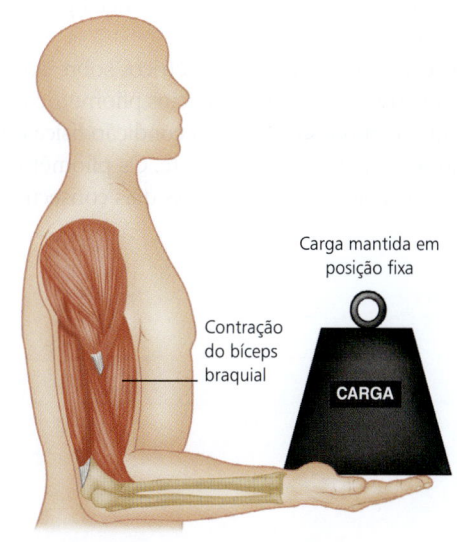

Figura 2.11: Contração muscular isométrica.

Por que os exercícios pliométricos são importantes na prevenção de lesões?

Com frequência, os atletas utilizam exercícios pliométricos ao trabalharem o desenvolvimento de potência para seu esporte escolhido, assunto sobre o qual muito foi escrito. Entretanto, poucos indivíduos percebem a importância dos pliométricos na prevenção de lesões.

Essencialmente, os exercícios pliométricos forçam os músculos a se contrair rapidamente a partir de uma posição de alongamento total. Essa é a posição em que os músculos tendem a se apresentar em seu ponto mais fraco. Condicionando o músculo nesse ponto mais fraco (alongamento total), ele fica mais bem preparado para lidar com esse tipo de estresse em uma situação real ou de jogo.

Por que os exercícios pliométricos são importantes para a reabilitação de lesões?

A maior parte dos programas de reabilitação de lesões falha em perceber que uma contração muscular excêntrica pode ser até três vezes mais vigorosa que uma contração muscular concêntrica. Esse é o motivo dos exercícios pliométricos serem importantes no estágio final da reabilitação, para condicionar os músculos a lidarem com o estresse adicional das contrações excêntricas.

Negligenciar esse estágio final do processo de reabilitação, geralmente, pode ocasionar uma recorrência da lesão, visto que os músculos não foram condicionados para enfrentar com sucesso a força adicional das contrações musculares excêntricas.

Prudência, prudência, prudência!

Os pliométricos não são para todos. Os exercícios pliométricos não são para amadores e nem para os atletas de fins de semana. Eles consistem em uma forma avançada de condicionamento esportivo e podem impor um estresse violento a músculos, articulações e ossos não condicionados.

Os exercícios pliométricos devem ser utilizados apenas por atletas bem condicionados e, preferivelmente, sob a supervisão de um técnico esportivo profissional. Ao inserir exercícios pliométricos a uma rotina de treinamento regular, por favor, considere cuidadosamente as precauções apresentadas a seguir.

- Crianças e adolescentes que ainda estão em crescimento não devem fazer uso de exercícios pliométricos intensos ou repetitivos.
- É necessário ter sido desenvolvida uma base sólida de resistência e força musculares antes de iniciar um programa de exercícios pliométricos. A bem dizer, o Better-Body.com [em inglês] recomenda: "É uma boa regra prática que, antes de iniciarmos quaisquer exercícios pliométricos, sejamos capazes de agachar no mínimo 1,5 vez nosso próprio peso corporal para então nos concentrarmos no desenvolvimento da força central".
- Um aquecimento completo é essencial para garantir que o atleta esteja pronto para a intensidade dos exercícios pliométricos.
- Não execute exercícios pliométricos sobre concreto, asfalto ou outras superfícies duras. O gramado é uma das melhores superfícies para exercícios pliométricos.
- Técnica é importante. Se sua condição física decair ou sentir-se cansado, não pratique o exercício!
- Não se exercite excessivamente. Os pliométricos são muito intensos. Descanse muito entre as sessões e não faça exercícios pliométricos em dois dias consecutivos.

Alongamento e flexibilidade
Parte 1: Como o alongamento previne lesões no esporte?

O alongamento é uma atividade simples e eficaz que ajuda a melhorar o desempenho atlético, diminui a probabilidade de lesão e minimiza a dor muscular. Mas como, especificamente, o alongamento previne lesões no esporte?

Amplitude de movimento melhorada

Colocando-se partes específicas do corpo em determinadas posições, é possível aumentar o comprimento dos músculos e, consequentemente, reduzir a tensão muscular geral e aumentar a amplitude de movimento regular.

Ao aumentar a amplitude de movimento, aumenta-se a distância que os membros podem atingir antes de os músculos e tendões serem lesionados. Por exemplo, os músculos e tendões da porção posterior de nossas pernas são colocados sob grande tensão quando chutamos uma bola de futebol. Portanto, quanto mais flexíveis e maleáveis esses músculos estiverem, mais distante nossas pernas podem chegar antes que ocorra uma distensão ou lesão a eles.

Os benefícios de uma amplitude de movimento estendida incluem conforto elevado, maior capacidade de movimentação livre e uma diminuição de nossa suscetibilidade a distensões musculares e tendíneas.

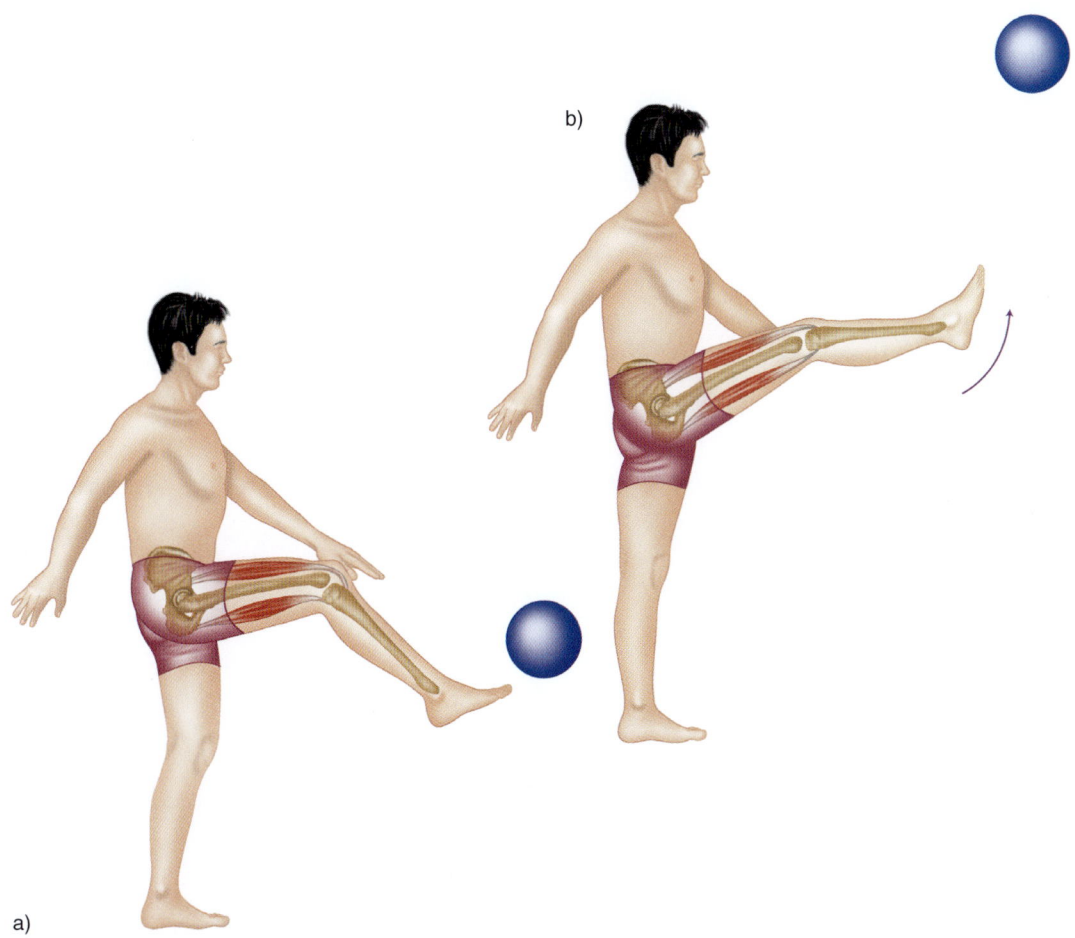

Figura 2.12: Amplitude de movimento melhorada ao chutar uma bola de futebol; a) amplitude de movimento limitada, b) amplitude de movimento melhorada após o condicionamento.

Redução da dor muscular pós-exercício

Todos sabemos o que acontece quando corremos ou vamos à academia pela primeira vez após algum tempo. No dia seguinte, os músculos ficam tensos, doloridos e inflexíveis e, geralmente, é difícil até descer um lance de escadas. A dor que comumente acompanha uma atividade física extenuante em geral é denominada dor muscular pós-exercício (ver Figura 2.3). Essa dor resulta de microlacerações (minutas lacerações no interior das fibras musculares), acúmulo sanguíneo e toxinas acumuladas como, por exemplo, ácido lático. O alongamento, como parte de um relaxamento eficaz, ajuda a aliviar essa sensibilidade alongando as fibras musculares individuais, aumentando a circulação sanguínea e removendo toxinas.

Redução da fadiga

A fadiga é um grande problema para todos, especialmente para os que se exercitam. Ela resulta em uma diminuição do desempenho tanto físico como mental. O aumento da flexibilidade por meio de alongamento pode ajudar a prevenir os efeitos da fadiga tirando a pressão dos músculos que trabalham (agonistas). Para cada músculo no corpo existe um oposto, ou músculo em oposição (antagonista). Quando os músculos antagonistas estão mais flexíveis, os agonistas não precisam produzir tanta força contra eles. Portanto, cada movimento dos músculos agonistas realiza um menor esforço.

Benefícios adicionais

Além dos benefícios listados anteriormente, um programa de alongamento regular também ajudará a melhorar a postura, desenvolver o estado de alerta corporal, melhorar a coordenação, promover a circulação, aumentar a energia, melhorar o relaxamento e aliviar o estresse.

Alongamento e flexibilidade
Parte 2: As regras do alongamento seguro

Como com a maior parte das atividades, existem regras e orientações para garantir que sejam seguras. O alongamento não é exceção. Ele pode ser extremamente perigoso e prejudicial se realizado de forma incorreta. É extremamente importante, tanto para a segurança como para a maximização dos benefícios do alongamento, que sejam respeitadas as regras a seguir.

Há sempre confusão e preocupação quanto a quais alongamentos são bons e quais são ruins. Na maior parte dos casos, alguém disse ao inquiridor que ele deveria fazer esse ou aquele alongamento, ou que esse é um bom alongamento e aquele é ruim.

Existem apenas alongamentos bons e ruins? Não existe um meio termo? E se existem apenas alongamentos bons e ruins, como decidimos quais são os bons e quais são os ruins? Vamos colocar um fim a essa confusão de uma vez por todas...

Não existem alongamentos bons ou ruins!

Assim como não existem exercícios bons ou ruins, não existem alongamentos bons ou ruins; mas sim apenas o que é apropriado às necessidades do indivíduo. Portanto, um alongamento que é perfeitamente sadio para um indivíduo pode não ser para outro.

Vejamos um exemplo. Não é esperado que um indivíduo com lesão no ombro faça flexões de solo ou natação de estilo livre, mas isso não significa que esses exercícios sejam ruins. Agora, considere a mesma situação do ponto de vista do alongamento. Esse indivíduo deve evitar alongamentos nos ombros, mas isso não significa que todos os alongamentos no ombro sejam ruins.

O alongamento em si não é bom nem ruim. O modo como ele é realizado e em quem ele é aplicado é que o torna eficaz e seguro ou ineficiente e prejudicial. Classificar um alongamento em particular na categoria de bom ou ruim é tolo e perigoso. Rotular um alongamento como bom dá aos indivíduos a impressão de que eles podem realizar esse alongamento quando e como eles quiserem e que isso não irá lhes causar nenhum problema.

O importante são as necessidades específicas de cada um!

Lembrem-se, os alongamentos não são bons nem ruins. Entretanto, ao escolher um alongamento, há um número de precauções e avaliações que precisamos realizar antes de aprová-lo.

1. Primeiramente, faça uma avaliação geral do indivíduo. Ele é saudável e fisicamente ativo, ou apresenta um estilo de vida sedentário durante os últimos cinco anos? Ele é um atleta profissional? Está se recuperando de uma lesão grave? Apresenta dores ou rigidez muscular e articular em qualquer região do corpo?
2. Secundariamente, faça uma avaliação específica da região ou grupo muscular a ser alongado. Os músculos estão saudáveis? Existe alguma lesão nas articulações, ligamentos, tendões etc.? A região sofreu uma lesão recente, ou ela ainda se recupera de uma lesão?

Caso o grupo muscular a ser alongado não esteja 100% saudável, evite alongamentos em toda essa região. Trabalhe na recuperação e na reabilitação antes de iniciar exercícios de alongamento específicos. Entretanto, se o indivíduo encontra-se saudável e a região a ser alongada está livre de lesões, então aplique o que se segue em todos os alongamentos.

Aquecimento antes do alongamento

Essa primeira regra frequentemente é negligenciada e pode levar a lesões graves se não realizada de forma eficaz. Tentar alongar músculos que não foram aquecidos é como tentar esticar faixas de borracha velhas e secas: elas podem se romper.

O aquecimento antes do alongamento proporciona muitos benefícios, mas seu propósito principal é preparar o corpo e a mente para atividades mais extenuantes. Uma das formas de alcançar esse objetivo é ajudar a aumentar a temperatura do centro do corpo ao mesmo tempo em que a temperatura muscular é aumentada. Com o aumento da temperatura muscular, ajudamos a tornar os músculos soltos, flexíveis e maleáveis. Isso é essencial para garantir que o alongamento produza os benefícios em seu máximo.

O aquecimento correto também proporciona o benefício de aumentar tanto a frequência cardíaca quanto a respiratória. Isso aumenta o fluxo sanguíneo, que por sua vez aumenta o suprimento de oxigênio e nutrientes aos músculos de trabalho. Tudo isso auxilia na preparação dos músculos para o alongamento.

Um aquecimento correto deve consistir de atividades físicas leves. O nível de condicionamento do atleta envolvido deve comandar a intensidade e duração do aquecimento, embora um aquecimento correto para a maior parte dos indivíduos deva durar aproximadamente 10 minutos e resultar em transpiração leve.

Alongamento antes e após os exercícios

Sempre surge a questão: "devo fazer alongamentos antes ou após me exercitar?" Isso não é uma questão de ou/ou, uma vez que ambos são essenciais. Não é bom alongar-se após o exercício e considerá-lo como alongamento pré-exercício para a próxima vez. Alongar-se após se exercitar tem um propósito totalmente diferente do alongamento anterior. Os dois não são a mesma coisa.

A finalidade do alongamento anterior aos exercícios é ajudar a prevenir lesões. Alongar atinge esse objetivo estendendo músculos e tendões, que por sua vez aumentam nossa amplitude de movimento. Isso garante que sejamos capazes de nos movimentar livremente sem que ocorram restrições ou lesões.

Já o alongamento depois do exercício exerce um papel muito diferente. Ele propõe principalmente auxiliar no reparo e na recuperação dos músculos e tendões. O alongamento dos músculos e tendões auxilia na prevenção da rigidez e dor muscular retardada que geralmente acompanha exercícios intensos.

Após o exercício, o alongamento deve fazer parte do resfriamento. O relaxamento irá variar dependendo da duração e intensidade do exercício realizado mas, em geral, consiste de 5 a 10 minutos de atividades físicas muito leves e é seguido por 5 a 10 minutos de exercícios de alongamento estático.

Um resfriamento eficiente envolve atividades físicas leves e alongamento, que irão auxiliar na eliminação de toxinas dos músculos, prevenindo o acúmulo sanguíneo e promovendo a distribuição de oxigênio e nutrientes aos músculos. Todos esses fatores auxiliam no retorno do corpo a um nível pré-exercício, ajudando no processo de recuperação.

Alongar todos principais grupos musculares e seus grupos musculares opostos

No alongamento, é extremamente importante que prestemos atenção em todos os grupos musculares principais do corpo. Não é porque um esporte em particular pode colocar muita ênfase nas pernas, por exemplo, que se pode negligenciar os músculos da porção superior do corpo em uma rotina de alongamento.

Em qualquer atividade física, todos os músculos (e não apenas alguns) exercem algum papel importante. Os músculos na porção superior do corpo, por exemplo, são extremamente importantes em qualquer esporte de corrida. Eles apresentam uma função vital na estabilidade e equilíbrio do corpo durante o movimento de correr. Por isso, é importante mantê-los flexíveis e maleáveis.

Cada músculo do corpo possui um músculo oposto que atua contra ele. Por exemplo, os músculos posteriores da coxa (os quadríceps) são opostos ao seu músculo anterior (o isquiotibiais). Esses dois grupos de músculos promovem uma resistência entre si para equilibrar o corpo. Caso um desses grupos musculares torne-se mais forte ou mais flexível que o outro, provavelmente ocorrerão desequilíbrios que poderão resultar em lesão ou problemas posturais.

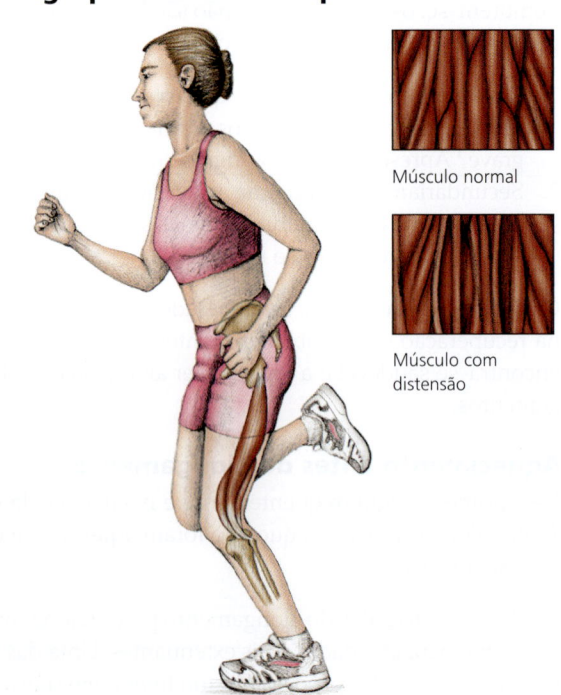

Músculo normal

Músculo com distensão

Figura 2.13: Estiramento dos músculos isquiotibiais durante a corrida devido ao encurtamento muscular.

Por exemplo, estiramentos dos músculos isquiotibiais são lesões comuns na maior parte dos esportes de corrida. Geralmente, são causados por um quadríceps forte comparado a isquiotibiais encurtados e fracos. Esse desequilíbrio impõe muita pressão aos músculos isquiotibiais e pode resultar em um estiramento ou uma distensão muscular.

Alongamento suave e lento

O alongamento suave e lento auxilia no relaxamento muscular, que, por sua vez, faz com que o alongamento seja mais prazeroso e benéfico. Isso também contribui com a prevenção de estiramentos e distensões musculares que podem ser causados por movimentos rápidos e abruptos.

Alongue *apenas* até o ponto de tensão

O alongamento não é uma atividade com o propósito de causar dor; ele deve ser prazeroso, relaxante e muito benéfico, embora muitos indivíduos acreditem que, para conseguir o máximo de seu alongamento, é necessário estar em dor constante. Esse é um dos grandes erros que podemos cometer no alongamento. Vamos explicar por quê.

Quando os músculos são alongados até que se sinta dor, o corpo emprega um mecanismo de defesa denominado reflexo de alongamento. É a medida corporal de segurança para prevenir a ocorrência de lesões graves nos músculos, tendões e articulações. O reflexo de alongamento protege os músculos e tendões contraindo-os, e impedindo assim que sejam alongados.

Logo, para evitar o reflexo de alongamento, evite a dor. Nunca force o alongamento além do confortável. Apenas alongue até o ponto em que a tensão puder ser sentida nos músculos. Desse modo, a lesão será evitada e o máximo de benefícios do alongamento será alcançado.

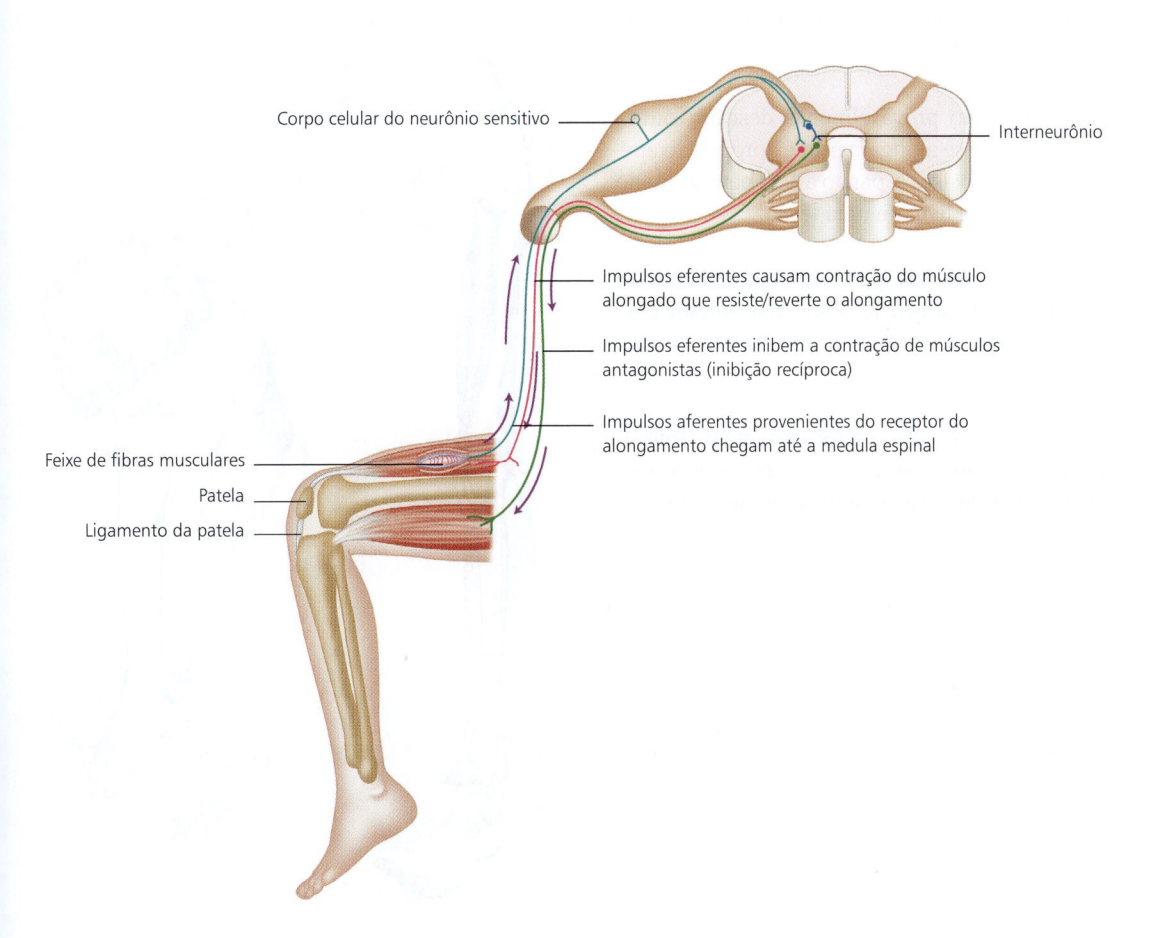

Figura 2.14: Arco reflexo do alongamento.

Respire de maneira lenta e tranquila durante o alongamento

Muitos indivíduos inconscientemente seguram sua respiração enquanto se alongam. Isso causa tensão em nossos músculos, o que por sua vez torna-os muito difíceis de serem alongados. Para que isso seja evitado, lembre-se de respirar lenta e profundamente durante todos os exercícios de alongamento. Com isso, contribuímos para o relaxamento dos nossos músculos, promovendo o fluxo sanguíneo e aumentando a distribuição de oxigênio e nutrientes a eles.

Um exemplo
Considerando um dos alongamentos mais controversos já realizado, podemos observar como as regras acima são aplicadas.

O alongamento desenhado abaixo faz com que um indivíduo fique completamente encurvado. Ele carrega a reputação de ser um alongamento ruim e perigoso, que deve ser evitado a todo custo.

Então, por que corredores velozes em todos os jogos olímpicos, jogos comunitários e campeonatos mundiais podem ser vistos executando esse alongamento antes de seus eventos? Vamos aplicar as avaliações acima para descobrir.

Em primeiro lugar, considere o indivíduo que está realizando o alongamento. Ele é saudável? Está condicionado e é fisicamente ativo? Em caso negativo, esse é um alongamento que ele não deveria estar fazendo. Ele está em idade avançada, apresenta sobrepeso ou está em má forma física? É jovem e ainda está em crescimento? Ele leva uma vida sedentária? Em caso afirmativo, ele deve evitar esse alongamento! Essa primeira consideração, sozinha, proíbe 50% da população de realizar esse alongamento.

Em segundo lugar, avalie a região a ser alongada. Esse alongamento obviamente impõe um grande esforço aos músculos isquiotibiais e da coluna lombar. Por isso, se esses músculos não estiverem saudáveis, esse alongamento não deve ser realizado.

Essa segunda consideração provavelmente descarta outros 25%, o que significa que esse alongamento é apropriado apenas para 25% da população: isto é, para o atleta bem treinado, fisicamente condicionado e livre de uma lesão.

Em seguida, considere as seis precauções mencionadas. Quando se tratar de um atleta bem treinado, fisicamente condicionado e livre de lesões, esse alongamento poderá ser realizado de modo seguro e eficaz.

Lembre-se, o alongamento em si não é bom nem ruim. O modo como ele é realizado e por quem ele está sendo executado fazem com que seja eficaz e seguro ou ineficaz e prejudicial.

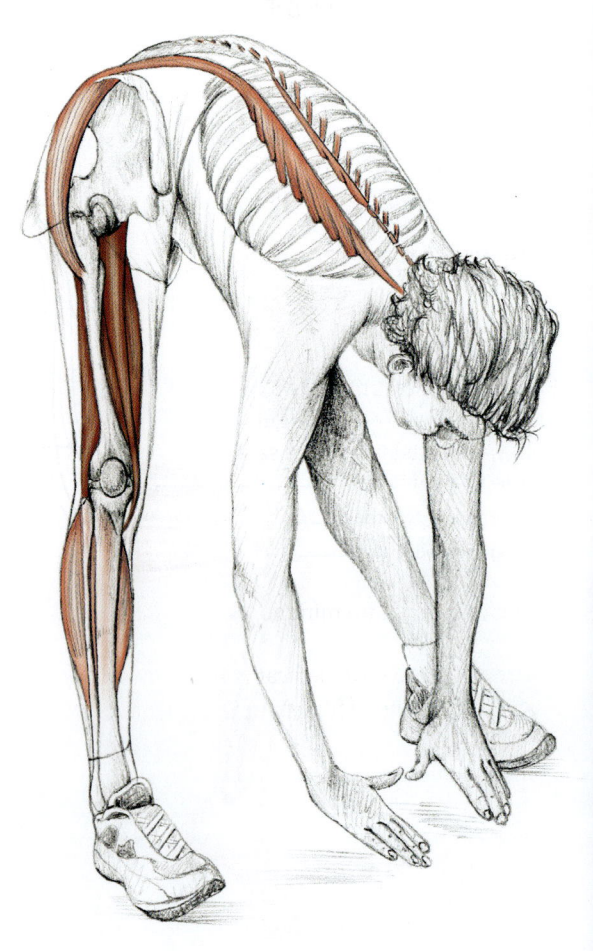

Figura 2.15: Um alongamento controverso?

Alongamento e flexibilidade
Parte 3: Como se alongar de maneira adequada
Quando alongar

O alongamento precisa ser tão importante quanto as outras partes do treinamento. Caso estejamos envolvidos em qualquer tipo de esporte ou exercícios competitivos, é essencial que dediquemos tempo para realizar exercícios específicos de alongamento. Estabeleça um horário à parte para trabalhar regiões específicas que estejam rígidas ou encurtadas. Quanto mais envolvidos e comprometidos estivermos com nossos exercícios e condicionamento físico, mais tempo e esforço iremos precisar para nos dedicar aos alongamentos.

Como mencionado previamente, o alongamento é importante tanto antes como depois dos exercícios. No entanto, quando devemos realizar os alongamentos e qual tipo de alongamento é melhor para um propósito específico?

Escolher o tipo certo de alongamento para o propósito certo fará uma grande diferença na eficiência de nosso programa de flexibilidade. A seguir, apresentamos algumas sugestões de quando utilizar tipos diferentes de alongamentos.

Para o aquecimento, o alongamento dinâmico é o mais eficaz, ao passo que, para o resfriamento, os alongamentos estático, passivo e com FNP são mais indicados. Para melhorar a amplitude de movimento, tente FNP e alongamento ativo isolado e, para reabilitação, uma combinação de FNP, alongamento ativo e isométrico irá proporcionar os melhores resultados.

Portanto, em que momento devemos nos alongar? Realize alongamentos periodicamente, durante o dia todo. É uma ótima forma de se manter relaxado e de aliviar o estresse da vida diária. Um dos modos mais produtivos de utilizar nosso tempo é fazer alongamentos enquanto estamos assistindo à televisão. Inicie com cinco minutos de caminhada ou corrida no local e, a seguir, sente-se no chão em frente à TV e inicie o alongamento.

A competição é o momento em que grandes exigências são impostas ao corpo; portanto, é essencialmente importante que estejamos no pico da condição física. Nossa flexibilidade deve estar no máximo de seu desenvolvimento bem antes da competição. Muitas lesões são causadas por esforço repentino, necessário em qualquer tipo de esporte competitivo. Seja rigoroso quanto aos alongamentos antes de competições.

Manter, contar, repetir

Por quanto tempo devo manter cada alongamento? Com que frequência devo fazer alongamentos? Por quanto tempo devo fazer alongamentos?

Essas são as perguntas mais comumente formuladas quando discutimos o tópico alongamento. Embora haja respostas conflitantes a essas perguntas, com base em um estudo de pesquisa da literatura, pode-se afirmar que as informações apresentadas a seguir são as mais benéficas e corretas conhecidas atualmente.

A pergunta que causa mais discussão é: "Por quanto tempo devo manter o alongamento?". Alguns textos nos dirão que apenas 10 segundos são suficientes. Isso é apenas um mínimo. Dez segundos são suficientes apenas para que os músculos relaxem e iniciem o alongamento. Para qualquer benefício real à nossa flexibilidade, devemos manter cada alongamento por no mínimo 20 a 30 segundos.

O tempo que se deve dedicar ao alongamento deve ser proporcional ao nível de envolvimento no esporte praticado. Portanto, para indivíduos que buscam aumentar seu nível geral de saúde e condicionamento, um mínimo de aproximadamente 20 segundos será suficiente. Entretanto, caso estejamos envolvidos em um esporte de alto nível, precisamos manter cada alongamento por no mínimo 30 segundos e começar a aumentar para 60 segundos e mais.

"Por quanto tempo devo fazer alongamentos?" Esse mesmo princípio de ajustar nosso nível de dedicação ao nível de envolvimento no esporte se aplica ao número de vezes que devemos alongar cada grupo muscular. Por exemplo, o iniciante deve alongar cada grupo muscular 2 a 3 vezes. Entretanto, se estivermos envolvidos em um nível mais avançado em nosso esporte, devemos alongar cada grupo muscular 3 a 5 vezes.

"Por quanto tempo devo fazer alongamentos?" O mesmo princípio se aplica. Para o iniciante, aproximadamente 5 a 10 minutos são suficientes, e para o atleta profissional, algo em torno de 2 horas. Se notarmos que estamos em algum lugar entre o iniciante e o profissional, devemos ajustar o tempo que passamos fazendo alongamentos de acordo.

Por favor, não seja impaciente com alongamentos. Ninguém pode conseguir um condicionamento físico em duas semanas, então, não espere milagres da rotina de alongamentos. Em longo prazo, alguns grupos musculares podem necessitar de, no mínimo, três meses de alongamentos intensos para observar qualquer melhora real. Portanto, permaneça com eles, vale a pena o esforço.

Sequência

Ao iniciar um programa de alongamento, é bom começar com um repertório geral de alongamentos para o corpo todo, e não apenas para uma região específica. O objetivo disso é reduzir toda a tensão muscular e aumentar a mobilidade de nossas articulações e membros.

O próximo passo deve ser aumentar a flexibilidade geral, iniciando com a extensão de músculos e tendões além de suas amplitudes de movimento normais. A seguir, trabalhe sobre áreas específicas que estão rígidas ou que são importantes para o esporte em particular. Lembrem-se, tudo isso leva tempo. Essa sequência de alongamentos pode levar até três meses para proporcionar uma melhora real, especialmente se o atleta for muito musculoso ou não tiver algum preparo anterior em atividades fundamentadas na agilidade.

Não existem dados sobre em qual ordem devemos realizar os alongamentos. Entretanto, é recomendado que iniciemos com alongamentos na posição sentada, uma vez que há menos chances de lesão nessa posição, antes de passar a alongamentos na posição em pé. Para que isso seja realizado com maior facilidade, podemos escolher iniciar com os tornozelos e progredir até o pescoço ou vice-versa. Realmente, isso não é importante contanto que alonguemos todos os principais grupos musculares e seus opositores.

Quando estivermos avançado bem além de aperfeiçoar nossa flexibilidade geral, e estivermos trabalhando na melhora da amplitude de movimento de músculos específicos ou de grupos musculares, é importante isolar esses músculos durante as rotinas de alongamento. Para fazer isso, concentre-se em apenas um grupo muscular por vez. Por exemplo, ao invés de tentar alongar ambos os posteriores da coxa ao mesmo tempo, concentre-se em apenas um por vez. Alongar-se dessa forma auxiliará a reduzir a resistência de outros grupos musculares de sustentação.

Postura

Postura ou alinhamento é um aspecto muito negligenciado durante o alongamento no treino de flexibilidade. É importante estar ciente da relevância que isso pode ter nos benefícios gerais do alongamento. Uma postura ruim e uma técnica incorreta podem causar desequilíbrio nos músculos, levando a lesões. A postura adequada irá garantir que o grupo muscular alvo receba o melhor alongamento possível.

Em muitos momentos, um grupo muscular principal pode ser constituído de vários músculos diferentes. Caso nossa postura seja inadequada ou incorreta, alguns exercícios de alongamento podem dar mais ênfase a um músculo específico nesse grupo muscular, causando assim um desequilíbrio que pode levar a lesão.

Por exemplo, ao alongar os músculos isquiotibiais (posteriores da coxa), é essencial manter os pés apontando para cima. Caso nossos pés se direcionem para um lado, isso irá impor estresse indevido a uma parte específica dos posteriores da coxa, o que pode resultar em um desequilíbrio muscular.

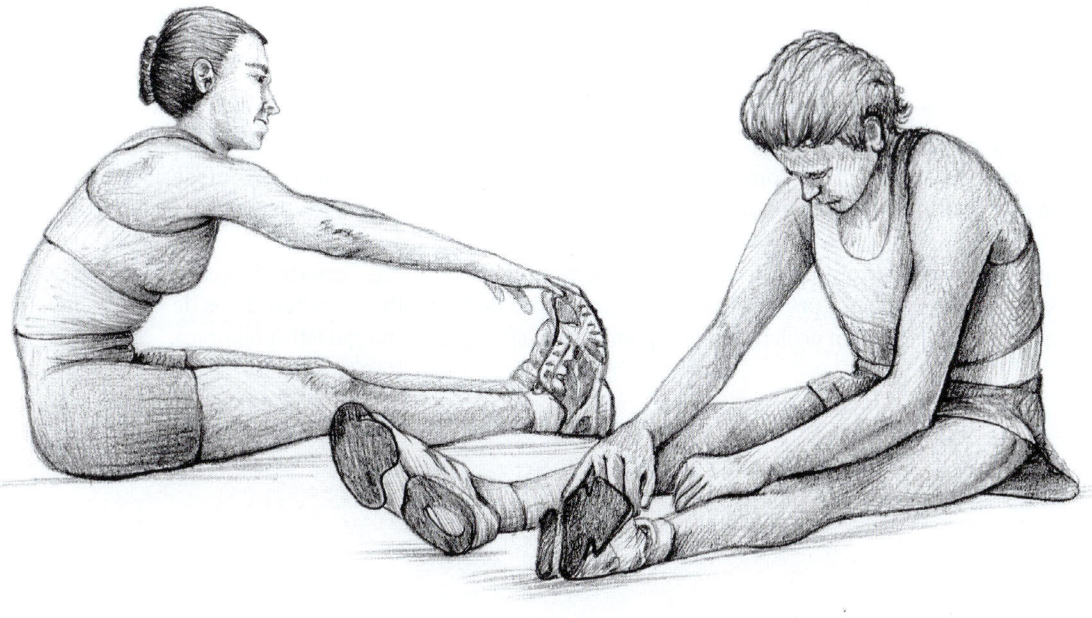

Figura 2.16: Diferença entre as posturas boa e má. Observe o atleta da esquerda, os pés estão para cima e o dorso está relativamente reto. O atleta à direita está em maior risco de causar um desequilíbrio que possa resultar em lesão.

Instalações, regras e equipamentos de proteção

Normalmente, diversas técnicas de prevenção menos comuns são negligenciadas, embora sejam igualmente importantes no auxílio da prevenção de lesões no esporte.

Áreas de jogos e instalações

Essas áreas, designadas especificamente para esportes e atividades esportivas, são com frequência uma fonte de lesões no esporte desnecessárias. Equipamentos quebrados, falhos ou mal projetados podem levar a lesões, e superfícies de jogos danificadas ou insatisfatoriamente mantidas colocam os atletas em um risco desnecessário.

Antes da participação no esporte, garanta que as áreas de jogo estejam livres de obstruções e em boas condições. Os espectadores também devem estar cientes da importância de permanecerem bem atrás das áreas de jogos.

Regras

As regras esportivas foram elaboradas visando, especificamente, a proteção de jogadores e a garantia de uma área de jogo segura tanto para participantes como para espectadores. É responsabilidade da equipe de treinamento, dos jogadores e dos juízes compreender e obedecer na íntegra todas as regras do esporte em questão.

Também se deve dar ênfase ao espírito esportivo, ao jogo correto e ao não incentivo do comportamento perigoso ou violento.

Equipamentos de proteção

Os equipamentos de proteção foram projetados para auxiliar o desempenho e reduzir lesões, com todas as participações esportivas sendo beneficiadas com a utilização desses equipamentos. Mesmo o esporte de corrida é muito favorecido com os calçados de boa sustentação, e nadadores se beneficiam com óculos de proteção.

Outros equipamentos de proteção importantes incluem: protetores bucais, amortecedores individuais do jogador, capacetes, protetores de canela, protetores oculares, macacões de mergulho, amortecedores de traves e tapetes, para esportes que necessitam de um acolchoamento para aterrissagem, como na ginástica olímpica.

Lesões no esporte: tratamento e reabilitação

3

Introdução ao tratamento das lesões no esporte

O tratamento das lesões no esporte compreende todo o processo de cuidados com uma lesão desse tipo, desde o momento da ocorrência da lesão até quando o jogador lesionado se encontre totalmente recuperado e tão forte e saudável quanto antes. O objetivo do tratamento das lesões no esporte deve sempre estar voltado à reabilitação da área lesionada de tal modo que o jogador se encontre tão (ou mais) forte após a lesão quanto antes dela.

Os tipos de lesões no esporte a que esse processo de tratamento se refere são as lesões dos tecidos moles, muito comuns na maioria dos esportes, senão em todos. Essas lesões incluem entorses, distensões musculares, lacerações e contusões, que acometem os músculos, tendões, ligamentos e articulações, isto é, os tecidos moles do corpo.

Exemplos de lesões comuns de tecidos moles incluem lacerações musculares dos isquiotibiais, torção de tornozelos, distensão dos músculos surais, lesão dos ligamentos do ombro e hematomas na coxa. Lembre-se de que uma entorse refere-se sempre a uma laceração ou ruptura dos ligamentos, ao passo que uma distensão refere-se a uma laceração ou ruptura dos músculos ou tendões.

O tipo de lesões no esporte para as quais esse processo de tratamento não faz referência são lesões que acometem a cabeça, o pescoço, a face ou a medula espinal; lesões que envolvem choque, hemorragia excessiva ou fraturas de ossos. O tratamento desses tipos de lesões vai além do tratamento relativamente simples das lesões de tecidos moles discutidas aqui. Apesar desse tipo de lesão no esporte ser raro, deve-se buscar cuidados médicos imediatos.

O tratamento das lesões no esporte de tecidos moles envolve quatro fases.

1. Primeiros socorros: os primeiros três minutos;
2. Tratamento: os próximos três dias;
3. Reabilitação: as próximas três semanas;
4. Condicionamento: os próximos três meses.

1. Primeiros socorros: os primeiros três minutos

Os primeiros três minutos após a ocorrência de uma lesão são cruciais. É o momento em que uma avaliação inicial da lesão é realizada e medidas apropriadas são tomadas para minimizar o trauma e prevenir danos subsequentes. Essa é a prioridade ao se tratar qualquer lesão no esporte.

Antes de lidar com qualquer lesão, seja sua ou de outro indivíduo, primeiro *STOP* (PARE) e tome consciência do que ocorreu. Considere questões como: a região atingida está livre de outras lesões? Existe ameaça à vida? A lesão é suficientemente grave para a busca de ajuda emergencial? Então, utilize a palavra *STOP* como um acrônimo:

S: (*stop* = pare) Pare os movimentos do atleta lesionado. Considere interromper o esporte ou jogo, caso necessário.
T: (*talk* = fale) Faça perguntas como: O que aconteceu? Como foi que aconteceu? Como isso pareceu ser? Onde dói? Você já lesionou essa região?
O: (*observe* = observe) Procure por inchaços, contusões, deformidades e pontos dolorosos.
P: (*prevent* = previna) Lembre-se, não ocasione danos subsequentes. Previna lesões adicionais.

A seguir, realize uma avaliação da gravidade da lesão.

É uma lesão leve? É uma pancada ou contusão que não prejudica o desempenho físico do atleta? Em caso afirmativo, continue jogando. Providencie algumas palavras de encorajamento; monitore a lesão e aplique os procedimentos de tratamento descritos nos capítulos 4-17 apenas como garantia.

É uma lesão moderada? É uma entorse, distensão ou contusão grave que impede a capacidade do atleta de jogar? Em caso afirmativo, retire o jogador do campo e aplique os procedimentos descritos nos capítulos 4-17 assim que possível.

É uma lesão grave? A lesão acomete a cabeça, o pescoço, a face ou a medula espinal? Envolve choque, hemorragia excessiva ou fraturas de ossos? O tratamento desse tipo de lesão vai além do tratamento relativamente simples das lesões de tecidos moles discutidas aqui. Procure ajuda profissional imediatamente.

Após estar seguro de que a lesão não ofereça ameaça à vida do atleta, o tratamento pode ser iniciado. Quanto mais cedo se iniciar o tratamento, maiores serão as chances de o atleta lesionado apresentar uma recuperação total e completa.

2. Tratamento: os próximos três dias

Sem dúvida, o tratamento inicial mais eficiente para lesões de tecidos moles é o programa RGCEE. Ele envolve a aplicação de (R) repouso, (G) gelo, (C) compressão, (E) elevação e obtenção de um (E) encaminhamento para um tratamento médico apropriado.

Nos casos em que o programa RGCEE foi utilizado imediatamente após a ocorrência de uma lesão, foi demonstrado haver uma redução significativa do tempo de recuperação. O RGCEE constitui o primeiro e, talvez, o mais importante dos estágios da reabilitação da lesão, proporcionando as bases para que o atleta se recupere por completo.

Após uma lesão de tecido mole, ocorre hemorragia ao redor do local da lesão. Essa hemorragia excessiva causa inchaço, que pressiona as terminações nervosas, resultando em aumento da dor. É exatamente esse processo de hemorragia, inchaço e dor que o programa RGCEE auxiliará a amenizar. Isso também irá limitar o dano tecidual e ajudar no processo de cicatrização.

Repouso
É importante que a área lesionada seja mantida o mais imóvel possível. Caso necessário, sustente-a com uma tala ou atadura. Isso ajudará a diminuir o fluxo sanguíneo na área lesionada e a prevenir lesões subsequentes.

Gelo
O gelo é, de longe, a parte mais importante. Sua colocação terá um grande efeito na redução de hemorragias, inchaços e dores, e, portanto, deve ser realizada assim que for possível após a ocorrência da lesão.

Como colocar o gelo? O gelo moído em um saco plástico geralmente é melhor. Entretanto, blocos de gelo, bolsas e embalagens frias comerciais de cubos de gelo também são úteis. Até mesmo água gelada da torneira é melhor que nada.

Ao utilizar o gelo, tenha cuidado para não colocá-lo diretamente sobre a pele. Isso pode causar queimaduras por gelo e lesões cutâneas subsequentes. Envolver o gelo em uma toalha úmida em geral promove uma melhor proteção da pele.

Quanto tempo? Com que frequência? Esse é um ponto em que não há consenso. A recomendação mais comum é colocar o gelo por 20 minutos a cada 2 horas nas primeiras 48-72 horas.

Essas recomendações são um bom começo, mas lembre-se de que elas são apenas um guia. Uma variedade de precauções deve ser levada em conta, incluindo: alguns indivíduos são mais sensíveis ao frio que outros; crianças e indivíduos mais velhos apresentam uma menor tolerância ao gelo e frio e indivíduos com problemas circulatórios também são mais sensíveis ao gelo.

A recomendação mais segura é que os indivíduos façam suas próprias avaliações ao colocarem o gelo na área lesionada. Para alguns, 20 minutos será muito tempo. Para outros, especialmente atletas com um bom condicionamento, o gelo pode permanecer por um período maior.

O indivíduo deve decidir por quanto tempo o gelo permanecerá no local, até quando se sentir confortável. Obviamente, haverá um leve desconforto decorrente do frio, mas assim que a dor ou desconforto excessivo é sentido, deve-se remover o gelo. É melhor colocá-lo por 3-5 minutos por algumas vezes durante uma hora que simplesmente não colocá-lo.

Compressão
A compressão na verdade atinge dois pontos. Primeiramente, ela auxilia na redução tanto da hemorragia quanto do inchaço ao redor da área lesionada e, secundariamente, promove sustentação à área lesionada. Simplesmente, utilize uma bandagem compressiva, elástica, firme e larga para envolver a parte lesionada. Envolva com bandagens a área acima e abaixo da lesão.

Elevação
Eleve a área lesionada acima do nível do coração durante o máximo de tempo possível. Isso auxiliará na redução da hemorragia e do inchaço.

Encaminhamento
Caso a lesão seja suficientemente grave, é importante que o atleta consulte um fisioterapeuta profissional ou um médico especializado em esportes para um diagnóstico preciso da lesão. Com um diagnóstico preciso, o atleta poderá iniciar um programa específico de reabilitação para reduzir o tempo de lesão.

Uma palavra de advertência!

Antes de tudo, é preciso dizer que existem algumas medidas a serem evitadas durante as primeiras 48 a 72 horas após uma lesão. Certifique-se de evitar qualquer forma de calor no local da lesão. Isso inclui lâmpadas e cremes quentes, spas, banheiras de hidromassagem e saunas. Evite qualquer movimento e massagem na área lesionada. Também evite o excesso de álcool. Todos esses fatores aumentam a hemorragia, inchaço e dor de sua lesão. Evite-as a qualquer custo.

3. Reabilitação: as próximas três semanas

Quando um músculo é rompido ou lesionado, é razoável esperar que o corpo repare essa lesão com um novo músculo ou ligamento, caso o ligamento seja lesionado e assim por diante. Na verdade, isso não acontece. A ruptura ou lesão é reparada com tecido cicatricial.

Quando o programa RGCEE é utilizado imediatamente após a ocorrência de uma lesão de tecido mole, a formação de tecido cicatricial fica limitada. Entretanto, algum tecido cicatricial ainda estará presente.

Pode não parecer grande coisa, mas qualquer indivíduo que tenha sofrido uma lesão de tecido mole sabe como é desagradável lesionar a mesma área várias vezes. O tecido cicatricial não tratado é a principal causa de recorrência da lesão, mesmo meses após o paciente acreditar que estava completamente curado.

O tecido cicatricial é composto de um material fibroso muito frágil e inflexível denominado colágeno. Esse material fibroso se liga às fibras de tecido mole lesionadas no esforço de colocá-las juntas novamente. O resultado é uma massa volumosa de tecido cicatricial fibroso circundando completamente o local da lesão. Em alguns casos, é até possível observar e sentir essa massa volumosa sob a pele.

Quando o tecido cicatricial se forma ao redor do local de lesão, ele nunca é tão forte quanto o tecido que substitui. Ele também apresenta uma tendência de se contrair e deformar os tecidos adjacentes, portanto, não apenas a resistência do tecido é diminuída, mas também compromete-se sua flexibilidade.

Então, o que isso significa para o atleta? Significa, em primeiro lugar, um encurtamento dos tecidos moles que resulta em uma perda de flexibilidade. Em segundo lugar, significa que um local frágil foi formado no interior dos tecidos moles, o que pode facilmente resultar em uma lesão subsequente ou recorrência da lesão.

Finalmente, a formação do tecido cicatricial resultará em uma perda de força e potência. Para que um músculo mantenha a potência total, ele deve ficar completamente alongado antes da contração. O efeito de encurtamento e a fraqueza dos tecidos significam que um alongamento completo e uma contração ideal não serão possíveis.

Livrando-se do tecido cicatricial

Para acelerar o processo de recuperação e remover ou realinhar o tecido cicatricial indesejado, dois tratamentos essenciais devem ser iniciados.

O primeiro é comumente utilizado por fisioterapeutas, e envolve primeiramente um aumento do fluxo sanguíneo na área lesionada. O objetivo é aumentar a quantidade de oxigênio e nutrientes aos tecidos lesionados. Os fisioterapeutas atingem esse objetivo utilizando várias atividades para estimular essa área. Os métodos mais comuns utilizados são ultrassom e calor.

O ultrassom, ou estimulação elétrica nervosa transcutânea (TENS, do inglês, *transcutaneous electrical nerve stimulation*) utiliza um simples pulso elétrico leve para estimular a área acometida. O calor, na forma de uma lâmpada ou de um recipiente de água quente, é muito eficaz para estimular o fluxo sanguíneo aos tecidos lesionados.

O segundo recurso utilizado para remover tecido cicatricial indesejado é uma massagem no esporte tecidual profunda. Apesar da ultrassonografia e o calor ajudarem na área lesionada, eles não removem o tecido cicatricial. Apenas a massagem é capaz disso.

Encontre alguém que possa massagear a área acometida ou, caso a lesão seja acessível, massageie os tecidos lesionados você mesmo. A automassagem apresenta a vantagem de você conhecer exatamente quão firme e quão profunda ela precisará ser.

De início, a área está bastante sensível. Comece com força leve e aumente a pressão até que uma força mais firme e profunda possa ser aplicada. Massageie na direção das fibras musculares e concentre mais esforço diretamente no ponto da lesão. Utilize os polegares para alcançar a maior profundidade possível a fim de desfazer o tecido cicatricial.

O unguento especial para massagem denominado *Arnica* é recomendado para uma recuperação melhor do tecido mole. Esse unguento é extremamente eficaz no tratamento de lesões de tecido mole, como entorses, distensões e estiramentos.

Não se esqueça também de beber muito líquido durante o processo de reabilitação da lesão. O líquido extra irá auxiliar na eliminação de muitas toxinas do corpo.

Reabilitação ativa

Como parte da fase de reabilitação, o atleta lesionado será solicitado a fazer exercícios e atividades que irão auxiliar na aceleração do processo de recuperação. Alguns indivíduos denominam essa fase do processo de recuperação como fase de reabilitação ativa, uma vez que durante esse estágio o próprio atleta é responsável pelo processo de reabilitação.

O objetivo dessa fase de recuperação é readquirir todos os componentes de condicionamento que foram perdidos durante o processo de lesão. Readquirir flexibilidade, força, potência, resistência muscular, equilíbrio e coordenação serão o enfoque principal.

Sem essa fase do processo de reabilitação, não há esperança de realizar a recuperação de sua lesão de modo completo e permanente. Uma citação de *Sporting injuries* de Dornan, P., e Dunn, R., auxiliará a reforçar o valor da reabilitação ativa.

> Os sintomas da lesão desaparecerão permanentemente apenas após o paciente ter sido submetido a um programa de exercícios muito específico, que tem por objetivo alongar e readquirir todos os parâmetros de condicionamento da estrutura ou das estruturas lesionadas. Além disso, acredita-se que, quando um programa de alongamento específico é seguido, ocorre uma maior reorganização permanente das fibras cicatriciais, permitindo que a circulação volte ao normal e que os sintomas dolorosos desapareçam permanentemente.

O primeiro ponto a ser esclarecido é a importância de manter a atividade. Com frequência, médicos e indivíduos da área médica aconselham simplesmente o repouso. Essa pode ser uma das piores coisas que um atleta lesionado pode fazer. Sem nenhuma forma de atividade, a área lesionada não receberá o fluxo sanguíneo que necessita para se recuperar. Uma circulação ativa irá promover tanto o oxigênio quanto os nutrientes necessários à cicatrização da lesão.

Qualquer forma de atividade leve não apenas promove uma melhor circulação sanguínea, como também ativa o sistema linfático. O sistema linfático é vital para depurar o corpo de toxinas e substâncias que se acumulam no organismo após uma lesão grave. A atividade é o único modo de ativar o sistema linfático. Dornan e Dunn também apoiam essa abordagem.

> Um indivíduo não necessita esperar pela cicatrização anatômica completa para reiniciar o treino muscular. O retreinamento pode ser iniciado, primeiro gradualmente, durante o período de cicatrização. O mesmo princípio também se aplica às lesões ligamentares e tendinosas.

Uma palavra de advertência!

Nunca faça nenhuma atividade que machuque a área lesionada ou cause dor. É claro que algum desconforto pode ser sentido, mas nunca exercite a área lesionada ao ponto de sentir dor. O processo de recuperação é uma longa jornada. Não dê um passo para trás pelo esforço excessivo na área lesionada. Seja muito cauteloso com qualquer atividade. A dor é um sinal de aviso; não a ignore.

Readquirindo os componentes de condicionamento

Agora é hora de trabalhar na reaquisição dos componentes de condicionamento que foram perdidos como resultado da lesão. As principais áreas que necessitam ser trabalhadas são: amplitude de movimento, flexibilidade, força e coordenação.

Dependendo do preparo anterior do atleta e do tipo de esporte que ele estava praticando, esses elementos devem ser prioritários. À medida que o atleta inicia a reaquisição da força, flexibilidade e coordenação, pode então começar a trabalhar em áreas mais específicas de seu esporte escolhido.

Amplitude de movimento

Readquirir uma amplitude de movimento é a maior prioridade nessa fase de reabilitação. Uma amplitude total de movimento é extremamente importante, uma vez que é a base para exercícios mais intensos e desafiadores mais tarde, no processo de reabilitação ativa.

Durante o trabalho dos estágios iniciais de recuperação, a lesão começa a cicatrizar, e o atleta pode começar a introduzir alguns movimentos leves baseados em exercícios. Em um primeiro momento, realize exercícios de flexão e extensão, bem como movimentos de rotação. Mova a área lesionada de lado a lado realizando movimentos de flexão e exensão bem como movimentos de rotação nos sentidos horário e anti-horário. Dornan e Dunn enfatizam:

> É importante que exercícios leves de alongamento sejam logo iniciados se a flexibilidade normal precisa ser recuperada. Por exemplo, ao fazer o alongamento ativo de contusões dos músculos da coxa com exercícios de extensão máxima sem dor, a formação de aderências foi limitada e os músculos foram capazes de retornar à amplitude de movimento anterior à lesão.

Quando esses exercícios de amplitude de movimento puderem ser realizados com relativa ausência de dor, é hora de mudar para a próxima fase do processo de reabilitação ativa.

Alongar e fortalecer

Nessa fase, o aumento da intensidade é acrescido aos exercícios de amplitude de movimento. O objetivo aqui é reintroduzir gradualmente alguma flexibilidade e força nas estruturas lesionadas.

Ao tentar aumentar a flexibilidade e a força da área lesionada, esteja certo de abordar essa tentativa de modo gradual e sistemático, sobrecarregando levemente a área lesionada. Cuidado para não exagerar nesse tipo de treinamento. Paciência é necessária.

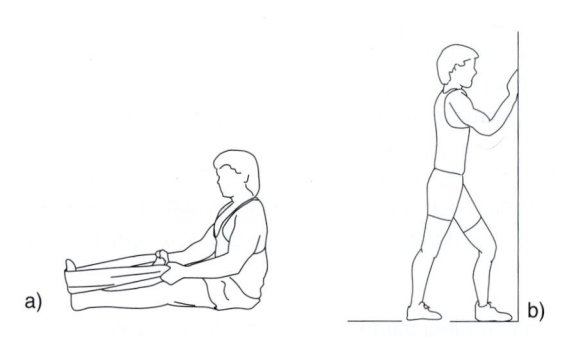

Figura 3.1: Exemplos de alongamento; a) alongamento com faixa elástica, b) alongamento da panturrilha.

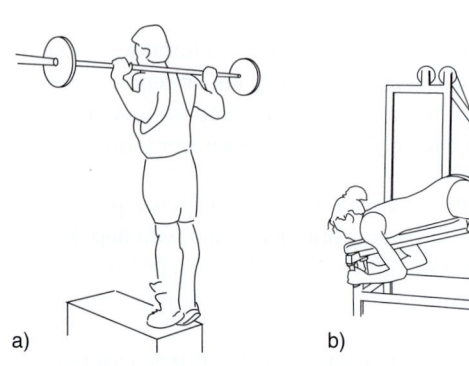

Figura 3.2: Exemplos de fortalecimento; a) elevação da panturrilha, b) flexão de joelho.

A utilização de aparelhos com pesos pode ser muito eficaz para melhorar a força da área lesionada, uma vez que proporcionam alguma estabilidade às articulações e aos músculos à medida que o atleta realiza exercícios de reabilitação.

Outro modo eficiente e relativamente seguro de começar é utilizar exercícios isométricos. São exercícios em que a área lesionada não se move, embora seja aplicada força e os músculos da região fiquem contraídos.

Por exemplo: imagine-se sentado em uma cadeira em frente a uma parede e, então, colocando a parte anterior do pé contra a parede. Nessa posição, você é capaz de empurrar a parede com seu pé e, ao mesmo tempo, impedir que a articulação do seu tornozelo se mova. Os músculos se contraem, mas a articulação do tornozelo não se move. Esse é um exercício isométrico.

Também é importante nesse estágio introduzir alguns exercícios leves de alongamento. Isso irá ajudar, posteriormente, a aumentar a amplitude de movimento e preparar a área de lesão para os exercícios mais extenuantes que virão.

Lembre-se, durante o trabalho de aumento de flexibilidade da área lesionada, também é importante aumentar a flexibilidade dos grupos musculares ao redor da área lesionada. No exemplo acima, eles incluem os músculos da panturrilha e os músculos anteriores da perna.

Equilíbrio e propriocepção

Essa fase do processo de reabilitação frequentemente é negligenciada, e esta é uma das razões principais da recorrência de lesões antigas. Quando uma lesão de tecido mole ocorre, sempre há alguma outra nos nervos ao redor da área da lesão. Isso, certamente, acarreta falta de controle de músculos e tendões e também pode acometer a estabilidade das estruturas articulares.

Sem essa informação, os músculos, tendões e ligamentos estão constantemente tentando adivinhar a posição das articulações e membros ao redor da área lesionada. Essa ausência de consciência da posição dos membros (propriocepção) pode resultar na recorrência da mesma lesão muito depois de se achar que ela estava completamente curada.

Quando a melhora da flexibilidade e da força retorna à área lesionada, é hora de incorporar algumas práticas de equilíbrio e exercícios. Os exercícios de equilíbrio são importantes para ajudar a re-treinar os nervos lesionados ao redor da área. Inicie com exercícios de equilíbrio simples, como andar ao longo de uma linha reta, ou equilibrar-se sobre um tronco, e progrida para exercícios de equilíbrio sobre uma perna só. Depois, tente realizar os mesmos exercícios com os olhos fechados.

Quando se sentir confortável realizando essas atividades, tente alguns exercícios mais avançados com, por exemplo, tábuas de equilíbrio, bolas suíças, almofadas de estabilidade e cilindros de espuma.

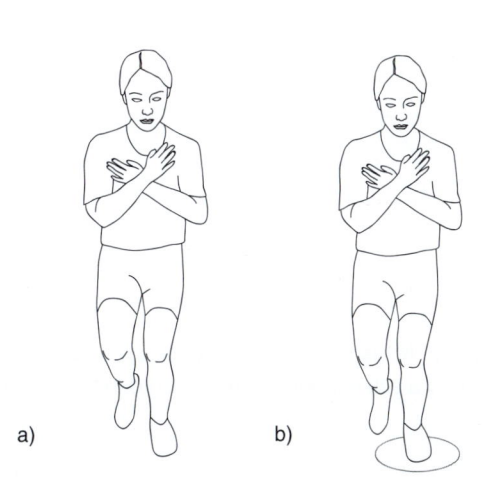

Figura 3.3: Exemplos de exercícios de equilíbrio e propriocepção; a) mantenha o joelho alinhado ao seu pé, b) acrescente um nível de dificuldade utilizando uma tábua de equilíbrio e fechando os olhos.

Preparação final

Esta última parte do processo de reabilitação visa o retorno da área lesionada ao estado de pré-lesão. No final desse processo, a área lesionada deve estar tão forte, senão mais forte, que estava antes da ocorrência da lesão.

É hora de incorporar alguns exercícios dinâmicos ou explosivos para realmente fortalecer mais a área lesionada e melhorar a propriocepção. Comece trabalhando todos os exercícios realizados durante os estágios anteriores para recuperação, porém com maior intensidade.

Por exemplo, se você estava fazendo exercícios isométricos leves para ajudar a fortalecer o tendão do calcâneo e os músculos da panturrilha, comece a aplicar mais força ou utilizar exercícios com peso.

A seguir, incorpore gradualmente alguns exercícios mais vigorosos. Os exercícios que estão relacionados de forma específica ao esporte escolhido do atleta são um bom ponto de início. Atividades como exercícios de habilidades e de treinamento são um modo ótimo de determinar o nível de condicionamento e força da área lesionada.

Para dar os toques finais na recuperação, incorpore exercícios pliométricos simples. Exercícios pliométricos são exercícios explosivos que estendem e contraem um músculo ao mesmo tempo. São denominadas *contrações musculares excêntricas* e envolvem atividades como saltos e pulos.

Essas atividades são muito intensas, portanto, lembre-se de sempre começar devagar, de modo que você se sinta confortável e aplique gradualmente mais e mais força. Não fique entusiasmado demais e exagere nos exercícios. Paciência e bom senso são necessários.

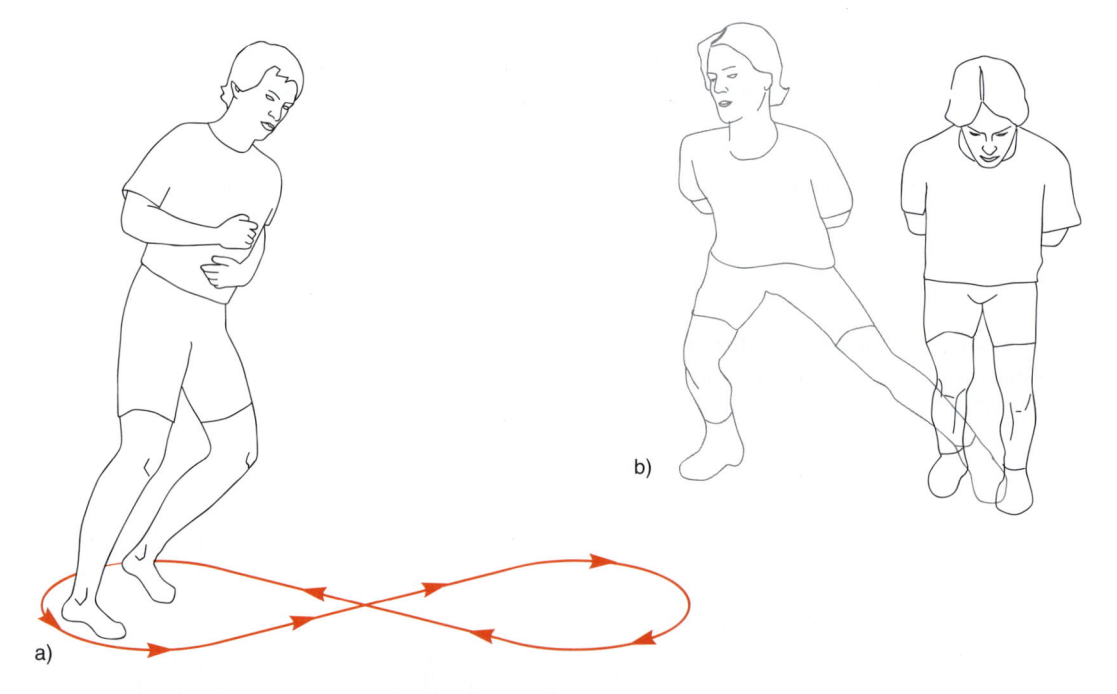

Figura 3.4: Acrescente alguns exercícios mais explosivos para ajudar sua recuperação; a) use rotações específicas a seu esporte, b) treinamento funcional para o músculo abdutor.

4. Condicionamento: os próximos três meses

Onde quer que os procedimentos de tratamento mencionados tenham sido cuidadosamente aplicados, a maior parte das lesões de tecido mole ficou cicatrizada por completo. Entretanto, muito embora a lesão inicial possa ter cicatrizado e o atleta se encontre capaz de retornar às atividades normais, é importante continuar com mais exercícios de força e condicionamento para evitar a recorrência da lesão inicial.

O objetivo dos próximos três meses é identificar as causas ou razões subjacentes que tenham contribuído para a ocorrência da lesão e, após isso, empregar exercícios de condicionamento ou recursos de treinamento que ajudem a prevenir a recorrência da lesão inicial.

Para realizar essa fase com eficiência, é importante compreender por que as lesões no esporte ocorrem. Amplamente falando, existem três causas principais ou razões por que ocorrem lesões no esporte. A primeira é acidental, a segunda é por sobrecarga e a terceira é por erro biomecânico.

Acidentes

Os acidentes incluem acontecimentos, como pisar em um buraco e torcer o tornozelo, mover-se de modo acelerado e cair sobre o ombro ou cotovelo, ou ser atingido pelo equipamento de esporte. Ainda que seja difícil impedir que ocorram acidentes, é importante minimizá-los o máximo possível. Um pouco de bom senso e cuidado ao empregar algumas das técnicas do Capítulo 2 ajudam a minimizar as lesões causadas por acidentes.

Sobrecarga

A sobrecarga é comum na maioria dos esportes e ocorre quando as estruturas do corpo se tornam fatigadas e excessivamente trabalhadas. As estruturas perdem então a capacidade de realizar de forma adequada sua tarefa específica, resultando em estresse excessivo (ou sobrecarga) aplicado em outras partes do corpo.

Por exemplo, quando o músculo tensor da fáscia lata e o trato iliotibial, localizados na coxa, se tornam fatigados e sobrecarregados, eles perdem sua capacidade de estabilizar adequadamente o membro inferior. Por sua vez, isso impõe estresse sobre a articulação do joelho, o que resulta em dor e lesão às estruturas que compõem essa articulação.

A maior parte dos sintomas da sobrecarga pode ser revertida rapidamente com repouso adequado e relaxamento. Entretanto, existem vários fatores que contribuem com a sobrecarga e devem ser evitados. Eles incluem:

- exercícios em superfícies duras, como concreto;
- exercícios em solo desnivelado;
- iniciar um programa de exercícios após um longo período parado;
- aumentar a duração e a intensidade do exercício de modo muito rápido;
- exercícios com calçados gastos ou mal-ajustados;
- corridas excessivas em subidas ou descidas.

Erros biomecânicos

Erros biomecânicos costumam ser responsáveis por muitas lesões crônicas e ocorrem quando as estruturas do corpo não estão funcionando como deveriam.

Um erro biomecânico comum é o desequilíbrio muscular, que ocorre quando um músculo ou grupo muscular se encontra mais forte ou mais flexível que seus músculos opostos. Isso pode ocorrer nos lados direito e esquerdo do corpo ou na frente e nas costas.

Por exemplo, um arremessador de beisebol destro comumente desenvolve demais os músculos do ombro e do braço no lado da mão direita quando comparado ao lado da mão esquerda. Isso pode contribuir com uma tração da coluna no lado da mão direita e resultar em dor crônica nos ombros, pescoço ou costas.

Outro exemplo comum de desequilíbrio muscular relaciona-se aos músculos isquiotibiais e ocorre quando o quadríceps (músculo anterior da coxa) está forte e potente, ao passo que os isquiotibiais (músculos posteriores da coxa) estão fracos e encurtados. Outros erros biomecânicos incluem:

- diferença de comprimento das pernas;
- músculos encurtados e pouco flexíveis;
- problemas da estrutura do pé, como pé chato;
- problemas no estilo de marcha ou corrida, como pronação ou supinação.

Quando a causa subjacente ou o motivo da ocorrência da lesão é identificado, um programa de condicionamento ou auxílio de treinamento pode ser utilizado para corrigir o problema. Isso pode envolver a realização de exercícios para força ou flexibilidade, no caso de fraqueza ou encurtamento muscular. O problema pode requerer o emprego de dispositivos corretivos ou a utilização de palmilhas nos calçados no caso de pronação, supinação ou de diferença no comprimento das pernas. Pode ainda envolver uma modificação no programa de treinamento que o atleta estiver utilizando de modo a evitar a ocorrência de sobrecarga.

Lesões da pele 4

LESÕES DA PELE

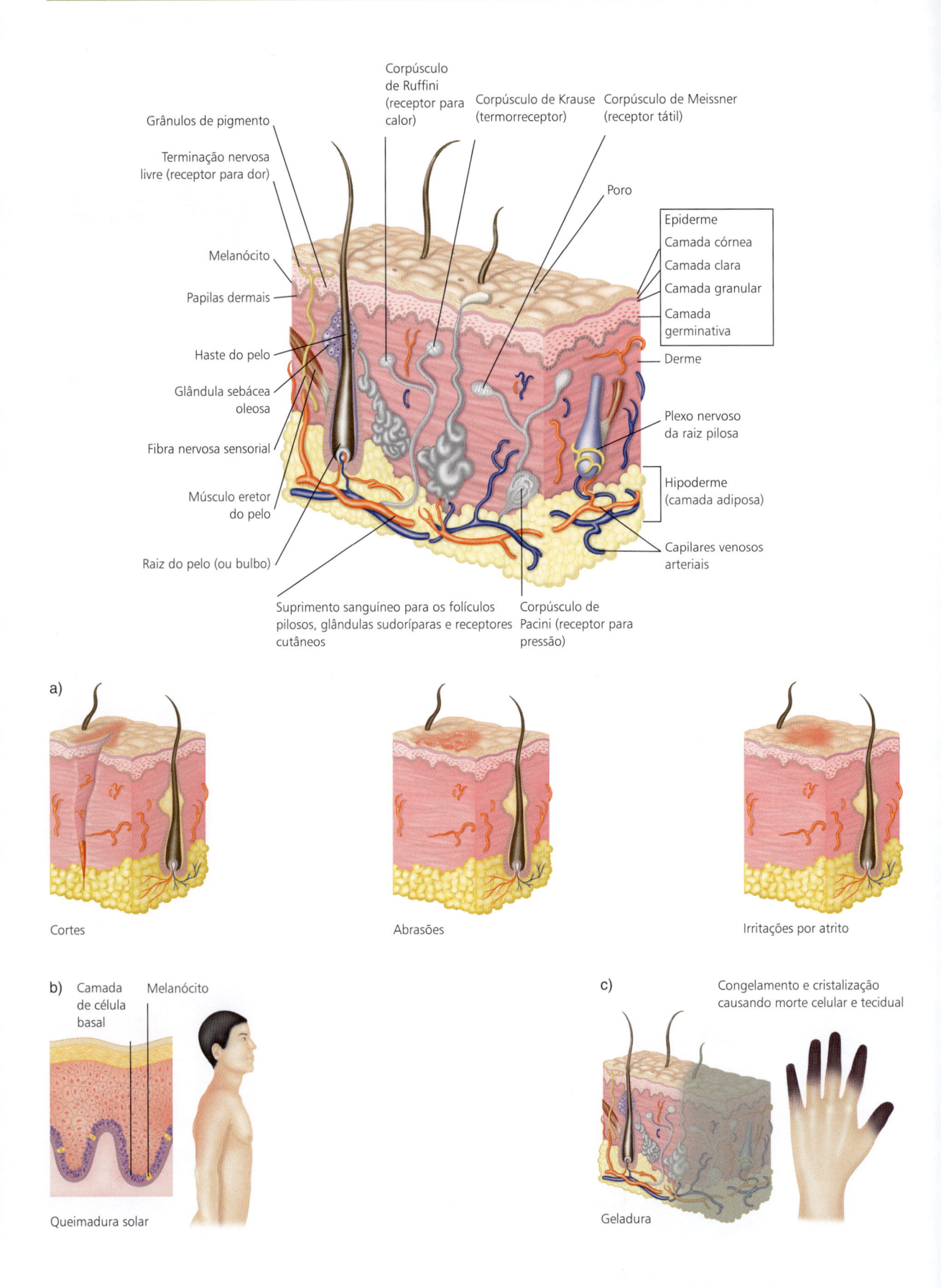

Lesões no esporte – Uma abordagem anatômica

Figura 4.1: Corte transversal da pele; a) cortes, abrasões, irritações por atrito, b) queimadura solar, c) geladura.

001: Cortes, abrasões, irritações por atrito

Breve resumo de lesão
Lesões cutâneas por cortes, abrasões e atrito são adversidades comuns para diversos atletas. Tais lesões envolvem um dano superficial da pele. Em casos de cortes e em alguns casos de abrasões, ocorre rompimento cutâneo, ao passo que, na irritação por atrito, a lesão normalmente é apenas superficial.

Anatomia e fisiologia
A pele é composta por duas regiões principais. A epiderme consiste em várias camadas de células proximamente compactadas, contendo o pigmento melanina, pele, unhas, glândulas sebáceas e glândulas sudoríparas. Sua espessura depende de sua localização no corpo e de onde houver maior exposição ao atrito. A derme é composta por um tecido conjuntivo irregular e denso, e localiza-se entre a epiderme e o tecido gorduroso subcutâneo. Ela sustenta a epiderme estrutural e nutricionalmente, além de conter colágeno (a proteína que auxilia a manter as células e os tecidos unidos). A porção mais superior da camada da derme apresenta fibras elásticas no interior do tecido conjuntivo, bem como terminações nervosas sensíveis ao toque. A porção mais inferior da derme contém folículos pilosos, glândulas oleosas, ductos de glândulas sudoríparas e fibras nervosas sensitivas.

Enquanto os cortes são frequentemente causados por impacto à pele, as irritações por atrito e abrasões são formas de dermatite inflamatória superficial. A fricção na pele acarreta aumento da umidade e maceração. Isso ocasiona a separação da queratina da subcamada granular na epiderme, algumas vezes resultando em uma lesão inflamada e efusiva. Em geral, cortes, irritações por atrito e abrasões na pele não penetram abaixo da epiderme, diferentemente da escoriação cutânea, que acomete as camadas mais profundas. Corte e abrasões podem, entretanto, causar sangramento, dependendo da gravidade da lesão. Abrasões profundas também podem causar cicatrizes.

Causas da lesão
Atrito por contato com equipamentos esportivos, como amortecedores e calçados. Cair em uma superfície dura. Colisão com outro atleta. Atrito da pele com a roupa, associado ao suor ou à umidade.

Sinais e sintomas
Vermelhidão, dor e irritação. Prurido ou sensação de queimação. Sangramento.

Complicações caso negligenciada
Lesões de pele que não são tratadas adequadamente podem acarretar infecções potencialmente graves. Cortes, abrasões e irritações por atrito combinados com umidade pelo suor produzem um meio ideal para bactérias e vírus. A infecção é ainda mais agravada quando o equipamento esportivo obstrui a pele.

Tratamento imediato
Limpe a área acometida com água e sabão e seque-a completamente. Coloque esteroides tópicos caso necessário. Utilize bandagens em feridas abertas.

Reabilitação e prevenção
Cortes frequentemente são resultados de acidentes súbitos, como quedas, e não são evitáveis. Utilizar vestimentas e calçados de tamanho apropriado e manter secas as áreas propensas ao suor, com talco ou sulfato de alumínio em pó, pode minimizar irritações por fricção e abrasões. A maior parte dos cortes, irritações por atrito e abrasões de pele cicatrizam naturalmente com cuidados e atenção mínimos, desde que tenham sido tomadas as medidas necessárias para se evitar uma infecção.

Prognóstico a longo prazo
Nos casos mais graves, o desempenho pode ser afetado negativamente. Na maior parte dos casos, espera-se que ocorra uma completa recuperação, seguida pela cicatrização da pele.

002: Queimadura solar

Breve resumo da lesão

A radiação ultravioleta do sol pode causar lesão cutânea, tipicamente a queimadura solar, que pode variar de leve a grave. Todos os atletas que realizam esportes ao ar livre estão vulneráveis à queimadura solar, particularmente aqueles que atuam em altitudes mais elevadas, em que a proteção da Terra contra os raios ultravioleta (UV) é mais limitada. Esquiadores e alpinistas apresentam, consequentemente, um maior risco de lesão que atletas mais próximos do nível do mar.

Anatomia e fisiologia

Na região basal da epiderme da pele estão células dentríticas denominadas melanócitos. A exposição à luz solar causa atividade nessas células e liberação de melanina, um pigmento responsável pela coloração da pele. Uma exposição gradual ou menos grave produz bronzeamento, ao passo que exposições excessivas causam danos aos melanócitos, algumas vezes dando origem ao câncer de pele, denominado melanoma.

Causas da lesão

Exposição excessiva à luz solar. Falha em proteger a pele exposta dos raios solares. Falha na aplicação de protetor solar durante a exposição prolongada.

Sinais e sintomas

Vermelhidão, dor e bolhas na pele. Pele quente ao toque.

Complicações caso negligenciada

A complicação mais grave devida à queimadura solar é o melanoma, um câncer de pele potencialmente fatal. Complicações menos graves envolvem lesões aos vasos sanguíneos, envelhecimento prematuro da pele e perda da elasticidade cutânea.

Tratamento imediato

Saia da luz solar o mais rápido possível. Quando necessário, são utilizados banhos frios e pomadas tópicas, incluindo aloe vera.

Reabilitação e prevenção

A queimadura solar geralmente é tratada sem atenção profissional, se for constatado não ser grave. Pode-se aplicar pomada para auxiliar na prevenção da secura demasiada e descamação cutâneas, mas a pele não deve ser coberta com esses produtos na fase inicial da lesão, enquanto o corpo tenta irradiar o calor. Previna a queimadura solar vestindo uma camisa, utilizando protetor solar e protegendo-se com um chapéu.

Prognóstico a longo prazo

A maior parte das queimaduras solares cicatriza em questão de dias, embora as camadas lesionadas possam secar e descamar, com uma pele recente substituindo as camadas mortas. A nova pele é particularmente vulnerável à lesão proveniente do sol e, portanto, a exposição deve ser evitada. Exposições solares excessivas e repetitivas aumentam o risco de câncer de pele, ou melanoma.

003: Geladura

Breve resumo da lesão

Atletas envolvidos em atividades ao ar livre em baixas temperaturas estão sujeitos à geladura, uma lesão causada pelo congelamento do tecido do corpo, resultando em lesão cutânea e das camadas subcutâneas. Esquiadores e alpinistas são particularmente propensos à geladura, que tende a acometer a pele exposta, como nariz e orelhas, bem como as extremidades do corpo; mas qualquer atleta se torna vulnerável se estiver inadequadamente protegido contra uma exposição intensa ou prolongada a baixas temperaturas.

Anatomia e fisiologia

Geladura refere-se à condição clínica em que as moléculas de água no interior do tecido humano congelam e cristalizam, causando morte celular e tecidual. Os estágios iniciais da geladura são causados pela formação de gelo no tecido extracelular, acarretando lesão às membranas da célula e, eventualmente, morte da célula e do tecido. O congelamento subsequente provoca uma transferência da água intracelular para o espaço extracelular, resultando em desidratação e, em última instância, em uma lesão geralmente irreversível.

Causas da lesão

Exposição prolongada ao frio. Umidade tecidual e, a seguir, congelamento. Impedimento do fluxo sanguíneo em baixa temperatura.

Sinais e sintomas

Pele branca. Dormência ou formigamento, geralmente nas mãos ou nos pés. Quando destruída pela geladura, a pele fica frouxa e escurecida.

Complicações caso negligenciada

A geladura grave provoca lesão permanente ao tecido e pode resultar em gangrena; em alguns casos uma amputação é necessária.

Tratamento imediato

Imergir as áreas congeladas em água quente ou aplicar compressas quentes. Analgésicos para dor.

Reabilitação e prevenção

O descongelamento da geladura grave deve ser realizado com cuidado. Evitar esfregar a área acometida. Caso tenha ocorrido a formação de bolhas, a área deve ser envolta em uma bandagem estéril. Não descongele áreas em risco de re-congelamento, visto que uma lesão tecidual mais grave pode ocorrer. A geladura é prevenida evitando-se a exposição prolongada ao frio ou atividades em temperaturas extremamente baixas.

Prognóstico a longo prazo

Uma geladura leve a moderada pode deixar o atleta em maior risco de futura sensibilidade ao frio e recorrência de lesão. A geladura grave pode causar uma lesão irreversível que exija amputação, embora tais lesões geralmente estejam restritas aos indivíduos envolvidos com esportes de altitude elevada, particularmente alpinismo.

LESÕES DA PELE

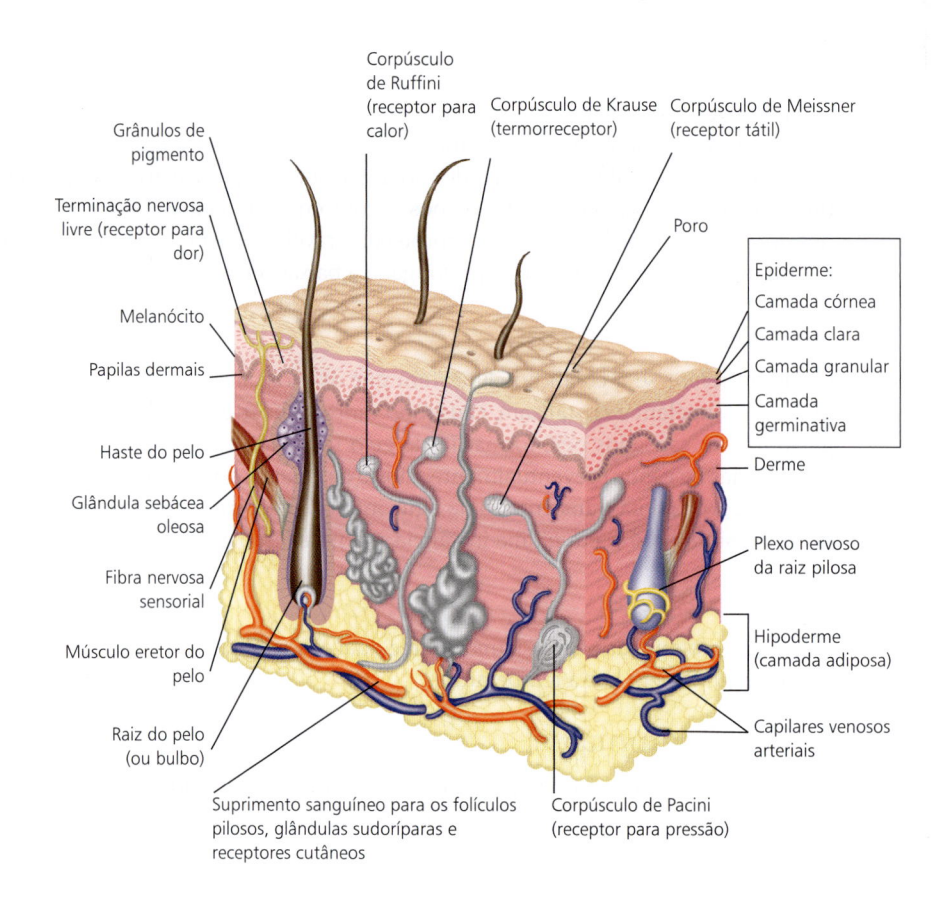

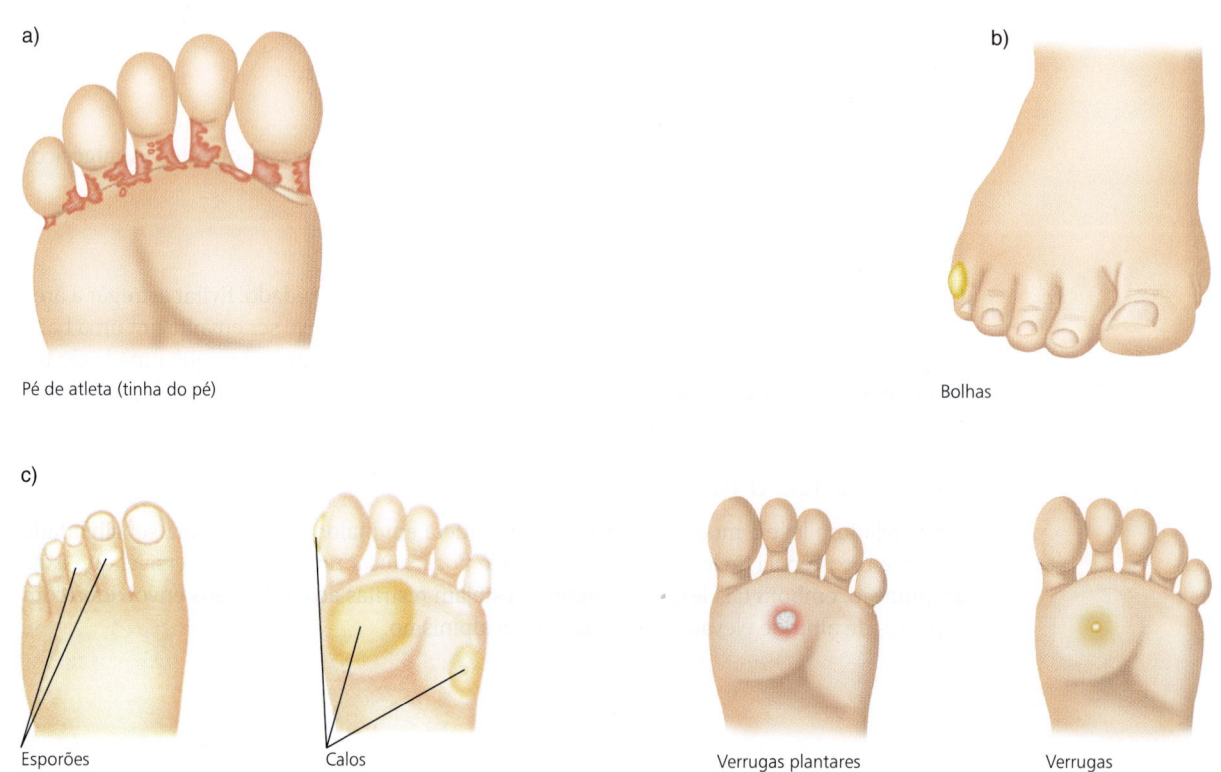

Lesões no esporte – Uma abordagem anatômica

Figura 4.2: Corte transversal da pele; a) pé de atleta (tinha do pé), b) bolhas, c) esporões, calos, verrugas plantares.

004: Pé de atleta (tinha do pé)

Breve resumo da lesão

O pé de atleta é causado por uma infecção fúngica do pé, produzida por uma classe de parasitas da pele conhecida como dermatófitos. Trata-se de uma lesão comum entre atletas que ocorre em condições de umidade produzida pelo suor. A infecção causa uma condição avermelhada, parecida com erupção cutânea prurídica, sobre os pés e pode propagar-se para outros indivíduos. A forma mais comum da condição é conhecida como pé de atleta interdigital crônico.

Anatomia e fisiologia

O local mais comumente acometido está entre o quarto e o quinto pododáctilos, onde causa irritação, maceração, fissuras e escarificação da camada externa da pele. A infecção pode disseminar-se às superfícies dorsal e plantar do pé e sob as unhas, onde começa com um amarelamento da margem distal e/ou ao longo da borda da unha. Os fungos responsáveis são organismos do solo (*tinea pedis*), e as bactérias podem produzir infecções secundárias, o que piora os sintomas.

Causas da lesão

Sudorese excessiva. Transmissão por contágio. Descuido ao lavar e não secar apropriadamente os pés.

Sinais e sintomas

Pele avermelhada, com rachaduras e descamações. Prurido, queimação, sensação de ferroada. Mau odor.

Complicações caso negligenciada

Sem o cuidado adequado, o pé de atleta pode piorar, aprofundando as fissuras na pele, disseminando-se pela superfície do pé, acometendo as solas do pé e as unhas e, ocasionalmente, disseminando-se pelas palmas das mãos também. A queimação e a sensação de coceira aumentam, assim como o odor e os riscos de transmissão.

Tratamento imediato

Lavar e secar os pés completamente. Aplicar medicação tópica antifúngica, por exemplo, Lamisil®.

Reabilitação e prevenção

O pé de atleta é uma ocorrência comum, acometendo 70% da população em várias ocasiões. Geralmente, responde bem a um cuidado mínimo – lave os pés com frequência e garanta que fiquem completamente secos e, sempre que possível, mantenha-os secos durante o dia. A infecção das unhas pode dificultar o tratamento da condição, exigindo que ele seja mais agressivo. Unhas dos pododáctilos cronicamente acometidas podem precisar ser removidas por um podólogo.

Prognóstico a longo prazo

A maior parte dos casos de pé de atleta é resolvida com higiene adequada e aplicação de antifúngico. Casos mais graves podem necessitar de um tratamento longo, com medicação oral e remoção da unha para resolver completamente a questão.

005: Bolhas

Breve resumo da lesão

As bolhas são lesões comuns em muitos esportes em que a pele sofra atrito, seja por causa dos calçados (p. ex., durante eventos de corrida, patinação ou esqui) seja por aparelhos esportivos (p. ex., em competições de ginástica, beisebol e esportes com raquete). Bolhas pequenas com líquido ou vesículas se formam sobre a pele em resposta ao atrito. Em geral, o líquido é claro, mas, ocasionalmente, o sangramento no interior da bolha causa uma coloração avermelhada ou azulada.

Anatomia e fisiologia

As bolhas ocorrem quando há uma separação da epiderme da camada dermal da pele ou uma separação das múltiplas camadas no interior da própria epiderme. Soro, linfa, sangue ou líquido extrocelular preenche o espaço entre as camadas. Paredes finas e translucentes se formam e a área fica inchada, podendo tornar-se sensível ou dolorosa.

Causas da lesão

Atrito dos pés proveniente de esportes de corrida. Atrito dos dedos e das palmas das mãos causado por tacos de golfe, raquetes de tênis etc. Atrito das mãos decorrente de atividades acrobáticas e de ginástica olímpica.

Sinais e sintomas

Bolhas cutâneas translucentes, em relevo, na área de desgaste. Sensação de ferroada, dor aguda e à palpação no local da lesão. Drene o líquido caso a bolha incomode.

Complicações caso negligenciada

Caso as atividades esportivas prossigam sem atenção às bolhas, elas podem romper-se, provocando maior irritação cutânea e dor. Bolhas inadequadamente tratadas também correm o risco de infecção, já que uma ferida aberta é um meio de cultura ideal para bactérias e outros organismos.

Tratamento imediato

Lavar a(s) bolha(s) cuidadosamente com sabão e água morna. Se necessário, drene o líquido com cuidado. Cubra com bandagem estéril.

Reabilitação e prevenção

As bolhas cicatrizam com cuidado mínimo e atenção adequada se nenhuma infecção tiver ocorrido. Meias e calçados apropriadamente ajustados podem evitar que corredores tenham bolhas. Outros atletas colocam pó de magnésio em suas mãos para diminuir o atrito causador de bolhas, especialmente no caso dos ginastas. A atenção adequada à técnica esportiva também pode ajudar a minimizar as bolhas.

Prognóstico a longo prazo

As bolhas cicatrizam em um período de poucos dias a uma semana caso não haja nenhuma infecção grave. Contudo, até a cicatrização, algumas vezes elas podem interferir no desempenho em razão do desconforto e da dor.

006: Calos, calosidades, verrugas plantares

Breve resumo da lesão

Os calos e calosidades são causados por atrito e pressão; nos atletas, isso geralmente se deve à pressão exercida pelos calçados ou à sustentação de peso. As verrugas plantares, por sua vez, resultam de um papilomavírus humano (HPV, do inglês, *human papilloma virus*).

Anatomia e fisiologia

Um calo é um espessamento do extrato córneo da pele dos pododáctilos; já a calosidade é um espessamento localizado da camada córnea da epiderme devido a um trauma físico. As calosidades ocorrem frequentemente em áreas de sustentação de peso sobre a superfície plantar (sola) do pé, e podem resultar do alinhamento anormal dos ossos metatarsais no antepé. Calos e calosidades podem apresentar um núcleo central mais profundo, ou *nucleação*, que tende a ser extremamente sensível, e são caracterizados por espessamento gradual e rigidez da pele, eventualmente levando à irritação. Verrugas resultam de uma infecção pelo papilomavírus humano (HPV) altamente contagioso. Trata-se de lesões epidermais com uma superfície córnea que ocorrem em muitas partes do corpo, incluindo as solas dos pés – conhecidas como verrugas plantares ou verrugas.

Causas da lesão

Atrito repetido. Sustentação de peso. Transmissão contagiosa (verrugas plantares).

Sinais e sintomas

Espessamento da pele onde ossos proeminentes a pressionam contra o calçado (esporões). Pele rígida ou espessa nas solas dos pés (calos). Áreas da pele proeminentes, desfiguradas sobre o antepé, o calcanhar e a base do hálux (verrugas plantares).

Complicações caso negligenciada

No caso de esporões e calos, a condição pode piorar, eventualmente causando dor e necessitando de cuidados médicos. As verrugas podem se disseminar a outras áreas do corpo, assim como a outros indivíduos.

Tratamento imediato

No caso de esporões e calos, alivie a fonte de pressão sobre o pé. No caso das verrugas, aplique um antiviral e cubra a área.

Reabilitação e prevenção

Calos e calosidades são lesões diretamente relacionadas à pressão sobre o pé e são resolvidas eliminando-se a fonte de pressão, quer seja o calçado, a sustentação de peso etc. Essas lesões respondem bem ao tratamento, ao passo que as verrugas apresentam uma tendência de ocorrer novamente. Calos e calosidades podem ser prevenidos com o uso de calçados esportivos adequados e atenção à técnica do esporte. Verrugas, por sua vez, podem ser evitadas com cuidados relativos à higiene e evitando-se ambientes propensos ao HPV.

Prognóstico a longo prazo

Calos e calosidades costumam ser um problema de pouca gravidade e desaparecem completamente quando sua fonte é eliminada. Quando constituem a origem da dor ou do desconforto contínuo, eles podem ser eliminados por meio de crioterapia, excisão, cirurgia com raio *laser* ou outro método.

Lesões da cabeça e do pescoço

5

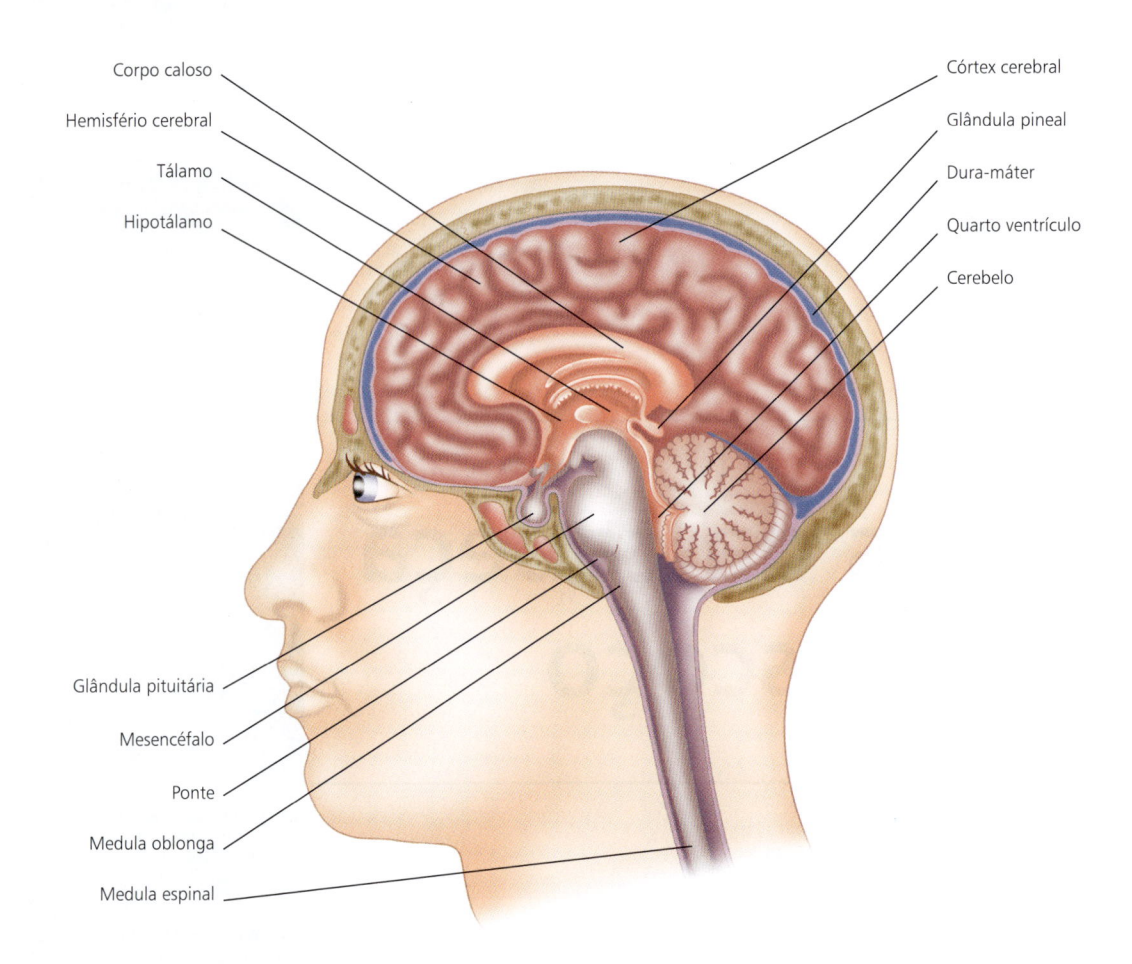

Figura 5.1: Cabeça, vista lateral.

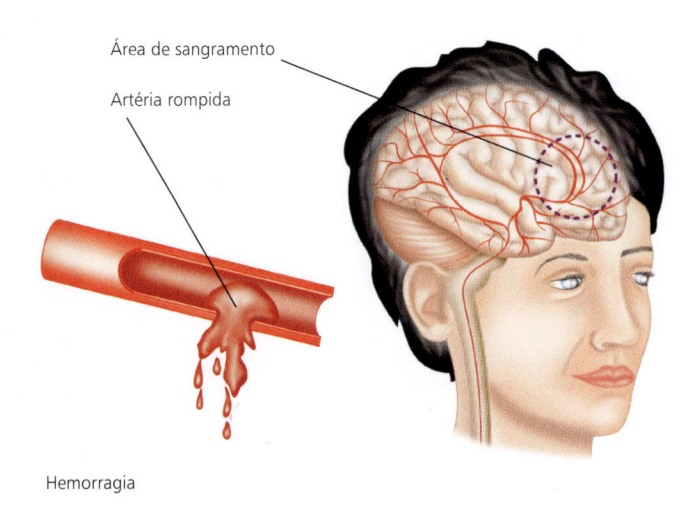

Hemorragia

007: Concussão, contusão, hemorragia e fratura do crânio

Breve resumo da lesão

Os traumas na cabeça estão entre as lesões mais graves com as quais o atleta se defronta. Dentre elas estão: concussão, envolvendo aceleração súbita da cabeça; contusão ou esmagamento do tecido cerebral, hemorragia ou sangramento no interior do crânio e fratura ou quebra dos ossos do crânio. Atletas envolvidos em esportes de contato, como futebol americano, rúgbi, lacrosse e hóquei (assim como boxeadores) são os mais vulneráveis a tais lesões.

Anatomia e fisiologia

Quando a força é suficiente, os ossos do crânio podem fraturar, algumas vezes colidindo sobre o tecido cerebral. Sangramento ou hemorragia no interior do crânio pode ocorrer (com ou sem fratura). Caso haja um vaso sanguíneo entre o crânio e as rupturas cerebrais, pode-se formar um coágulo ou um hematoma, que pode comprimir o tecido cerebral subjacente. Um coágulo formado entre o crânio e a cobertura protetora do cérebro (ou dura-máter) é denominado hematoma epidural, enquanto um coágulo abaixo da dura é nomeado hematoma subdural. Hemorragia nas camadas mais profundas pode causar uma contusão ou esmagamento do tecido cerebral.

Causas da lesão

Colisão forte com outro atleta durante o contato esportivo. Quedas graves com impacto na cabeça. Trauma ocasionado pelo golpe no boxe.

Sinais e sintomas

Perda da consciência. Confusão e perda de memória. Choque.

Complicações caso negligenciada

Lesões na cabeça necessitam de atendimento médico imediato. A falha em procurar um cuidado imediato e profissional pode resultar em lesão cerebral permanente e, em casos mais graves, morte acidental.

Tratamento imediato

Imobilize o paciente (com cabeça e ombros levantados) em um local tranquilo. Estanque o fluxo sanguíneo, se necessário, e procure cuidados médicos imediatamente.

Reabilitação e prevenção

A reabilitação das lesões cerebrais varia amplamente dependendo de sua natureza e de sua extensão. Mesmo contusões leves resultam em uma síndrome pós-concussão em muitos pacientes, a qual pode persistir por seis meses a um ano. Lesões mais graves podem causar uma ampla gama de sintomas permanentes. Capacetes ou outros protetores de cabeça em esportes em que o crânio é vulnerável auxiliam na prevenção dessas lesões.

Prognóstico a longo prazo

O prognóstico para lesão craniana pode não ser totalmente conhecido por meses ou, em alguns casos, anos. No caso de uma lesão leve, o prognóstico geralmente é bom, embora sintomas como cefaleia, vertigem e amnésia possam persistir. Coágulos sanguíneos, hemorragias e fraturas do crânio frequentemente necessitam de cirurgia.

LESÕES DA CABEÇA E DO PESCOÇO

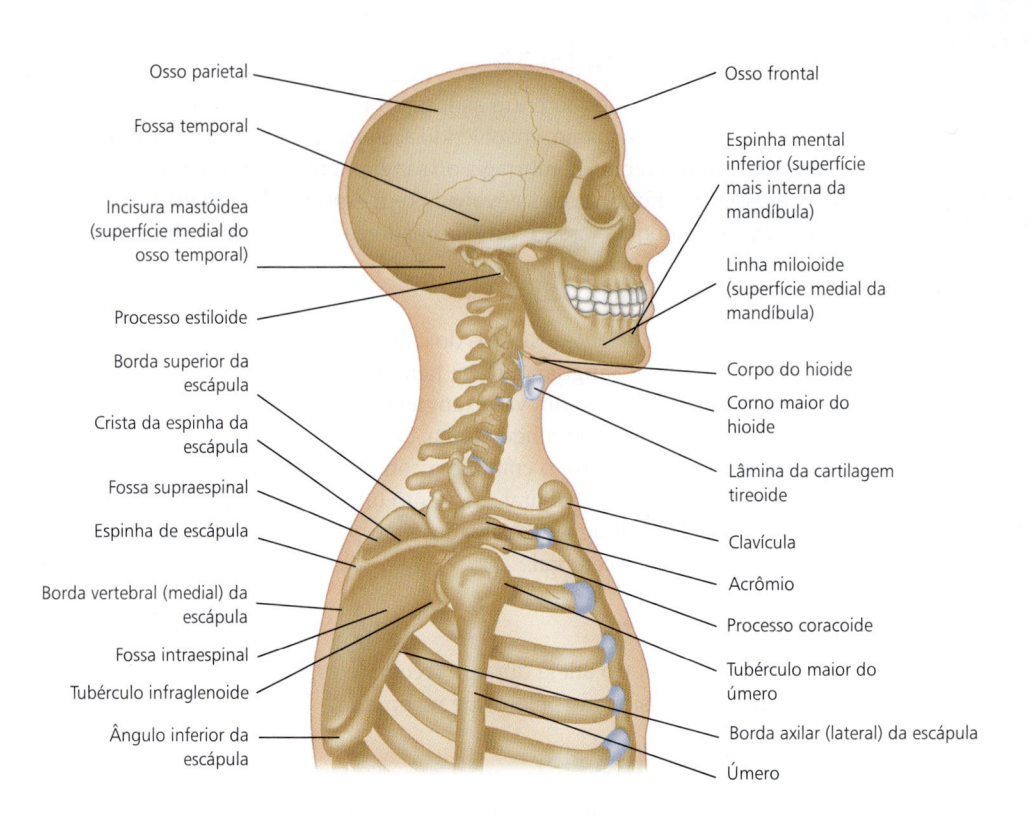

Lesões no esporte – Uma abordagem anatômica

- Osso parietal
- Fossa temporal
- Incisura mastóidea (superfície medial do osso temporal)
- Processo estiloide
- Borda superior da escápula
- Crista da espinha da escápula
- Fossa supraespinal
- Espinha de escápula
- Borda vertebral (medial) da escápula
- Fossa intraespinal
- Tubérculo infraglenoide
- Ângulo inferior da escápula
- Osso frontal
- Espinha mental inferior (superfície mais interna da mandíbula)
- Linha miloioide (superfície medial da mandíbula)
- Corpo do hioide
- Corno maior do hioide
- Lâmina da cartilagem tireoide
- Clavícula
- Acrômio
- Processo coracoide
- Tubérculo maior do úmero
- Borda axilar (lateral) da escápula
- Úmero

Figura 5.2: Cabeça e pescoço, vista lateral.

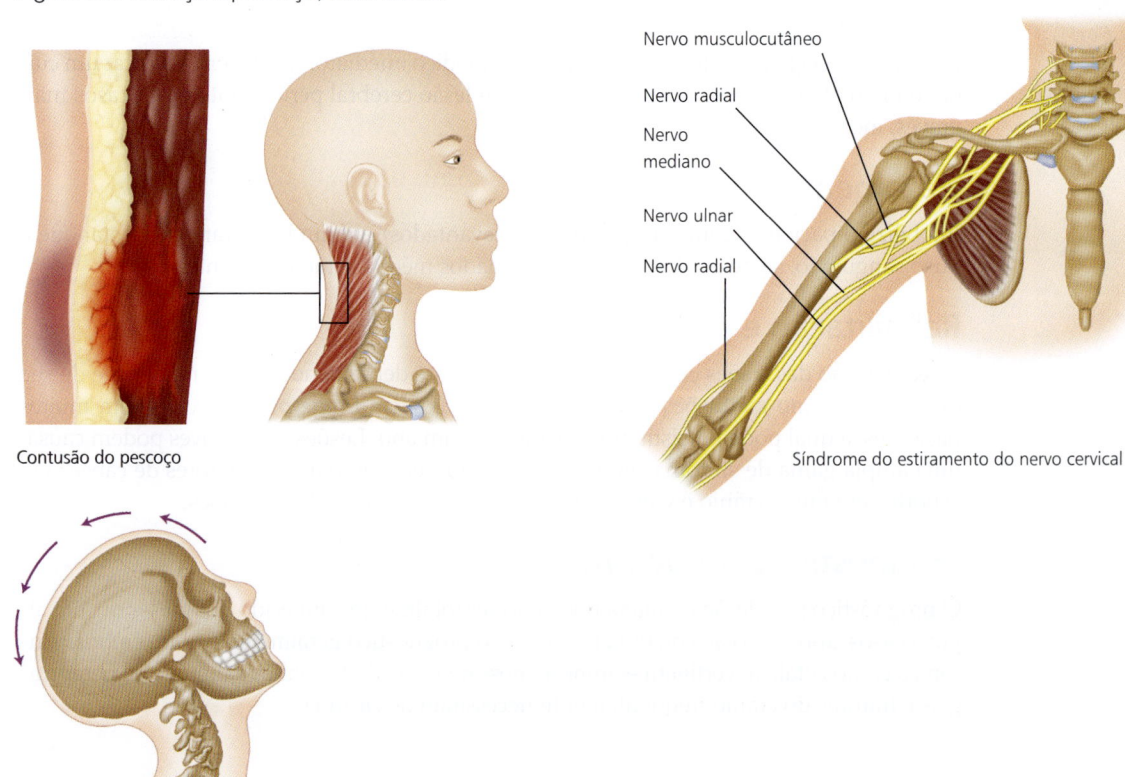

Contusão do pescoço

- Nervo musculocutâneo
- Nervo radial
- Nervo mediano
- Nervo ulnar
- Nervo radial

Síndrome do estiramento do nervo cervical

Lesão em chicote

008: Contusão, distensão muscular e fratura da coluna cervical

Breve resumo da lesão

As lesões no pescoço podem ser graves, particularmente nos casos de fraturas de vértebras. Distensões musculares do pescoço são menos graves e muito mais comuns, e envolvem lesões dos músculos ou tendões do pescoço. Contusões são esmagamentos da pele e tecido subjacente do pescoço, geralmente o resultado de um golpe direto.

Anatomia e fisiologia

A coluna cervical é composta por sete vértebras, que começam na base do crânio (C1) e se curvam discretamente para baixo à medida que alcançam o tórax e se conectam com as vértebras torácicas (C7). Os músculos que percorrem desde a caixa torácica e clavícula até as vértebras cervicais, a mandíbula e o crânio localizam-se na área cervical frontal, ou anterior. Os músculos cervicais posteriores envolvem os ossos ao longo da região dorsal da coluna e compõem o volume de tecidos na porção posterior do pescoço.

Causas da lesão

Rotação súbita do pescoço. Queda grave. Golpe direto no pescoço, no caso de contusão.

Sinais e sintomas

Dor na cabeça, no pescoço e ombro. Sensação de estalo no pescoço. Perda de força e mobilidade do pescoço.

Complicações caso negligenciada

As lesões no pescoço são potencialmente graves e necessitam de atenção médica imediata. Os possíveis efeitos colaterais são paralisia em longo prazo, perda de movimento e coordenação, calcificação e osteoporose. No caso de fratura, a lesão pode acarretar paraplegia e algumas vezes também é fatal.

Tratamento imediato

Imobilização para proteger a coluna vertebral. Analgésicos para dor.

Reabilitação e prevenção

Para distensões musculares do pescoço, pode-se recomendar a imobilização com um colar cervical por um período de algumas semanas. Em casos de fratura, as vértebras fraturadas podem ser tratadas cirurgicamente com parafusos e o pescoço do paciente, imobilizado em aparelho de gesso. Fisioterapia após a consolidação da fratura ajudará no restabelecimento da amplitude de movimento, da flexibilidade e da força. Capacetes ou outros protetores de cabeça apropriados ao esporte, bem como atenção à técnica adequada, podem ajudar a prevenir algumas lesões do pescoço.

Prognóstico a longo prazo

Os resultados para lesões do pescoço variam muito, dependendo da natureza e gravidade. Nos casos de fratura, o prognóstico em geral é pior nas lesões que ocorrem na porção mais superior da coluna cervical.

As distensões musculares e contusões do pescoço são muito menos graves e os resultados costumam ser positivos com tratamento e reabilitação adequados. Distensões graves em que a ligação músculo-tendão-osso é rompida podem necessitar de reparo cirúrgico.

009: Síndrome de estiramento do nervo cervical

Breve resumo da lesão

A síndrome do estiramento do nervo cervical resulta do estiramento (ou compressão) do plexo braquial, um complexo de nervos situados na região mais inferior do pescoço e ombro. A lesão é comum em esportes de contato, incluindo hóquei, futebol americano, luta livre e rúgbi. As lesões do plexo braquial são caracterizadas por uma sensação de queimação que irradia para as extremidades inferior e superior. Os sintomas podem durar de dois minutos a duas semanas.

Anatomia e fisiologia

O plexo braquial é constituído por nervos que se originam no cérebro. Eles saem do nível da vértebra cervical e se estendem até as estruturas periféricas, incluindo músculos e órgãos (para que transmitam impulsos nervosos motores e sensoriais). Uma série de raízes nervosas cervicais no interior do plexo braquial envia fibras para nervos que movimentarão o ombro, o músculo trapézio, o músculo deltoide, a porção distal do rádio, o cotovelo e os dedos das mãos.

Causas da lesão

Golpe na cabeça ou no ombro, especialmente em falta por trás no futebol americano. Flexão da orelha ao ombro com rotação (compressão de nervos cervicais). Hiperextensão do pescoço.

Sinais e sintomas

Dor grave em queimação, irradiando do pescoço para o braço e/ou para os dedos das mãos. Parestesia ou dormência, zunido, formigamento, queimação ou sensação de prurido na pele. Fraqueza muscular.

Complicações caso negligenciada

Sintomas de queimação e de dor aguda irão persistir e frequentemente pioram. Se a lesão for ignorada, podem ocorrer outras lesões aos nervos periféricos. Os sintomas também podem indicar lesão na medula espinal, com complicações potencialmente graves.

Tratamento imediato

Colocar gelo e imobilizar a região do pescoço. Medicar com anti-inflamatório e analgésicos para dor.

Reabilitação e prevenção

A reabilitação da síndrome do estiramento das raízes nervosas do plexo braquial geralmente requer fisioterapia. Após a fase de cicatrização a terapia busca melhorar a amplitude de movimento cervical e alongar os músculos cervicais, com atenção particular para os músculos que sustentam o nervo do plexo braquial lesionado. Equipamento de proteção adequado, técnica apropriada e treino de alongamento da extremidade superior podem auxiliar na prevenção da lesão.

Prognóstico a longo prazo

O prognóstico para lesão geralmente é bom, embora alguns atletas desenvolvam uma forma crônica da condição e uma alta taxa de recorrência tenha sido observada. Em raros casos, a lesão do nervo necessita de microcirurgia para reparar o dano nervoso.

Exercícios de reabilitação

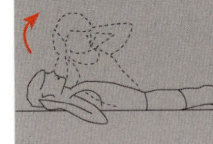

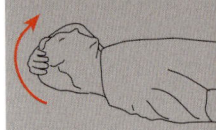

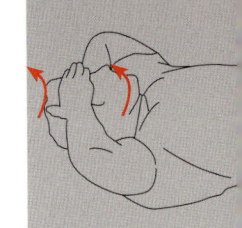

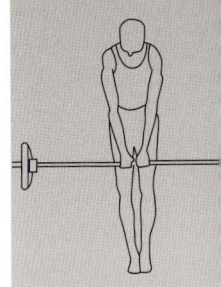

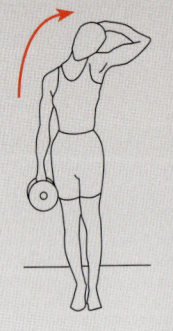

010: *Whiplash* (lesão em chicote)

Exercícios de reabilitação

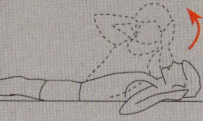

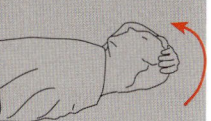

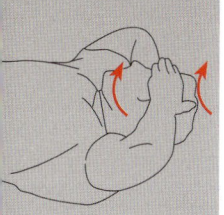

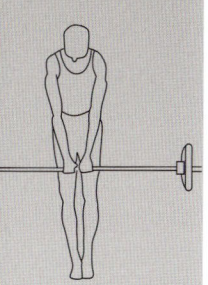

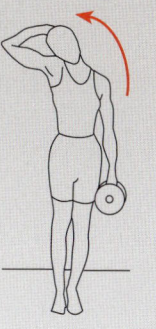

Breve resumo da lesão

A lesão em chicote ocorre quando há uma flexão e/ou extensão súbita do pescoço. Isso geralmente ocorre quando o atleta é golpeado por trás durante esportes de contato e a cabeça é rapidamente deslocada para a frente e para trás (como em uma chicotada). Os tecidos moles do pescoço, incluindo articulações intervertebrais, discos, ligamentos, músculos cervicais e raízes nervosas podem ser lesionados, produzindo dor, rigidez e perda de mobilidade do pescoço.

Anatomia e fisiologia

Os quadris, costas e tronco são os primeiros segmentos e articulações do corpo a sofrer a movimentação durante uma lesão em chicote. O movimento anterior nessas estruturas é acompanhado pela movimentação ascendente, que atua comprimindo a coluna cervical. Esse movimento combinado faz com que a cabeça seja levada para trás em extensão, produzindo tensão no local em que a coluna cervical inferior sofre extensão e na parte superior, onde ocorre flexão. Com essa movimentação das vértebras cervicais, as estruturas anteriores são separadas e os componentes posteriores, incluindo articulações facetárias, são gravemente comprimidos.

Causas da lesão

Falta por trás, por exemplo, futebol americano. Colisão grave com outro atleta ou com uma parte do equipamento. Golpe na cabeça, por exemplo, boxe.

Sinais e sintomas

Dor e rigidez no pescoço, ombro ou entre as escápulas. Zunido nas orelhas ou visão borrada. Irritabilidade e fadiga.

Complicações caso negligenciada

Sem tratamento, a lesão em chicote pode produzir sintomas crônicos de dor, inflexibilidade e perda de movimento, além da continuidade ou agravamento dos sintomas associados, como fadiga, insônia, perda de memória e de concentração e depressão. Os sintomas também podem sugerir a presença de lesões mais graves nas vértebras cervicais, com consequências potencialmente sérias.

Tratamento imediato

Procedimento RGCEE Imobilização com um colar cervical.

Reabilitação e prevenção

Comumente, o pescoço é imobilizado com algum tipo de colar cervical, embora o movimento precoce seja normalmente encorajado para prevenir enrijecimento. O treinamento de força e flexibilidade de baixo impacto e reabilitação ocorrem após a cicatrização completa dos tendões, discos e ligamentos. O risco de lesão em chicote pode ser minimizado com um equipamento protetor e uma rotina de aquecimento completo também, embora a prevenção em esportes de contato violento não possa ser garantida.

Prognóstico a longo prazo

O prognóstico em longo prazo para a maior parte das lesões em chicote é bom quando o cuidado adequado é oferecido, embora os sintomas possam persistir e o pescoço possa apresentar-se propenso à recorrência dessa lesão.

LESÕES DA CABEÇA E DO PESCOÇO

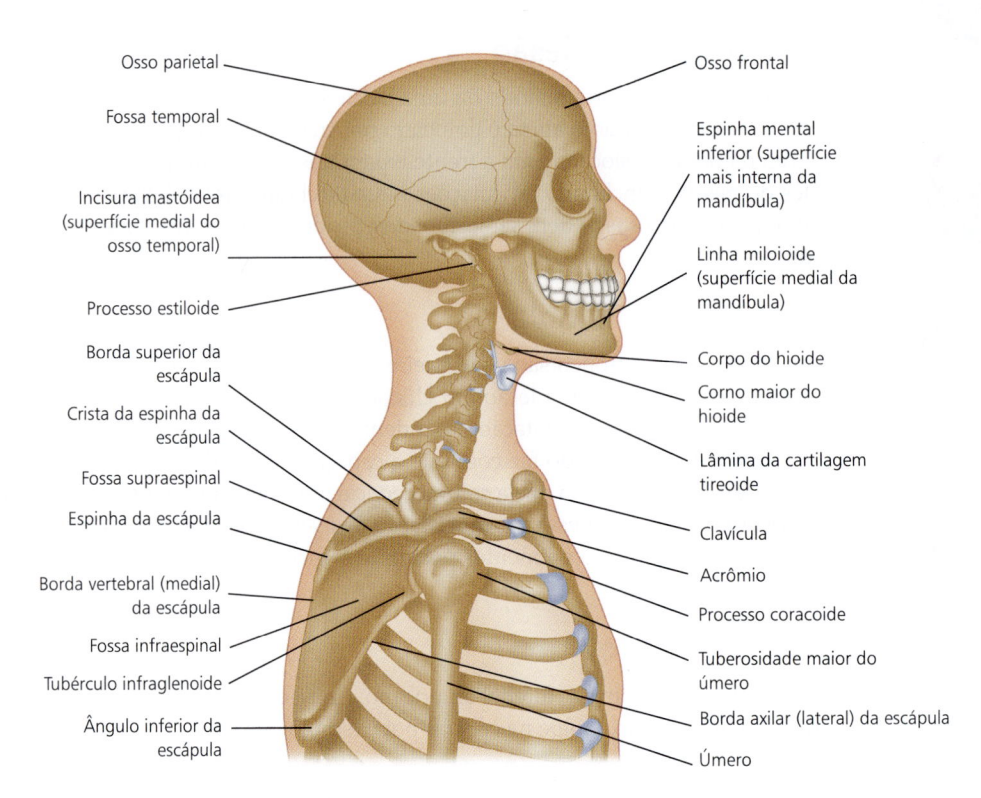

Figura 5.3: Do crânio ao úmero, vista lateral.

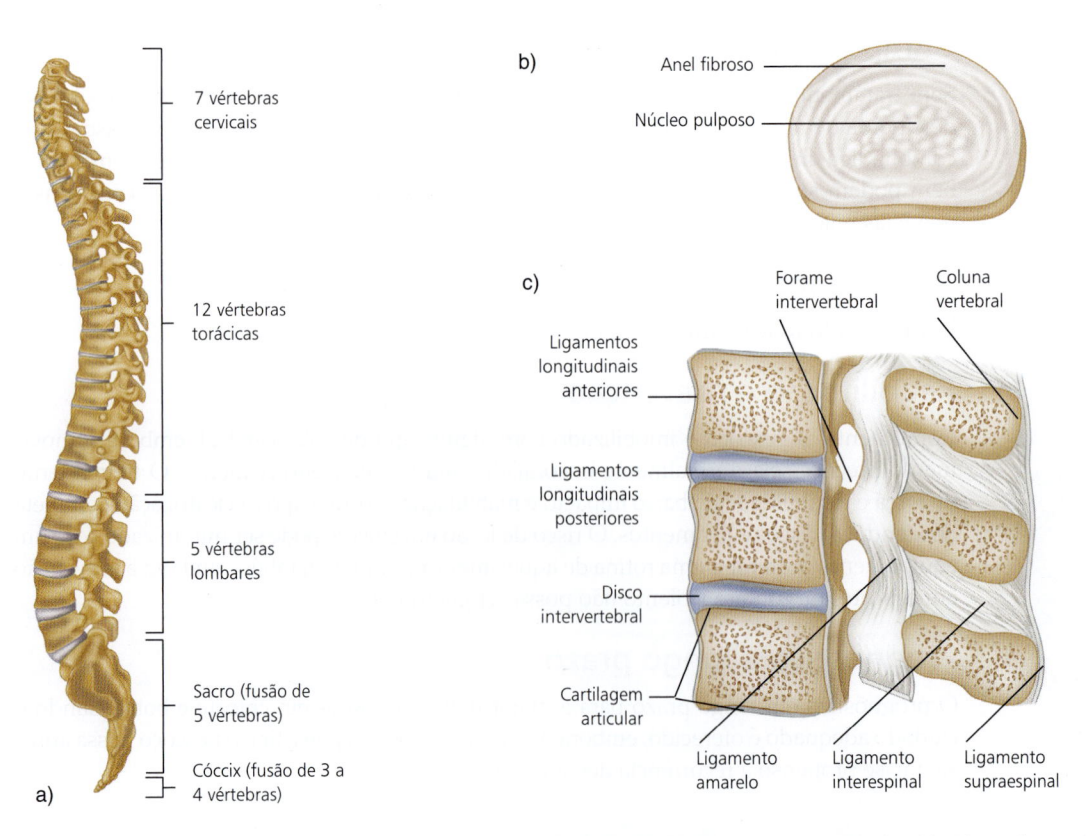

Figura 5.4: a) coluna vertebral, vista lateral, b) secção transversa de um disco intervertebral lombar, c) secção sagital através da segunda à quarta vértebras lombares.

011: Torcicolo agudo

Exercícios de reabilitação

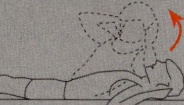

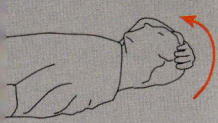

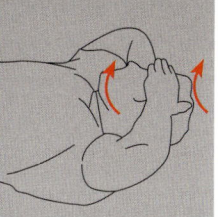

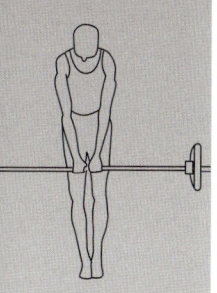

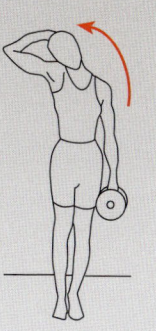

Breve resumo da lesão

O torcicolo ou torcicolo agudo é uma lesão dolorosa do pescoço que geralmente advém de um movimento rotacional abrupto da cabeça. Os nervos do pescoço são comprimidos, acarretando espasmos musculares, que acompanham dor e perda de movimento. Muitos esportes podem causar a lesão, embora com frequência um torcicolo pouco ocorrer espontaneamente pela manhã, ao acordar. No primeiro caso, geralmente a lesão está relacionada à articulação; embora o torcicolo de início lento (como após dormir) esteja muitas vezes relacionado ao disco.

Anatomia e fisiologia

Embora a irritação dos discos cervicais, ou prolapso discal (com ruptura), possa ser a causa da condição, uma lesão abrupta, como durante atividades esportivas, geralmente é o resultado de compressão dos nervos do pescoço ou por entorse com comprometimento de uma das facetas articulares. Tipicamente, o pescoço permanece imóvel, com frequência rotacionado para a lateral e flexionado para a frente em virtude de uma contração dos músculos cervicais.

Causas da lesão

Rotação abrupta da cabeça em esportes de contato. Uma queda que cause uma entorse repentina no pescoço. Golpe direto na cabeça levando a uma torção inesperada.

Sinais e sintomas

Dor e rigidez. Perda de movimento. O pescoço pode apresentar-se imóvel ou "congelado" em uma posição.

Complicações caso negligenciada

O torcicolo pode piorar, tornando-se crônico em alguns casos se negligenciado. A condição pode indicar lesão afetando as vértebras, os discos cervicais ou estar associada aos nervos e articulações, necessitando de cuidados médicos.

Tratamento imediato

Imobilização do pescoço lesionado com uma órtese ou colar cervical de sustentação. Medicação anti-inflamatória e gelo para reduzir o inchaço.

Reabilitação e prevenção

É crucial determinar a causa da lesão e descartar condições ocultas graves que necessitem de cirurgia ou de uma maior intervenção médica. O tratamento fisioterápico pode utilizar lâmpada infravermelha, assim como terapia manual para as vértebras cervicais, a fim de restaurar a amplitude de movimento no pescoço. Proteção para a cabeça, alongamento da porção superior do corpo e atenção às técnicas atléticas apropriadas podem reduzir a probabilidade dessa lesão.

Prognóstico a longo prazo

Em geral, o torcicolo desaparece em uma semana ou menos, embora espasmos dolorosos possam ser temporariamente debilitantes. Embora possa existir uma forma crônica da doença, na maioria dos casos a recuperação total pode ser esperada, exceto nos casos em que há condições subjacentes mais graves.

LESÕES DA CABEÇA E DO PESCOÇO

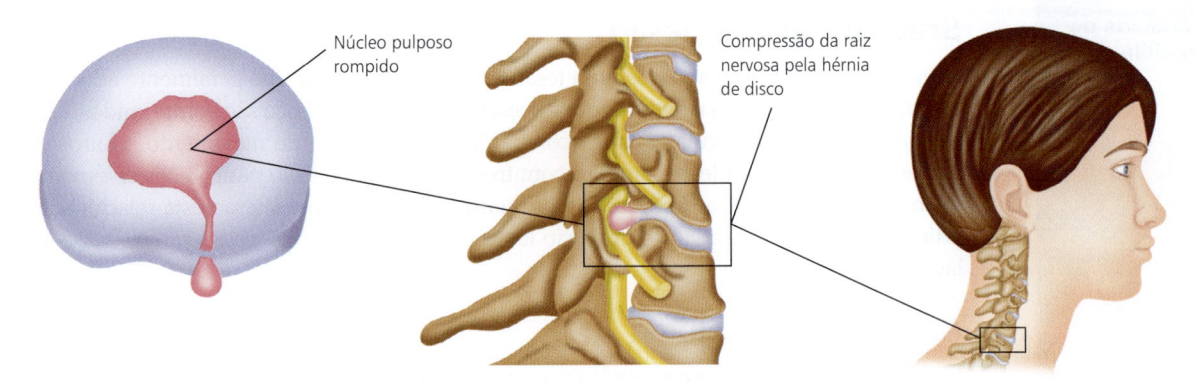

LESÕES DA CABEÇA E DO PESCOÇO

Lesões no esporte – Uma abordagem anatômica

Núcleo pulposo rompido

Compressão da raiz nervosa pela hérnia de disco

Disco deslocado (doença aguda do disco cervical)

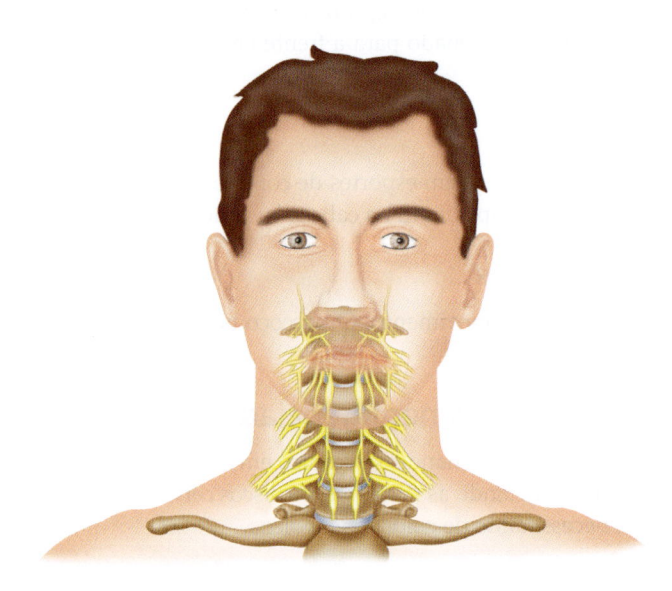

Compressão do nervo (radiculite cervical)

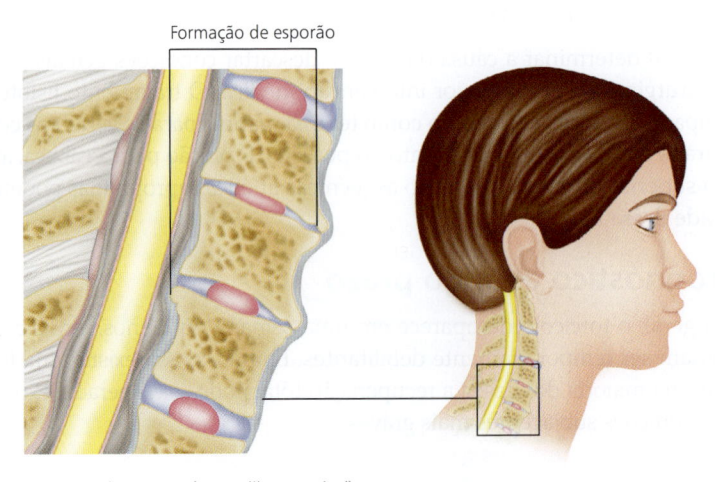

Formação de esporão

Formação de esporão (espondilose cervical)

012: Hérnia de disco cervical

Exercícios de reabilitação

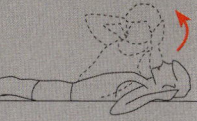

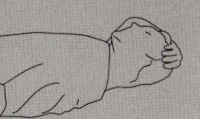

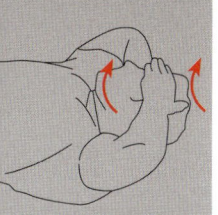

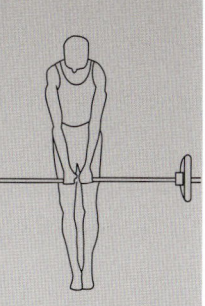

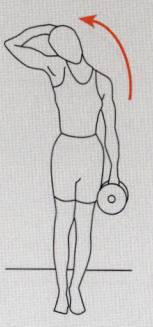

Breve resumo da lesão

Os discos cervicais atuam como almofadas de tecidos amortecedoras de impacto que protegem os ossos da coluna cervical contra choques. Diversas lesões desses discos podem causar dor e dificuldades de movimentação e de flexibilidade no pescoço. Uma hérnia de disco ocorre quando uma substância gelatinosa extravasa do interior do disco após uma fenda ou uma ruptura discal. Essa substância pode então exercer pressão contra a medula espinal ou os nervos da coluna cervical.

Anatomia e fisiologia

Os discos intervertebrais amortecem o choque, facilitam o movimento e oferecem sustentação para a coluna vertebral. Os discos apresentam uma região central, ou núcleo pulposo, e um anel fibroso circunjacente que separa os discos em cada segmento vertebral entre C2-T1 (ver p. 70). (Existem apenas ligamentos e cápsulas articulares entre C1 e C2.) A degeneração discal e/ou herniação (ruptura discal) pode acarretar lesão da medula espinal ou das raízes nervosas.

Causas da lesão

Degeneração discal e perda de elasticidade. Estresse repetitivo, particularmente do levantamento de peso inadequado ou excessivo. Traumatismos repentinos e forçados da coluna cervical.

Sinais e sintomas

Formigamento e fraqueza. Dormência ou dor no pescoço, ombro, braço ou mão. Disfunção motora e sensorial na área cervical acometida.

Complicações caso negligenciada

Discos herniados ou deslocados podem acometer a medula espinal, uma estrutura extremamente delicada. Até pequenas lesões nessa região podem ser graves e, geralmente, são irreparáveis. Descuidar das lesões de discos cervicais pode levar a uma maior degeneração associada à dor e à perda de mobilidade.

Tratamento imediato

Interrupção da atividade que causa estresse às vértebras e discos cervicais. Repouso, gelo e utilização de medicação anti-inflamatória.

Reabilitação e prevenção

Para a maior parte das lesões com hérnia de disco, um programa conservador de tratamento é adotado. O pescoço pode ser imobilizado com um colar cervical durante o restabelecimento. A fisioterapia inclui alongamentos, exercícios de fortalecimento e proprioceptivos e, algumas vezes, instrução postural. O exercício da porção superior do corpo pode ajudar a prevenir o endurecimento e a degeneração discal, enquanto o fortalecimento dos músculos de sustentação irá diminuir o risco de ruptura.

Prognóstico a longo prazo

A maior parte das lesões de disco herniado ou deslocado melhora sem cirurgia. A maioria dos atletas pode esperar o retorno total ao desempenho normal após repouso e reabilitação, embora ocasionalmente haja recorrência dos sintomas da lesão e discos degenerados estejam propensos a novas rupturas.

LESÕES DA CABEÇA E DO PESCOÇO

013: Compressão da raiz nervosa (radiculite cervical)

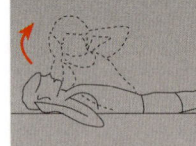

Breve resumo da lesão

Os nervos que controlam os ombros, braços e mãos originam-se no interior da medula espinal no pescoço. A inflamação ou compressão de uma dessas estruturas é conhecida como pinçamento de nervo ou radiculite cervical, e resulta em dor, fraqueza e perda de movimento. A hérnia dos discos cervicais, normalmente causada por estresse repetitivo, pode acometer os nervos cervicais, causando a lesão.

Anatomia e fisiologia

A radiculite cervical ocorre quando o disco de uma das sete vértebras cervicais que constituem a porção superior da espinha exerce pressão contra as raízes nervosas que se conectam à medula espinal. Tais raízes se ramificam a várias áreas do corpo e os sintomas podem irradiar-se do ponto de origem da raiz nervosa, passando ao longo de nervos para as áreas por onde ele passa. Dependendo da pressão do disco acometido sobre a raiz nervosa cervical, pode haver ocorrência de dor no braço, tórax, pescoço ou ombros.

Causas da lesão

Pressão do disco herniado sobre a raiz nervosa. Irritação do nervo devida ao estresse repetitivo. Esporões ósseos ou degeneração das vértebras impondo-se sobre o nervo.

Sinais e sintomas

Dor, fraqueza e perda de movimento no pescoço. Dormência aos dedos da mão. Músculos fracos nos braços e tórax.

Complicações caso negligenciada

A inflamação e a dor associadas à compressão das raízes nervosas podem continuar ou piorar caso a origem da lesão não seja tratada. O nervo pode tornar-se permanentemente lesionado com a continuidade de pressão e estresse, e a condição pode indicar outras lesões subjacentes (potencialmente graves) nas vértebras ou medula espinal.

Tratamento imediato

Interromper a atividade estressante à coluna cervical. Repouso, gelo, analgésicos e medicação anti-inflamatória.

Reabilitação e prevenção

Após o tratamento apropriado, o prognóstico para radiculite cervical em geral é bom. Casos leves comumente respondem à fisioterapia conjugada a medicações como AINEs ou esteroides. Após a recuperação, um programa de exercícios de fisioterapia e de flexibilidade/fortalecimento pode ajudar a restaurar a condição anterior do atleta. A atenção ao uso da técnica apropriada, particularmente durante o treinamento/levantamento de peso, pode ajudar a prevenir uma lesão por pinçamento de nervo.

Prognóstico a longo prazo

A maior parte das lesões cervicais por pinçamento de nervos se recupera sem a intervenção médica séria. Para casos mais graves ou prolongados pode haver a necessidade de cirurgia para aliviar a compressão da raiz nervosa.

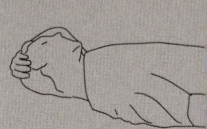

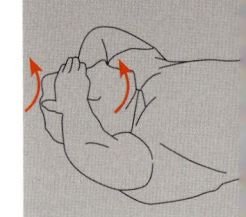

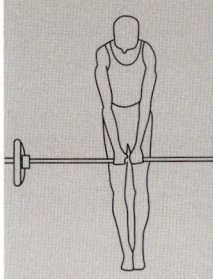

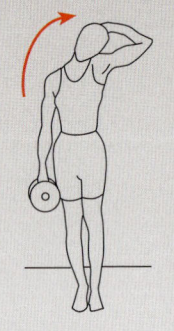

014: Formação de bico de papagaio (artrose da coluna cervical)

Exercícios de reabilitação

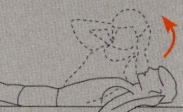

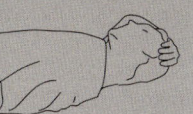

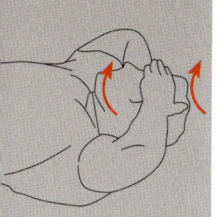

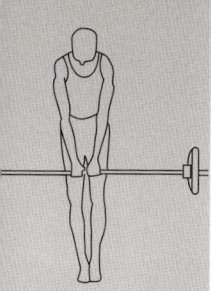

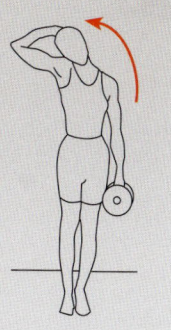

Breve resumo da lesão

A artrose, ou espondilose cervical, consiste em uma degeneração crônica das vértebras do pescoço (coluna cervical) e dos amortecedores ou discos intervertebrais. Esporões ósseos e bicos de papagaio, ou osteófitos, são projeções ósseas que se formam ao longo das articulações e com frequência estão associados à artrose. Os esporões podem causar atrito contra nervos próximos ou ocasionalmente na medula espinal, causando dor e limitações nos movimentos articulares. A degeneração tem origem no desgaste dos ossos da coluna cervical com o tempo.

Anatomia e fisiologia

O envelhecimento e o estresse repetitivo podem fazer com que os discos da coluna se tornem mais secos e menos elásticos. Tal degeneração pode provocar o inchaço dos discos ou, em alguns casos, ruptura. Quando os ligamentos circunjacentes se tornam menos flexíveis, as vértebras desenvolvem esporões ósseos – áreas novas de crescimento ósseo ao longo das margens dos ossos existentes.

Causas da lesão

Desgaste repetitivo das vértebras cervicais. Levantamento de peso excessivo ou inapropriado. Disco cervical herniado.

Sinais e sintomas

Dor no pescoço irradiando para os ombros e braços. Perda de equilíbrio. Dores de cabeça irradiando para a porção posterior da cabeça.

Complicações caso negligenciada

A espondilose cervical é uma causa comum de disfunção da coluna espinal em adultos mais velhos. Caso a condição não seja tratada, a lesão pode progredir e tornar-se permanente. Esporões ósseos ou discos herniados podem se desenvolver e colocar pressão nas raízes nervosas da coluna cervical, produzindo formigamento, queimação, fraqueza ou dormência nos braços ou mãos. Esporões deslocados também podem se deslocar no sistema, não raro afetando as articulações.

Tratamento imediato

Órtese para o pescoço ou colar cervical para ajudar a limitar o movimento do pescoço. AINES.

Reabilitação e prevenção

Casos menos sérios de artrose cervical respondem a exercícios fisioterapêuticos direcionados ao fortalecimento e ao alongamento dos músculos do pescoço. Exercícios aeróbicos de baixo impacto, incluindo caminhada ou natação, também podem ajudar. Embora seja difícil prevenir a espondilose relacionada à idade, minimizar atividades de alto impacto, realizar treinamento da porção superior do corpo e cuidar da postura são atitudes que podem ajudar a evitar essa lesão.

Prognóstico a longo prazo

Casos leves de espondilose cervical respondem bem após a imobilização da lesão e a fisioterapia apropriada. Casos mais graves podem exigir injeções de corticosteroides entre as facetas articulares vertebrais ou, em alguns casos, cirurgia para remover esporões ósseos, particularmente quando eles se quebraram em segmentos ósseos maiores para se tornarem corpos livres.

LESÕES DA CABEÇA E DO PESCOÇO

LESÕES DA CABEÇA E DO PESCOÇO

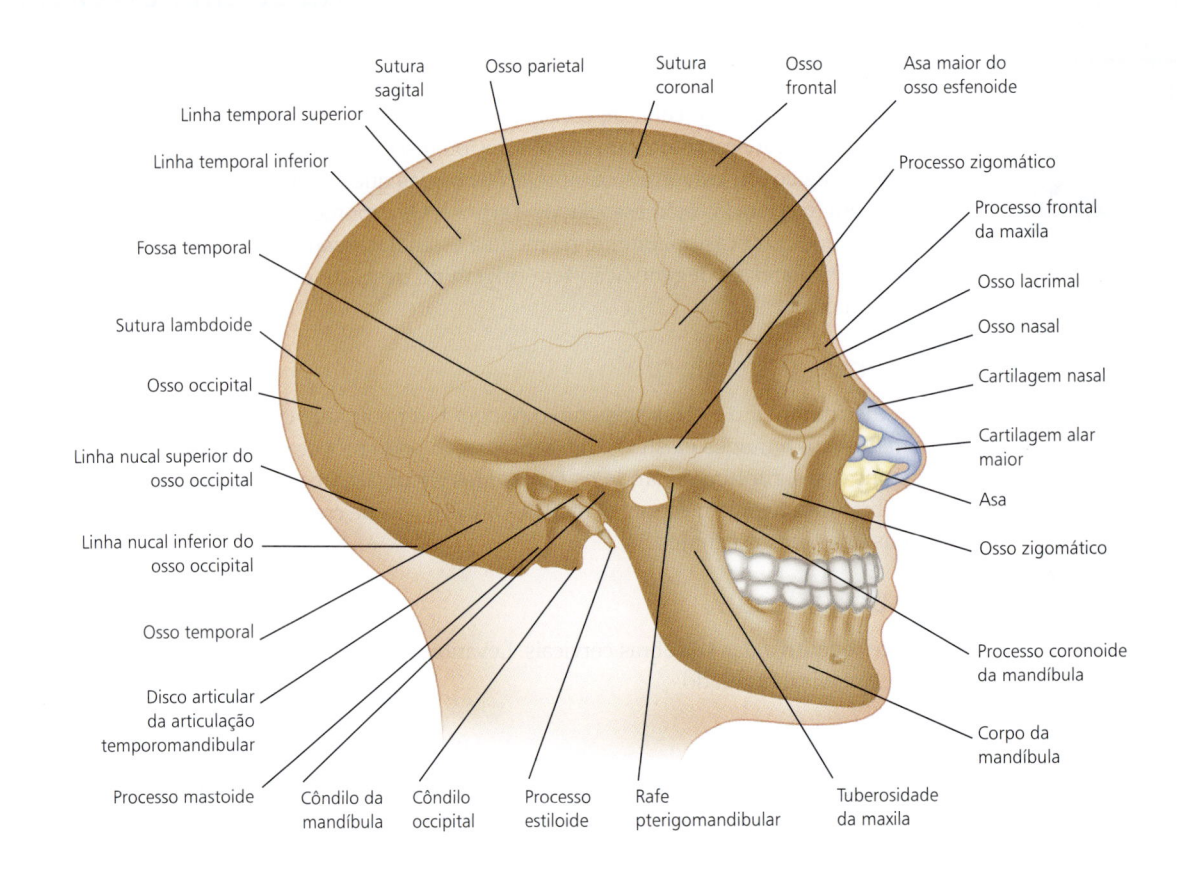

Lesões no esporte – Uma abordagem anatômica

Labels (vista lateral do crânio):
- Sutura sagital
- Osso parietal
- Sutura coronal
- Osso frontal
- Asa maior do osso esfenoide
- Linha temporal superior
- Linha temporal inferior
- Processo zigomático
- Processo frontal da maxila
- Fossa temporal
- Osso lacrimal
- Osso nasal
- Sutura lambdoide
- Cartilagem nasal
- Osso occipital
- Cartilagem alar maior
- Linha nucal superior do osso occipital
- Asa
- Osso zigomático
- Linha nucal inferior do osso occipital
- Osso temporal
- Processo coronoide da mandíbula
- Disco articular da articulação temporomandibular
- Corpo da mandíbula
- Processo mastoide
- Côndilo da mandíbula
- Côndilo occipital
- Processo estiloide
- Rafe pterigomandibular
- Tuberosidade da maxila

Figura 5.5: Crânio, vista lateral.

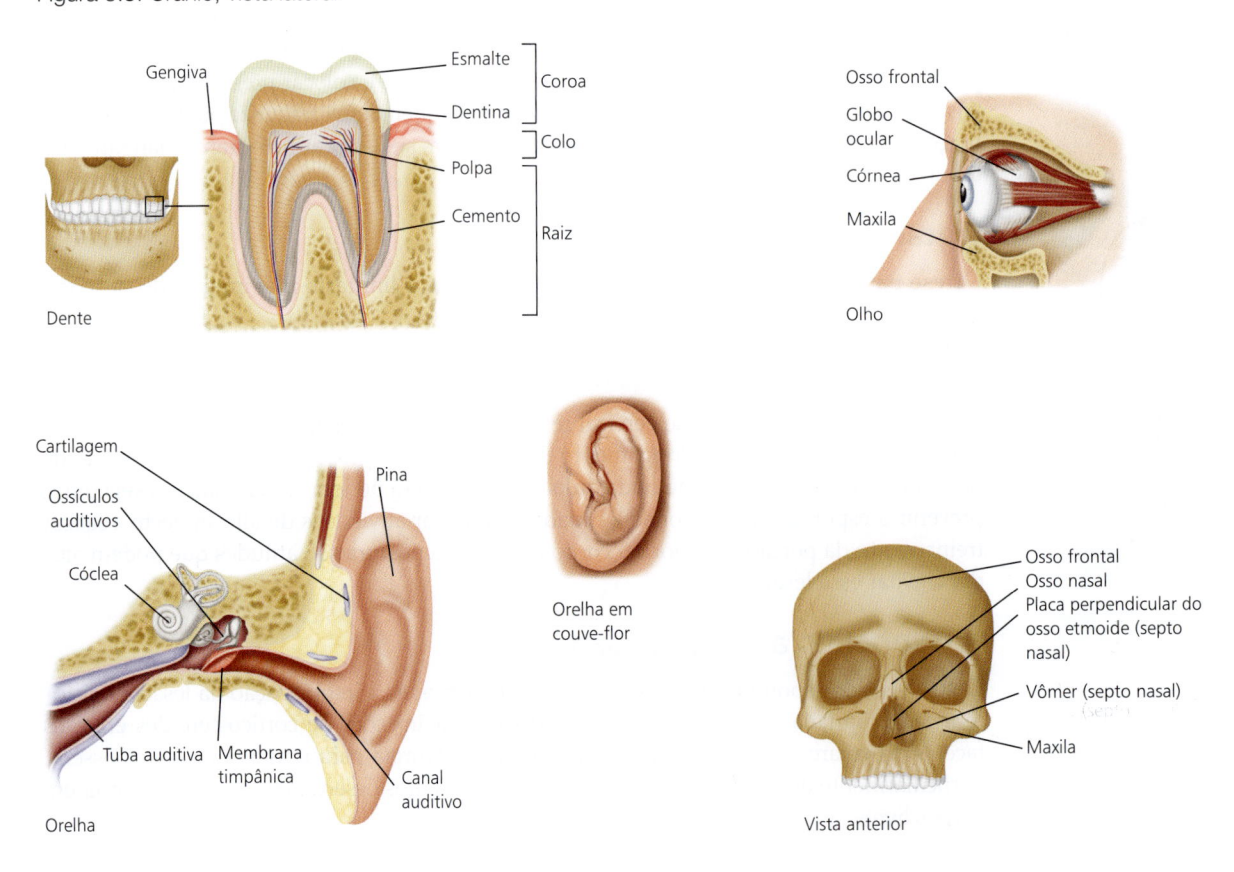

Dente:
- Gengiva
- Esmalte — Coroa
- Dentina — Colo
- Polpa
- Cemento — Raiz

Olho:
- Osso frontal
- Globo ocular
- Córnea
- Maxila

Orelha:
- Cartilagem
- Pina
- Ossículos auditivos
- Cóclea
- Orelha em couve-flor
- Tuba auditiva
- Membrana timpânica
- Canal auditivo

Vista anterior:
- Osso frontal
- Osso nasal
- Placa perpendicular do osso etmoide (septo nasal)
- Vômer (septo nasal)
- Maxila

015: Dentes

Breve resumo da lesão

A lesão nos dentes é um risco particular para atletas envolvidos em esportes em que um projétil como uma bola ou disco de hóquei pode atingir a face do jogador. Tais esportes incluem hóquei, lacrosse e futebol americano. As lesões mais comuns desse tipo são um dente fraturado, luxado ou que sofreu avulsão (eliminação). Lesões de dentes geralmente acompanham outras lesões de cabeça e pescoço, incluindo ossos faciais fraturados, concussões, abrasões, contusões, laceração de tecidos moles com hemorragia e problemas na articulação maxilar e mandibular.

Anatomia e fisiologia

Os dentes são quaisquer estruturas duras e calcificadas localizadas nos processos alveolares da mandíbula e maxila. Cada dente é composto por coroa, colo e raiz. A porção sólida inclui a dentina, que forma a maior parte do dente, o esmalte, que cobre a coroa, e o cemento, que envolve a raiz. No centro, encontra-se a polpa. Os dentes podem ser lascados ou, em alguns casos, extraídos em conjunto caso sofram um forte golpe de um bastão ou bola etc. O dente que sofreu avulsão corre o risco de ser rejeitado pelo organismo como um corpo estranho e, portanto, deve ser limpo e recolocado firmemente em sua cavidade logo que possível após a lesão.

Causas da lesão

Dentes golpeados por uma bola, disco de hóquei ou outro projétil. Golpe direto no boxe. Dentes atingidos por equipamentos como bastões, varas, raquetes etc.

Sinais e sintomas

Dor na boca. Dentes frouxos. Hemorragia bucal.

Complicações caso negligenciada

A lesão dos dentes deve receber pronto atendimento médico, particularmente quando um deles é perdido durante o esporte, já que a rejeição do dente pelo hospedeiro irá evitar sua recolocação posterior. Engolir um dente após a lesão é perigoso, assim como a infecção bucal caso a lesão não seja adequadamente limpa e cuidada.

Tratamento imediato

Se o dente tiver sido arrancado, deve-se lavá-lo com solução salina e recolocá-lo com firmeza na cavidade. Em seguida, deve-se enxaguar a boca e utilizar gelo e analgésicos para aliviar a dor.

Reabilitação e prevenção

A reabilitação para lesão nos dentes depende de sua natureza e gravidade. Dentes lascados ou fraturados podem ser reparados e unidos por um dentista e os dentes perdidos, recolocados. O atleta deve evitar as atividades que coloquem os dentes em risco até que a consolidação total seja alcançada. A utilização de um protetor bucal, especialmente feito sob medida, ajuda a proteger os dentes durante esportes de contato e de alto risco.

Prognóstico a longo prazo

A maior parte das lesões de dentes, enquanto dolorosas, não ameaçam a carreira do atleta ou seu desempenho futuro, especialmente se receberem atendimento médico e dentário adequado. A perda de um dente apresenta um prognóstico bom para reimplante quando realizado nos primeiros trinta minutos da lesão. Após mais de duas horas, o prognóstico é ruim para reimplante dentário devido à rejeição de dentes e reabsorção da raiz.

016: Olhos

Breve resumo da lesão

As lesões nos olhos são sempre potencialmente graves. Muitos esportes oferecem risco aos olhos, sobretudo aqueles que envolvem bola, disco de borracha, vara, bastão, raquete ou outro equipamento, como a lâmina delgada de metal da esgrima. A maior parte das lesões nos olhos é causada por basquetebol e pelo beisebol; esportes que envolvem atividades físicas básicas (andar, correr, saltar e lançar), assim como natação, ginástica olímpica e ciclismo, oferecem um baixo risco de lesão a esses órgãos. A exposição excessiva dos olhos aos raios ultravioletas (UVs) também pode causar lesão, sendo necessário protegê-los em esportes como esqui e alpinismo.

Anatomia e fisiologia

Os olhos, entre as estruturas mais delicadas do corpo, estão protegidos de lesões pela sua estrutura. O globo ocular é uma grande esfera encaixada em uma cavidade circundada por uma crista óssea, com segmento de uma esfera menor, a córnea, na frente. As pálpebras podem se fechar rapidamente, protegendo o globo ocular de objetos estranhos. Além disso, o olho é projetado para suportar algum impacto sem lesões graves. Entretanto, até lesões oculares menores podem prejudicar a visão e causar complicações que causem perdas ou déficits visuais.

Causas da lesão

Traumatismo abrupto do olho proveniente de um equipamento ou de contato direto, por exemplo, luta romana. Lesão por penetração no olho. Lesão por radiação devida à exposição excessiva ao sol.

Sinais e sintomas

Visão borrada ou ausente. Dor ou sensibilidade no olho. Traumatismo evidente, incluindo ferimento ou hemorragia.

Complicações caso negligenciada

Lesões oculares requerem cuidados médicos imediatos. A falha de não buscar tratamento médico pode acarretar deficiência visual, déficit ou perda permanente, especialmente quando ocorre hemorragia ocular após a lesão.

Tratamento imediato

Compressa fria. Evitar pressão sobre o olho. Buscar cuidados médicos de emergência imediatamente.

Reabilitação e prevenção

A reabilitação de uma lesão ocular varia amplamente, dependendo de sua natureza e gravidade. Em geral, as lesões menores curam-se sozinhas, enquanto lesões graves podem necessitar de cirurgia oftálmica e reabilitação considerável. A proteção ocular, incluindo óculos de segurança, capacetes com protetores oculares ou outra proteção ocular para esportes como beisebol, luta romana, futebol americano, futebol, hóquei, lacrosse, *paintball*, basquetebol e esportes com utilização de raquetes, incluindo tênis, deve sempre ser utilizada para evitar tais lesões.

Prognóstico a longo prazo

O prognóstico para lesões oculares varia de acordo com a sua natureza e a gravidade. Lesões menores que não prejudicam as estruturas subjacentes ao olho geralmente cicatrizam se lhes for dada a atenção apropriada. Lesões mais graves, sobretudo lesões por perfuração, correm o risco de produzir uma perda visual permanente, e devem ser tratadas agressivamente o mais breve possível após a lesão.

017: Ouvido

Breve resumo da lesão

As lesões de ouvido podem ocorrer quando ele é exposto ao traumatismo direto (de uma bola, disco de borracha, vara ou outro objeto), por um golpe, no boxe, ou como resultado de uma infecção de ouvido, como no caso do ouvido de nadador. Cortes e lacerações são possíveis em uma variedade de eventos esportivos, particularmente em esportes de contato, como também são possíveis ferimentos e inchaços. O tímpano pode ser rompido, embora essa lesão seja incomum em esportes.

Anatomia e fisiologia

O ouvido é o órgão humano responsável pela audição e pelo equilíbrio, funções que podem ser seriamente acometidas no caso de uma lesão no ouvido. A porção externa do ouvido consiste de cartilagem externa (pina) e do canal auditivo. A porção média do ouvido consiste de membrana timpânica (ou tímpano), ossículos auditivos ou ossos do ouvido, cavidade auricular média e tuba auditiva. As lesões no esporte tendem a envolver as porções externa ou média do ouvido, e não sua porção interna, onde se localizam a cóclea e outras estruturas internas. Por exemplo, o ouvido em couve-flor é causado por traumas bruscos e repetitivos, que causam a formação de um hematoma entre o pericôndrio e a cartilagem do ouvido.

Causas da lesão

Golpe ao ouvido proveniente de uma bola ou outro projétil. Mudança repentina de pressão resultando em ruptura timpânica. Traumatismo advindo de um golpe no boxe.

Sinais e sintomas

Hemorragia, inchaço. Perda auditiva ou sensação de som de campainha nos ouvidos. Tontura e perda de equilíbrio.

Complicações caso negligenciada

As lesões de ouvido apresentam consequências potencialmente graves para a audição em longo prazo e não devem ser ignoradas. Tímpanos rompidos também podem levar à infecção, com implicações provavelmente graves.

Tratamento imediato

Aplicar pressão direta caso ocorra hemorragia. Colocar algodão estéril na porção externa do ouvido para manter o interior limpo.

Reabilitação e prevenção

Cortes e abrasões no ouvido, bem como ouvido em couve-flor, geralmente cicatrizam com cuidado médico mínimo. Um tímpano rompido requer cuidados especiais para se evitar infecção. Infecções auriculares comuns aos nadadores podem necessitar de antibióticos e, comumente, de um período longe da água até que a condição esteja completamente resolvida. O uso de capacetes ou outro protetor para cabeça nos esportes de contato ajuda a prevenir o traumatismo direto aos ouvidos.

Prognóstico a longo prazo

A maior parte dos atletas que sofrem lesões nos ouvidos pode esperar uma recuperação total mas, em alguns casos em que há ruptura do tímpano, pode ocorrer perda auditiva total ou parcial. O cuidado médico imediato é crucial para tais casos.

018: Nariz

Breve resumo da lesão

Lesões nasais estão entre as mais comuns nos esportes, em parte devido à protrusão dos ossos nasais da face. As lesões nasais geralmente são provenientes de golpes diretos nos esportes de contato, bolas de beisebol e de basquetebol, e de outros equipamentos esportivos, ou de uma queda sobre o nariz. Além de cortes, ferimentos e lacerações da pele facial, os ossos nasais podem ser fraturados. Um coágulo sanguíneo abaixo das membranas mucosas do septo também é possível e é conhecido como hematoma septal.

Anatomia e fisiologia

O nariz é composto de osso e cartilagem. O septo nasal é frequentemente lesionado em esportes. Ele consiste de vômer, uma placa perpendicular do etmoide, e de cartilagem quadrangular. Um par de protrusões dos ossos frontais e os processos ascendentes da maxila completam o componente ósseo, enquanto as cartilagens laterais superior e inferior, bem como o septo cartilaginoso, compõem a porção não óssea. A epistaxe, ou hemorragia nasal, ocorre quando vasos sanguíneos superficiais sobre o septo anterior estão lacerados.

Causas da lesão

Golpe nasal a partir de uma bola de beisebol, basquetebol ou objeto semelhante. Golpe nasal no boxe ou durante esportes de contato. Queda sobre a face.

Sinais e sintomas

Deformidade nasal. Hemorragia, dor ou dificuldade respiratória. Inchaço e laceração cutânea.

Complicações caso negligenciada

As lesões nasais são potencialmente perigosas e necessitam de cuidados médicos imediatos. Coleções de coágulos sanguíneos podem se acumular no espaço subpericondrial, formando um hematoma septal. A pressão resultante sobre a cartilagem subjacente pode acarretar necrose irreversível do septo. Também existe um risco significativo de infecção. Quando a lesão envolve dano à placa cribriforme, o paciente pode perder líquido cerebroespinal, o que lhe coloca em risco de meningite ou outras complicações graves.

Tratamento imediato

Colocar gelo sobre o nariz e elevar a cabeça. Usar descongestionante nasal para reduzir o inchaço e a congestão da mucosa.

Reabilitação e prevenção

A maior parte das lesões nasais apresenta cicatrização completa, embora o atleta deva evitar esportes de contato ou de alto risco durante essa fase. As fraturas precisam ser reduzidas, mas poucos casos requerem cirurgia. Capacetes com proteção facial adequada devem ser utilizados quando o nariz está em risco para prevenir tais lesões.

Prognóstico a longo prazo

Lesões nasais menos sérias em geral permitem ao atleta retornar a esportes sem contato em duas semanas. A consolidação completa das fraturas costuma ocorrer em até três semanas, normalmente sem ocasionar deformidades estéticas ou funcionais.

Lesões das mãos e dos dedos 6

Lesões no esporte – Uma abordagem anatômica

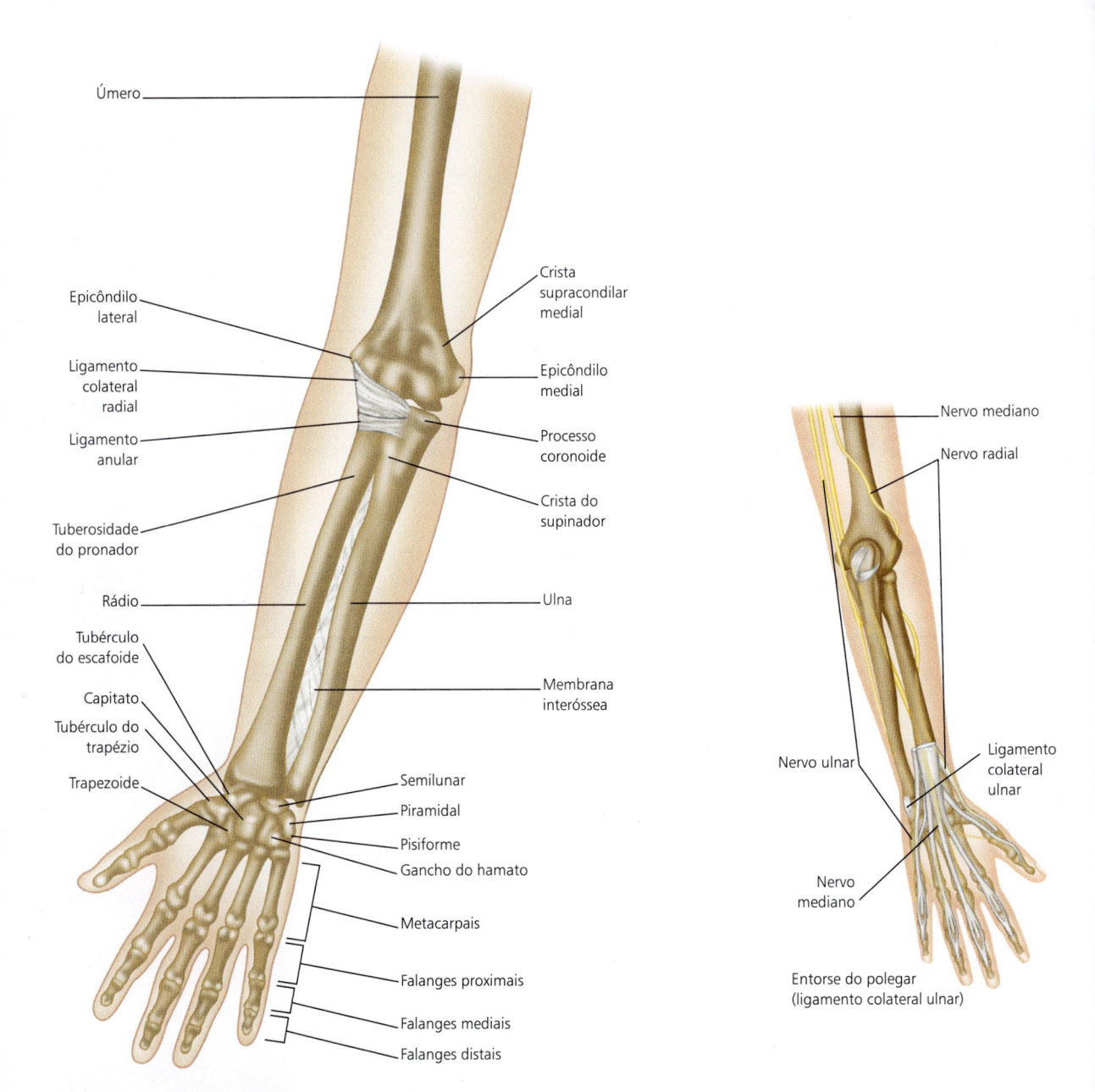

Figura 6.1: Ossos do antebraço e mão direitos, vista anterior.

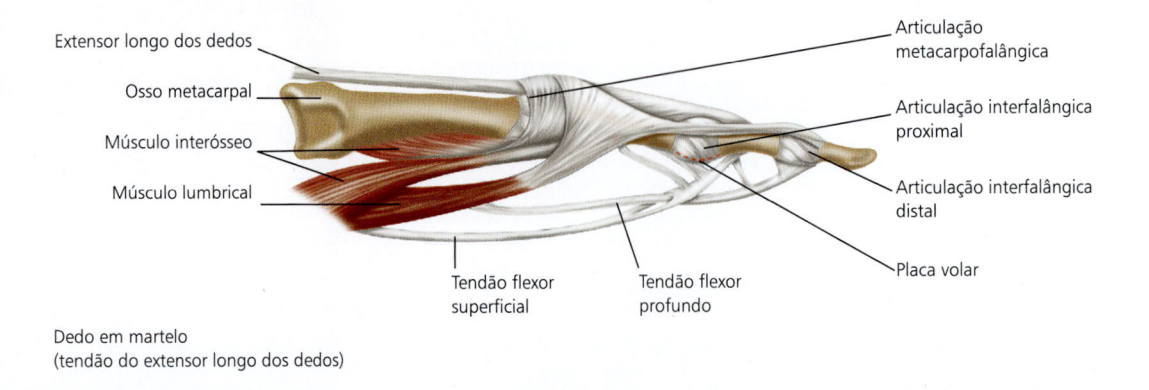

- Úmero
- Epicôndilo lateral
- Ligamento colateral radial
- Ligamento anular
- Tuberosidade do pronador
- Rádio
- Tubérculo do escafoide
- Capitato
- Tubérculo do trapézio
- Trapezoide
- Crista supracondilar medial
- Epicôndilo medial
- Processo coronoide
- Crista do supinador
- Ulna
- Membrana interóssea
- Semilunar
- Piramidal
- Pisiforme
- Gancho do hamato
- Metacarpais
- Falanges proximais
- Falanges mediais
- Falanges distais

- Nervo mediano
- Nervo radial
- Ligamento colateral ulnar
- Nervo ulnar
- Nervo mediano

Entorse do polegar (ligamento colateral ulnar)

- Extensor longo dos dedos
- Osso metacarpal
- Músculo interósseo
- Músculo lumbrical
- Articulação metacarpofalângica
- Articulação interfalângica proximal
- Articulação interfalângica distal
- Placa volar
- Tendão flexor superficial
- Tendão flexor profundo

Dedo em martelo (tendão do extensor longo dos dedos)

019: Fraturas dos metacarpais

Exercícios de reabilitação

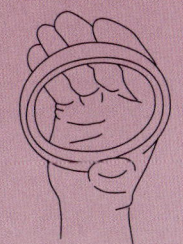

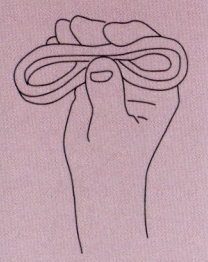

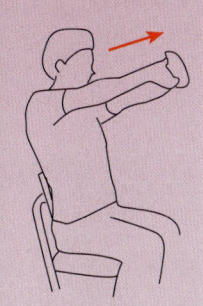

Breve resumo da lesão

Fraturas em um ou mais ossos metacarpais podem ocorrer a partir de uma variedade de acontecimentos. São comuns em jogadores de futebol americano e basquetebol. Os metacarpais são vulneráveis a forças diretas e podem ser fraturados quando um punho cerrado golpeia outro indivíduo ou um objeto duro. Tais lesões são denominadas fraturas do boxeador. Os ossos metacarpais podem fraturar na base, diáfise ou no colo. A fratura mais comum é a do colo do quinto metacarpal.

Anatomia e fisiologia

Os cinco ossos metacarpais localizam-se entre o punho e os nós dos dedos (que são as cabeças dos metacarpais). Cada osso metacarpal é composto de base, diáfise, colo e cabeça (da extremidade proximal à distal). O primeiro osso metacarpal é o mais curto e o mais móvel, e se conecta ao trapézio na extremidade proximal do polegar. Os outros quatro metacarpais da mão se conectam ao trapezoide, capitato e hamato, e às superfícies laterais-mediais dos metacarpais. Cada dedo tem três falanges, exceto pelo polegar, que tem apenas duas; isso forma um total de 14 falanges por mão. Elas se conectam às cabeças dos metacarpos, formando os nós dos dedos quando o punho é cerrado.

Causas da lesão

Golpe direto na mão. Queda sobre a mão. Força longitudinal transmitida pelo punho cerrado ao socar.

Sinais e sintomas

Dor local e inchaço. Deformidade do osso ou nó dos dedos quebrados. Perda do movimento e da função da mão na região afetada.

Complicações caso negligenciada

Utilizar a mão que não foi corretamente imobilizada após a fratura metacarpal pode levar à deformidade e à função da mão reduzida, bem como a possíveis lesões dos nervos, músculos, tendões, vasos sanguíneos e ligamentos circunjacentes.

Tratamento imediato

Lavar quaisquer cortes associados à lesão para prevenir infecção e aplicar gelo para reduzir o inchaço. Elevar a mão lesionada e evitar usá-la.

Reabilitação e prevenção

A prevenção de fraturas do metacarpo requer que se evitem atividades que possam produzi-las, como bater a mão contra objetos duros. O tratamento dos ossos fraturados geralmente é feito com a imobilização da mão, ou com uma tala ou um gesso curto, dependendo da natureza da fratura. Após a consolidação da fratura, são iniciados exercícios programados para aumentar o movimento, a flexão e a extensão do punho ou dos dedos a fim de restaurar a utilização da mão.

Prognóstico a longo prazo

Pode-se esperar uma recuperação total de fraturas do metacarpo com redução e imobilização precoces. No caso de fraturas irreversíveis, pode ser necessária cirurgia, na qual o metacarpo acometido é realinhado e mantido firme por meio de pinos removíveis.

LESÕES DAS MÃOS E DOS DEDOS

020: Entorse do polegar (ligamento colateral ulnar)

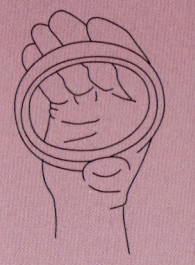

Breve resumo da lesão
Muitas atividades podem tracionar repentinamente o polegar para longe do restante da mão, alongando ou, algumas vezes, lacerando os ligamentos colaterais. Esta lesão é muito prevalente entre esquiadores e, com frequência, é denominada polegar do esquiador, embora atividades repetitivas que desgastam e irritam o ligamento colateral ulnar gradualmente possam produzir uma forma crônica de lesão.

Anatomia e fisiologia
A entorse do polegar envolve uma faixa fibrosa de tecido localizada em um dos lados do polegar, conhecida como ligamento colateral ulnar. O ligamento colateral ulnar conecta o osso metacarpal à primeira falange na base do polegar (o polegar possui duas falanges). Sua função é evitar que o polegar se alongue distante demais da mão. O ligamento é necessário para atividades de pinçamento e para aquelas que exigem força para segurar.

Causas da lesão
Polegar sendo comprimido por outro jogador, parte do equipamento ou solo. Desgaste repetitivo do ligamento colateral ulnar devido ao aperto exercido entre o polegar e o dedo indicador. Qualquer atividade que separe violentamente o polegar do restante da mão, por exemplo, a queda do esquiador.

Sinais e sintomas
Dor local e inchaço sobre o ligamento rompido. Dificuldade em apanhar objetos ou segurá-los com firmeza. Instabilidade do polegar ao pegar objetos ou roupas.

Complicações caso negligenciada
Quando a lesão em um ligamento colateral ulnar é negligenciada, é possível que o polegar se torne doloroso e instável, com perda de mobilidade. Uma sensibilidade dolorosa contínua e a suscetibilidade de recorrência da lesão também são possíveis.

Tratamento imediato
Elevação e gelo durante trinta minutos a cada duas horas. Imobilização com tala.

Reabilitação e prevenção
Unir o polegar ao dedo vizinho com um esparadrapo, especialmente durante esportes de contato, pode ajudar a prevenir a recorrência da lesão. A realização gradual de exercícios de movimentação para restaurar o movimento do polegar deve ser praticada à medida que a lesão do ligamento colateral ulnar cicatriza.

Prognóstico a longo prazo
Geralmente, são permitidos esportes sem contato seis semanas após a lesão, e um retorno aos esportes de contato pode ser esperado após três meses, dependendo da gravidade da entorse original.

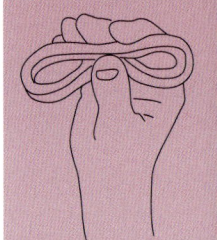

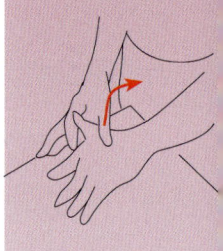

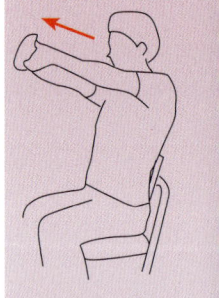

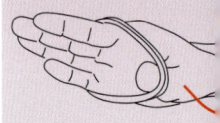

021: Dedo em martelo pós-traumático

Breve resumo da lesão

Os tendões extensores são vulneráveis a lesões, estando localizados logo abaixo da superfície cutânea, diretamente sobre os ossos no dorso da mão e nos dedos. Tais tendões podem ser lacerados quando um dedo é espremido, seccionando os tendões de sua fixação ao osso. A lesão é comum no início da temporada de beisebol, muitas vezes decorrente da batida da bola na ponta do dedo, causando uma flexão aguda para baixo e lacerando o tendão extensor. Cortes na mão ou nos dedos também podem lesionar os tendões extensores.

Anatomia e fisiologia

Os tendões extensores são pequenos tendões musculares na mão e nos dedos que proporcionam movimentos delicados e coordenação da mão. Eles estão localizados no aspecto dorsal da mão e dos dedos e permitem que o atleta estenda os dedos. Os tendões extensores se ligam aos músculos extensores do antebraço. Quando um objeto bate na ponta do dedo, a flexão forçada da falange distal causa avulsão das faixas laterais do mecanismo extensor do ligamento distal.

Causas da lesão

Avulsões ou lacerações acometendo os tendões extensores. Bolas de beisebol, voleibol, futebol, basquetebol ou outros objetos atingindo com violência as pontas dos dedos quando o tendão extensor se encontra sob tensão. Comprimir o dedo contra uma parede, porta ou algum objeto imóvel.

Sinais e sintomas

Incapacidade de estender o dedo. Dor e inchaço do dedo acometido. Ponta do dedo caída ou curvada.

Complicações caso negligenciada

Quando negligenciado, o dedo em martelo pode resultar em deformidade estética permanente, embora muitas vezes sem complicações adicionais. Entretanto, se a tala não for colocada, podem ocorrer alguma rigidez residual e perda da extensão do dedo. Normalmente, não é aconselhável uma intervenção cirúrgica em casos simples de dedo em bastão, visto que complicações cirúrgicas podem incluir rigidez, leito da unha lesionado, infecção e sensibilidade crônica.

Tratamento imediato

Programa RGCEE durante os primeiros dois dias acompanhado pelo tratamento com calor. Imobilização imediata com tala sob orientação médica.

Reabilitação e prevenção

Em geral, uma tala deve ser utilizada de maneira ininterrupta até que o tendão extensor fique completamente cicatrizado. Com frequência, após a cicatrização da lesão vários meses são necessários para que o inchaço local na articulação seja totalmente eliminado. Deve-se sempre tomar cuidado especial com as pontas dos dedos em esportes que envolvam movimentos rápidos de bola, bem como ao manusear materiais cortantes.

Prognóstico a longo prazo

Cuidados pós-lesão, incluindo imobilização em tala imediata do dedo lesionado, permitem que a maior parte dos atletas alcance a recuperação completa do movimento e da aparência do dedo.

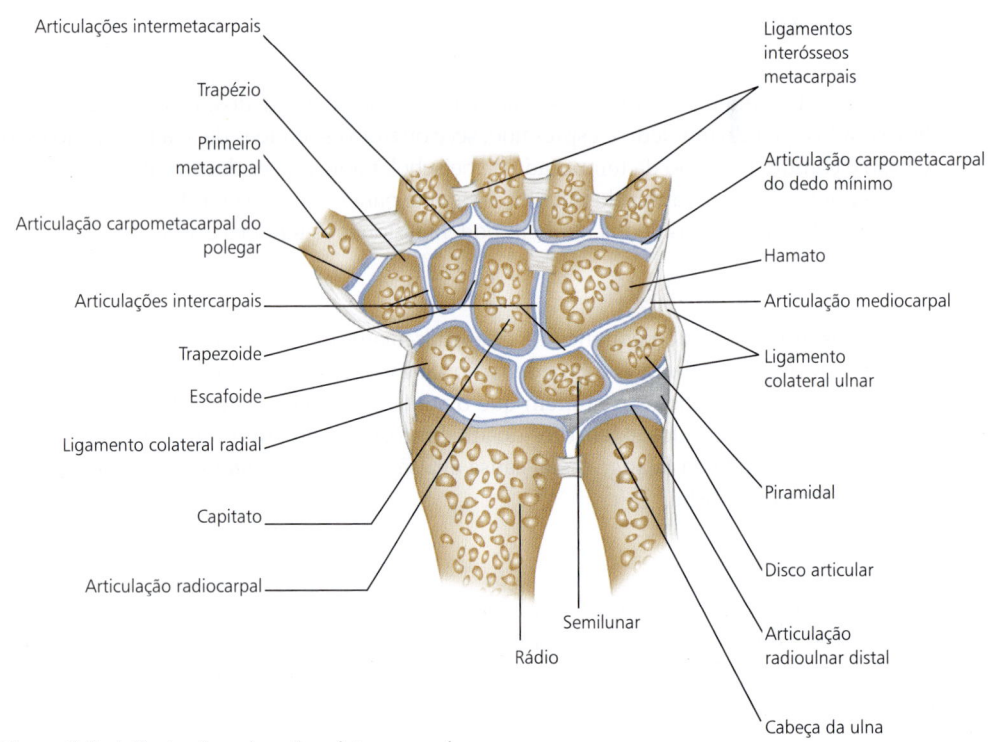

Figura 6.2: Articulações da mão, vista coronal.

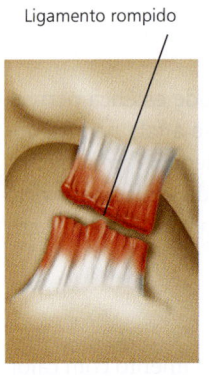

Entorse do dedo

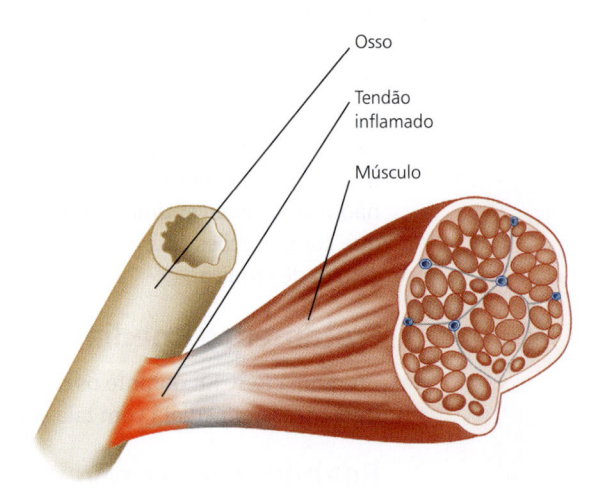

Tendinite mão/dedo

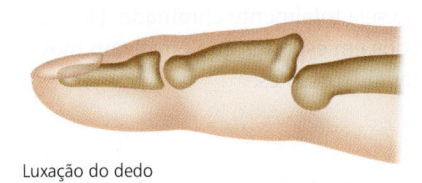

Luxação do dedo

022: Entorse de quirodáctilo

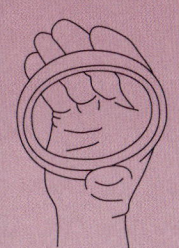

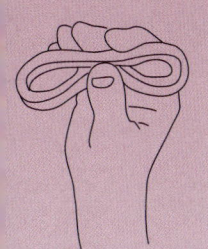

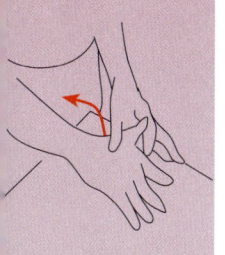

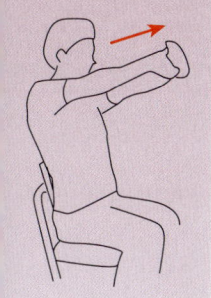

Breve resumo da lesão

As entorses dos quirodáctilos são lesões na articulação que causam um estiramento ou laceração dos ligamentos. Ligamentos são faixas elásticas de tecido que conectam um osso a outro. Entorses são comuns em uma ampla variedade de esportes, incluindo futebol americano, basquetebol, críquete e handebol. Essas lesões incluem entorses das articulações metacarpofalângicas e interfalângicas.

Anatomia e fisiologia

Os dedos das mãos são compostos de diversas articulações, necessárias para permitir o controle motor delicado dos dedos. As articulações (nós dos dedos) metacarpofalângicas (MCF) são articulações condiloides em que cada uma está envolta em uma cápsula que é reforçada pelos fortes ligamentos colaterais. A articulação carpometacarpal (CM) do polegar é uma articulação em sela e as articulações carpometacarpais (CM) dos dedos são articulações planas. As articulações intermetacarpais (IM) também são articulações planas, e ambas as CM e IM são envoltas por uma cápsula articular. As articulações interfalângicas (IF), distal (IFD) e proximal (IFP), são articulações em dobradiça.

Lesões afetando a articulação interfalângica proximal (IFP) (a articulação média do dedo) são as mais frequentes e ocorrem quando ela é colocada em hiperextensão. Isso pode causar ruptura ou laceração da placa volar (ver p. 76), um ligamento que conecta as falanges proximal e média aos ligamentos colaterais encontrados em cada lado da articulação IFP.

Causas da lesão

Golpe na mão na região da articulação. Hiperextensão da articulação, lesionando o ligamento da placa volar. Lesão dos ligamentos colaterais com estiramento excessivo em um deslocamento de lado a lado.

Sinais e sintomas

Dor e sensibilidade no quirodáctilo. Dor ao movimentar a articulação do dedo. Inchaço da articulação IFP, com deformidade no caso de seu deslocamento.

Complicações caso negligenciada

Caso uma deformidade associada à entorse do dedo se torne crônica, as chances de correção cirúrgica são reduzidas. Existe um potencial para déficit funcional permanente do dedo lesionado.

Tratamento imediato

Utilizar anti-inflamatório e medicação para dor a fim de reduzir o inchaço. Aplicar bolsas de gelo ao dedo lesionado por 20 a 30 minutos a cada 3 a 4 horas, por 2 a 3 dias ou até a remissão da dor.

Reabilitação e prevenção

A maior parte das lesões por entorse do dedo, dependendo da gravidade, será tratada com imobilização em tala ou unindo os dedos vizinhos com esparadrapo para imobilizar a área do traumatismo. Entorses de dedos das mãos tendem a ser lesões imprevisíveis e inevitáveis, embora técnicas e equipamentos esportivos apropriados possam reduzir a probabilidade de sua ocorrência. Exercícios para fortalecimento e mobilidade para os dedos podem ser adotados após a cicatrização inicial.

Prognóstico a longo prazo

A recuperação e restauração total da função do dedo lesionado são prováveis na maior parte dos casos de entorse de quirodáctilo.

023: Luxação de quirodáctilo

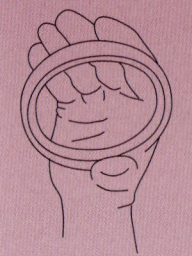

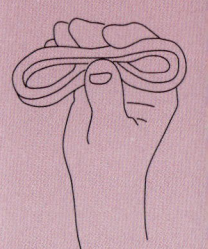

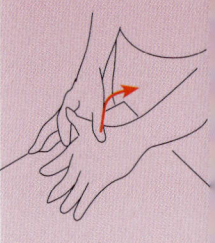

Breve resumo da lesão

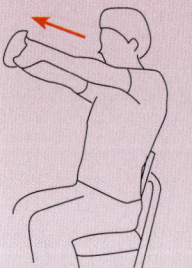

Luxações de quirodáctilos são lesões mais graves que as entorses e envolvem a perda de contato das superfícies articulares, alterando o alinhamento do dedo. Portanto, a articulação precisa ser reposicionada antes que o dedo seja imobilizado (com gesso, tala ou esparadrapo). As talas permitem que os ligamentos e a cápsula articular cicatrizem adequadamente. Essas luxações ocorrem em muitos esportes, sobretudo esportes de contato em que as mãos do atleta ficam em contato físico direto com o corpo dos outros jogadores (futebol americano, luta romana) ou esportes que enfatizam a utilização das mãos (voleibol, beisebol, basquetebol, ginástica olímpica, caratê etc.).

Anatomia e fisiologia

A luxação de uma articulação envolve a laceração dos ligamentos e cápsula articulares ao redor da articulação acometida. Ela pode ocorrer em qualquer articulação e em qualquer dedo. Luxação das articulações interfalângicas ocorre mais comumente no basquetebol e no futebol americano. Luxações metacarpofalângicas (MCF) e carpometacarpais (CM) podem ocorrer durante quedas sobre a mão estendida.

Causas da lesão

Quirodáctilos sendo atingidos por uma bola de futebol, beisebol, basquetebol etc. Queda sobre a mão estendida. Força de abdução aplicada ao polegar, como na queda do esquiador.

Sinais e sintomas

Dor e inchaço imediatos. Os dedos parecem deformados. Incapacidade para estender ou flexionar a articulação luxada.

Complicações caso negligenciada

Deformidade da articulação, perda de função e desenvolvimento de artrose podem acompanhar uma luxação não tratada. Enquanto algumas luxações podem ser reduzidas sem intervenção médica, geralmente o ligamento lacerado deve ser reposicionado por um médico e, em seguida, imobilizado.

Tratamento imediato

O tratamento RGCEE deve ser realizado imediatamente após a ocorrência da lesão. Além disso, deve-se evitar qualquer movimento desnecessário do dedo lesionado.

Reabilitação e prevenção

Após a luxação, ocasionalmente os ligamentos não cicatrizam adequadamente, e pode haver necessidade de cirurgia para reparar as estruturas danificadas. Em geral, as luxações de dedos das mãos são tratadas com sucesso por meio de redução da luxação com reposicionamento da articulação desalinhada e manutenção rígida da área com o uso de tala até que ocorra cicatrização completa do ligamento e da cápsula articular. Exercícios de alongamento, fortalecimento e mobilidade podem vir a seguir, a fim de evitar enrijecimento ou perda de mobilidade na articulação acometida.

Prognóstico a longo prazo

Se forem reduzidas e imobilizadas de maneira apropriada, a maior parte das luxações de quirodáctilo não resulta em deformidade ou perda de função em longo prazo, e pode-se esperar uma recuperação total com tratamento precoce adequado.

Exercícios de reabilitação

024: Tendinite de quirodáctilos

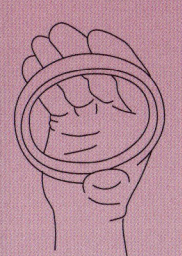

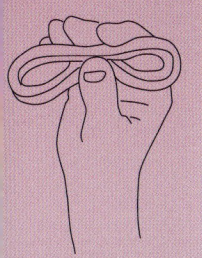

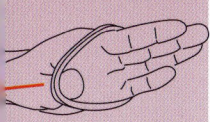

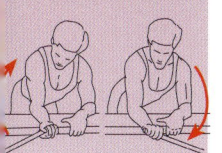

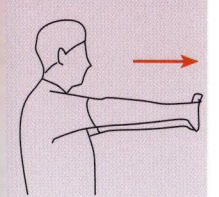

Breve resumo da lesão

A irritação e a inflamação dos tendões causam a condição de tendinite, que pode acometer quaisquer dos tendões do punho ou dos quirodáctilos. A condição é comum quando o uso ou trabalho excessivo dos tendões está envolvido, porém, também pode estar relacionada a várias doenças subjacentes, incluindo diabetes e artrite reumatoide.

Anatomia e fisiologia

Tendões são cordões elásticos de tecidos que conectam o músculo ao osso e atuam na transmissão de forças entre o músculo e o esqueleto, o que requer que eles sustentem consideráveis cargas mecânicas. O trabalho excessivo do tendão pode acarretar inflamações tanto nele como nas bainhas tendíneas associadas à tendinite, a qual é frequentemente acompanhada por necrose fibrinoide e degeneração mixomatosa (uma condição na qual ocorre acúmulo de muco no tecido conjuntivo).

Causas da lesão

Trabalho intenso ou extenuante envolvendo os tendões do punho ou da mão. Ausência de tempo de recuperação adequado entre desempenhos atléticos. Temperaturas baixas ou vibração constante na mão.

Sinais e sintomas

Sensibilidade. Inflamação. Sensação de estalo ou rangido sob a pele (crepitação).

Complicações caso negligenciada

Caso a atividade esportiva continue apesar da presença da tendinite, a condição pode se tornar crônica, podendo ocorrer dano permanente à estrutura dos tendões.

Tratamento imediato

Fármacos anti-inflamatórios. Gelo durante as primeiras 24 a 48 horas após o início da condição.

Reabilitação e prevenção

Após o repouso e as medidas para reduzir a inflamação, exercícios de fortalecimento e alongamento direcionados aos tendões acometidos podem ser praticados contanto que a dor tenha desaparecido. Evitar o estresse repetitivo aos tendões e garantir períodos de recuperação adequados após atividades físicas que envolvam o punho e as mãos pode ajudar a prevenir a recorrência da condição.

Prognóstico a longo prazo

O cuidado adequado da tendinite geralmente resulta em redução da inflamação, alívio da dor e recuperação total do movimento, embora a condição possa se tornar crônica, sobretudo em atletas de elite, cuja programação exige excesso de estresse repetitivo dos tendões.

Lesões dos punhos e antebraços 7

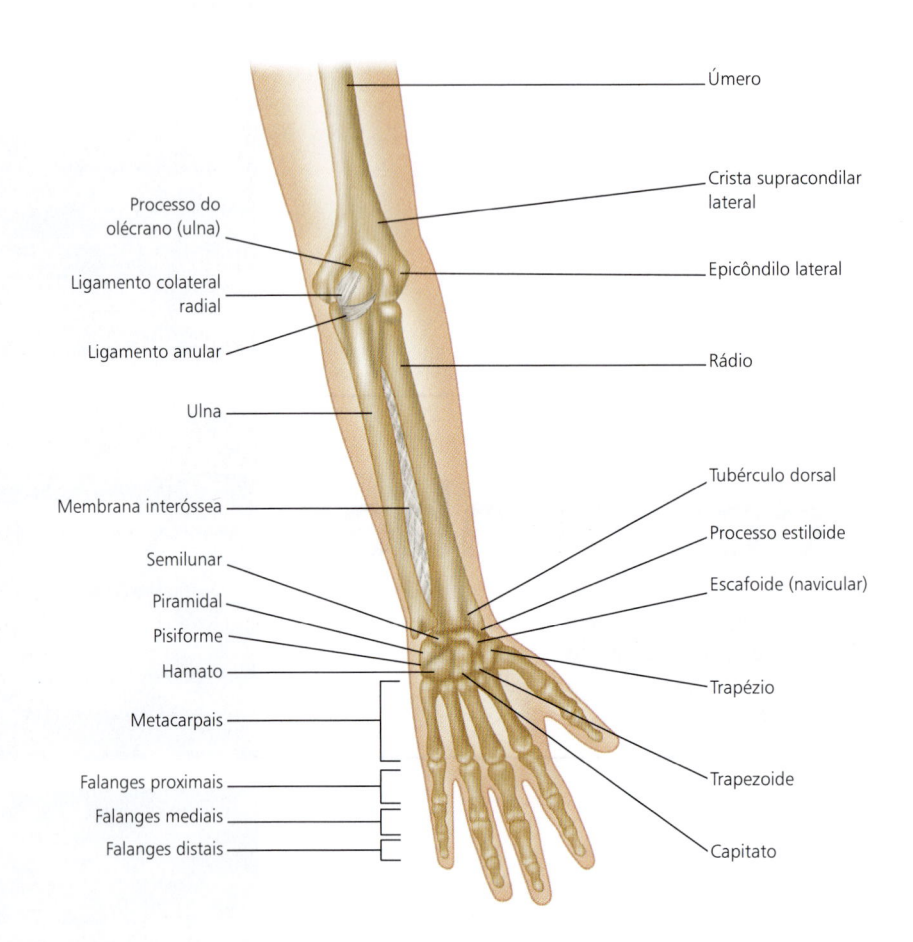

Figura 7.1: Ossos do antebraço e mão direitos, vista posterior.

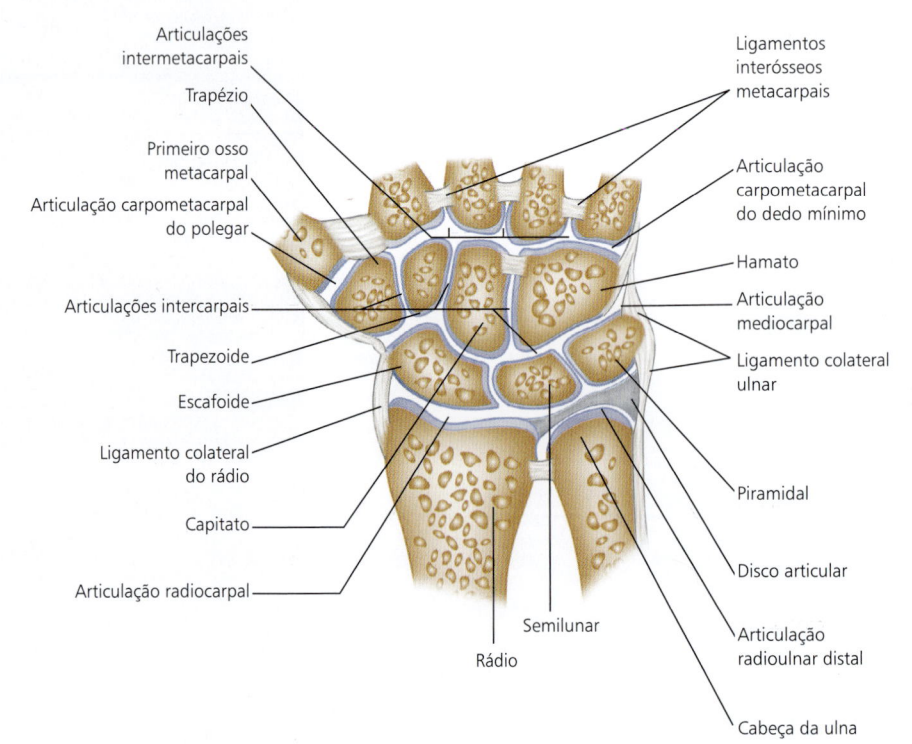

Figura 7.1a: Articulações do punho e da mão, vista coronal.

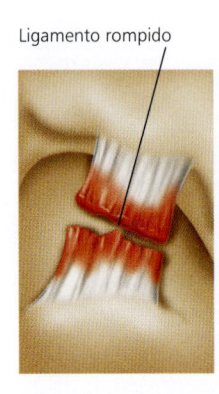

Entorse do punho

025: Fraturas do punho e antebraço

Breve resumo da lesão

Quando o atleta sofre uma queda sobre o punho estendido, pode ocorrer fratura do punho ou dos ossos do antebraço. Esportes vulneráveis a tais lesões incluem corrida, ciclismo, patinação, patinação no gelo e outras atividades em que a mão estendida possa ser utilizada para amortecer a queda.

Anatomia e fisiologia

O punho é composto pelas articulações radiocarpal e intercarpal. Entretanto, a maior parte dos movimentos do punho ocorre na articulação radiocarpal, uma articulação elipsoide. As superfícies distais do rádio e do disco articular articulam-se com a fileira proximal dos ossos do carpo: escafoide, semilunar e piramidal. Os movimentos do punho são realizados em combinação com as articulações intercarpais, as quais são uma série de articulações planas dispostas entre duas fileiras de ossos carpais (articulação mediocarpal) e entre cada osso das fileiras carpais proximal e distal. A articulação radioulnar distal localiza-se imediatamente adjacente à articulação radiocarpal. Um disco cartilaginoso separa a ulna e o rádio distais dos ossos semilunar e piramidal. As fraturas do punho afetam um ou mais desses ossos. As mais comuns incluem a fratura de Colles, que ocorre próxima à extremidade do rádio, e a fratura escafoide, que envolve o escafoide, um pequeno osso localizado no punho (na área próxima ao polegar) que se articula com o rádio.

Causas da lesão

Queda sobre o punho estendido. Golpe no punho. Giro excessivo do punho.

Sinais e sintomas

Deformidade do punho. Dor e inchaço. Limitação do movimento no polegar ou no punho.

Complicações caso negligenciada

De modo geral, as fraturas do punho se consolidam naturalmente, embora possam surgir complicações na fratura negligenciada, o que acarreta limitações no movimento do punho e da rotação, ou seja, pronação e supinação do antebraço. Pode ocorrer também artrose após fraturas não tratadas. Fraturas do escafoide mal diagnosticadas ou não tratadas correm o risco de apresentarem pseudoartrose ou consolidação viciosa.

Tratamento imediato

Colocar bolsa de gelo sobre o punho para reduzir o inchaço. Elevar o punho ou antebraço fraturado e imobilizá-lo em uma tala gessada.

Reabilitação e prevenção

Imobilização com uma tala de gesso rígida geralmente é necessária para essas fraturas a fim de obter consolidação adequada. É feito o acompanhamento da fratura, com uma sequência de raio x para avaliar sua evolução. Quando for necessário realizar cirurgia, fios ou parafusos podem ser utilizados para unir os ossos fraturados.

Prognóstico a longo prazo

O prognóstico no caso de fraturas do rádio ou ulna depende dos padrões da fratura. Fraturas abertas (em que a pele é rompida) tendem a apresentar resultados menos favoráveis. A maior parte das fraturas do escafoide do punho consolida-se completamente, se forem imobilizadas logo após a lesão e mantidas no aparelho de gesso por 8 a 12 semanas.

026: Entorse do punho

Breve resumo da lesão

As entorses do punho envolvem lesão de seus ligamentos. São entorses de ocorrência comum quando a mão é estendida para amortecer a queda. Os ligamentos são necessários para a estabilização da mão e controle do movimento. As entorses do punho variam de moderadas a graves, e estas envolvem a laceração completa dos ligamentos e instabilidade da articulação. Essas lesões são encontradas em atletas de futebol americano, basquetebol, esqui, *snowboarding*, patinação no gelo e diversos outros esportes em que as mãos ficam vulneráveis.

Anatomia e fisiologia

Os oito ossos carpais do punho são conectados entre si por ligamentos (feixes fibrosos de tecido), o quais também conectam os ossos do punho ao rádio, à ulna e aos ossos metacarpais. A delicada coordenação desses ossos, necessária para o movimento adequado, é prejudicada quando um ou mais ligamentos são lesionados.

Causas da lesão

Envolver-se em esportes em que as quedas são comuns, por exemplo, patinação, *snowboarding*, ciclismo, futebol, futebol americano, beisebol e voleibol. Ausência de equipamento de proteção, incluindo protetores de punho. Fraqueza ou atrofia muscular.

Sinais e sintomas

Dor na movimentação do punho. Sensação de queimação ou formigamento do punho. Escoriação ou despigmentação da pele.

Complicações caso negligenciada

Entorses de punho, de grau moderado a grave, se negligenciadas podem levar a um déficit de movimento e de força no punho, bem como ao desenvolvimento de artrose na área da lesão.

Tratamento imediato

Programa de RGCEE imediatamente após a lesão. Imobilização do punho lesionado para restringir o movimento.

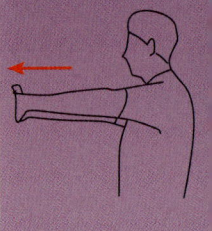

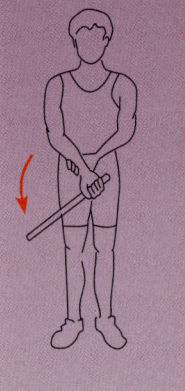

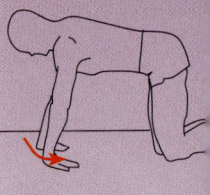

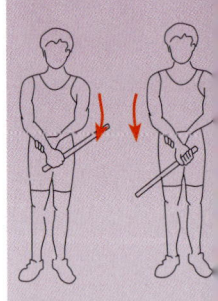

Reabilitação e prevenção

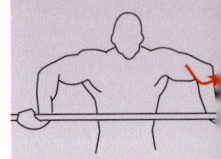

Exercícios para flexibilidade e amplitude de movimento podem ser indicados por um fisioterapeuta após a recuperação inicial das lesões dos ligamentos. Caso o ligamento tenha sofrido laceração completa ou se houver fratura além da entorse, pode ser necessária cirurgia. O uso de protetores para o punho e a concentração no equilíbrio durante o esporte podem auxiliar na prevenção dessa lesão.

Prognóstico a longo prazo

A maior parte das entorses de punho recupera-se completamente se forem instituídos um tratamento inicial correto e um tempo de cicatrização adequado.

027: Luxação do punho

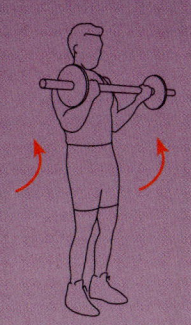

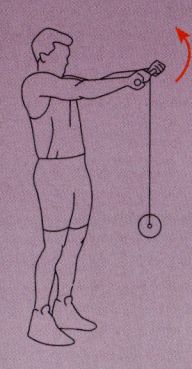

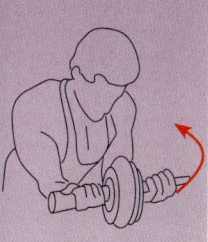

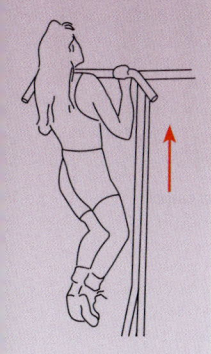

Breve resumo da lesão

A maior parte das luxações do punho envolve o osso semilunar, embora outros ossos também possam estar envolvidos. Quando o osso é luxado, ele não faz mais um contato adequado com os ossos vizinhos. A lesão acomete o tecido mole adjacente na região de luxação, incluindo músculos, nervos, tendões, ligamentos e vasos sanguíneos.

Anatomia e fisiologia

O punho consiste de várias articulações radiocarpais e intercarpais. Entretanto, a maior parte dos movimentos do punho ocorre na articulação radiocarpal, uma articulação elipsoide. A superfície distal do rádio e o disco articular articulam-se com a fileira proximal dos ossos do carpo, que são o escafoide, o semilunar e o piramidal. Os movimentos estão em combinação com as articulações intercarpais, as quais são uma série de articulações planas dispostas entre as duas fileiras de ossos do carpo (articulação mediocarpal) e em cada osso da fileira carpal proximal e distal. A articulação radioulnar distal está situada imediatamente adjacente à articulação radiocarpal. Um disco cartilaginoso separa a ulna e o rádio distais dos ossos semilunar e piramidal. Um complexo de ligamentos mantém esses ossos unidos e permite sua coordenação adequada. Os ligamentos dorsais do punho são mais fracos e apresentam maior probabilidade de estar envolvidos nas luxações.

Causas da lesão

Complicação de uma entorse grave no punho. Queda séria sobre a mão estendida. Anormalidade congênita, incluindo má formação de superfícies articulares.

Sinais e sintomas

Perda do movimento da mão e do punho. Dor forte no punho. Dormência ou paralisia abaixo do local da luxação, devida à lesão dos vasos sanguíneos ou nervos.

Complicações caso negligenciada

Os resultados para a luxação de punho negligenciada são imprevisíveis, com alguns casos de recuperação e restauração total do movimento. As complicações, entretanto, podem restringir o movimento do punho e produzir dor, rigidez articular, desconforto e comprometimento da flexibilidade e do movimento. Pode também desenvolver artrose na região lesionada.

Tratamento imediato

Imobilizar o punho e utilizar RGCEE.

Reabilitação e prevenção

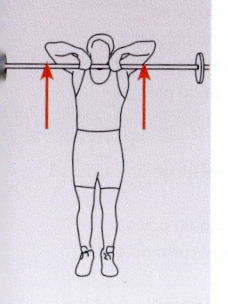

Os exercícios para alongar músculos e ligamentos do punho irão auxiliar na prevenção da recorrência da lesão. Proteger o punho com luvas durante a atividade esportiva e utilizar protetores de punho ou esparadrapo também pode oferecer alguma prevenção contra as luxações nessa estrutura.

Prognóstico a longo prazo

O prognóstico depende da gravidade da luxação e das complicações presentes, incluindo fratura. O tratamento precoce adequado e a reabilitação apropriada promovem uma recuperação completa na maior parte dos casos.

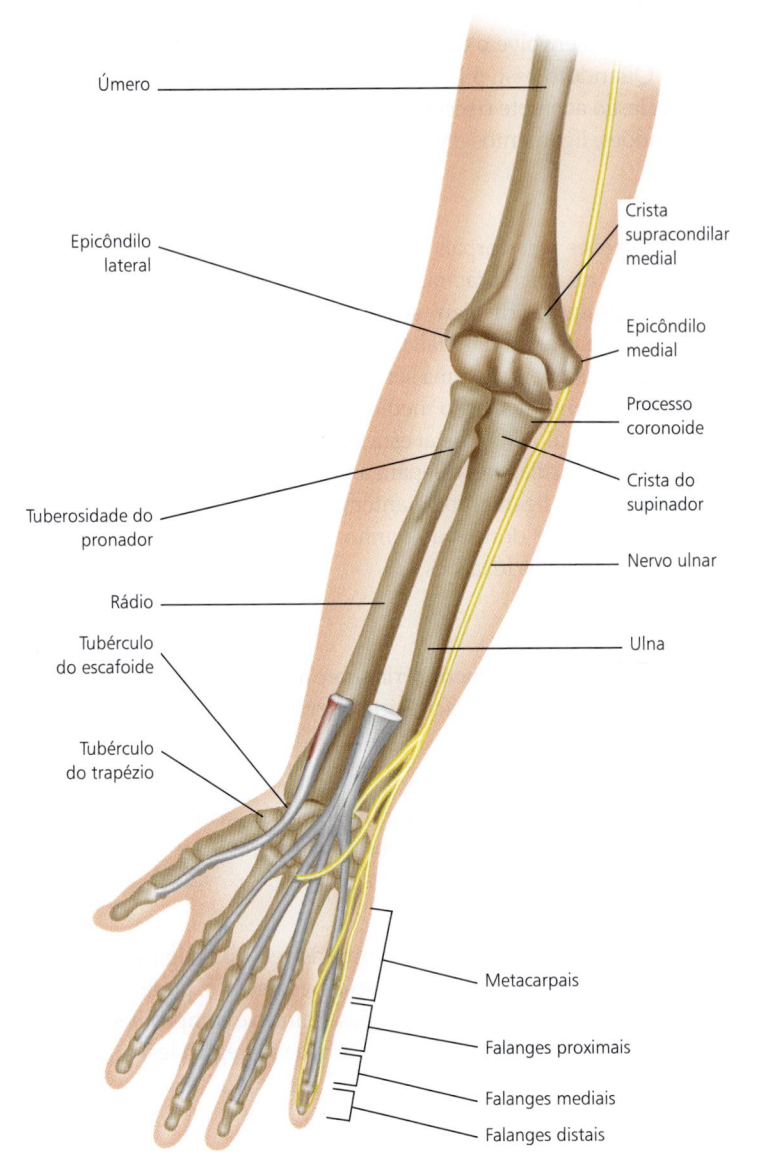

LESÕES DOS PUNHOS E ANTEBRAÇOS

Figura 7.2: Síndrome do túnel ulnar, vista anterior.

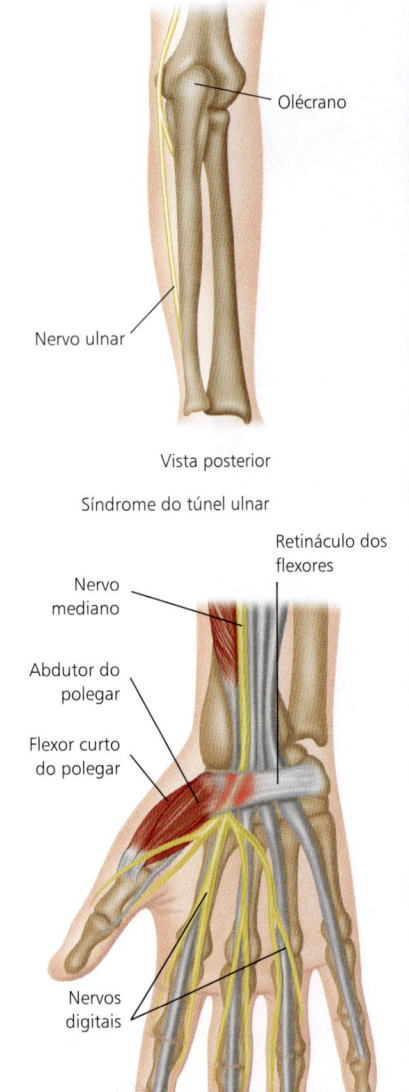

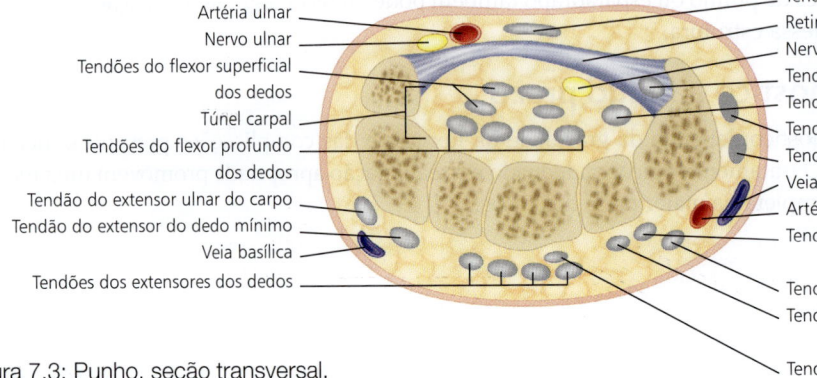

Figura 7.3: Punho, seção transversal.

028: Síndrome do túnel do carpo

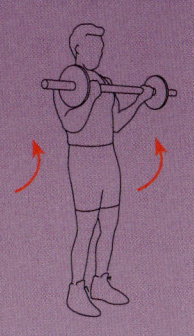

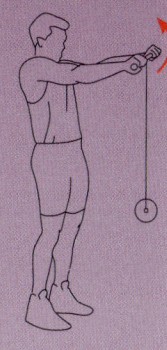

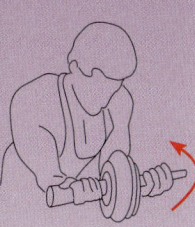

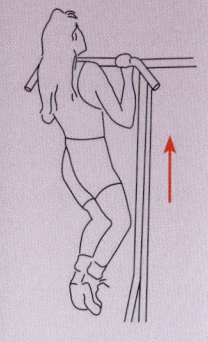

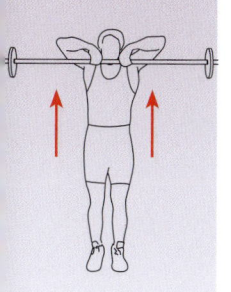

Breve resumo da lesão

A síndrome do túnel do carpo (STC) é uma enfermidade progressiva causada por traumatismo direto ou uso excessivo e repetitivo, que resulta em compressão do nervo mediano no punho. A condição é três vezes mais provável de acometer mulheres, principalmente devido a tarefas ocupacionais como, por exemplo, trabalho com teclado.

Anatomia e fisiologia

O túnel do carpo é uma estrutura rígida e estreita composta de ligamento e osso na base da mão. Esse nervo percorre do antebraço à mão e transmite as sensações da face palmar do polegar e dos dedos, assim como impulsos nervosos para os músculos pequenos da mão envolvidos nos movimentos. O túnel circunda o nervo mediano (que penetra na mão entre os ossos carpais) e os tendões. Um estreitamento do túnel pode ocorrer como resultado de irritação ou inflamação dos tendões, levando à pressão e compressão do nervo mediano, o que causa dor, fraqueza ou dormência na mão, que gradualmente irradia para a porção superior do braço. A condição pertence ao grupo das neuropatias por encarceramento – afecções envolvendo compressão ou traumatismo de nervos periféricos.

Causas da lesão

Atividades esportivas que envolvam flexão e extensão repetitivas do punho, como ciclismo, esportes de lançamento, atividades que usam raquetes e ginástica olímpica. Predisposição congênita. Traumatismo ou lesão incluindo fratura ou entorse. Tarefas ocupacionais.

Sinais e sintomas

Queimação, dormência ou prurido na palma da mão e nos dedos. Sensação de inchaço nos dedos e no punho. Diminuição na força de preensão da mão. Dor que pode despertar o indivíduo durante a noite.

Complicações caso negligenciada

Se negligenciada, a síndrome do túnel do carpo pode levar à diminuição ou à ausência de sensação em alguns dedos e fraqueza permanente do polegar, à medida que os seus músculos se atrofiam. A sensação adequada para temperaturas quente e fria também pode ser reduzida em casos negligenciados de STC.

Tratamento imediato

Cessar a atividade de estresse repetitivo que causa a condição. Imobilizar o punho com bandagens ou talas para prevenir continuação da irritação.

Reabilitação e prevenção

Interromper o esporte ou a atividade repetitiva, repouso e tempo de reabilitação após o diagnóstico da síndrome do túnel do carpo é essencial. Uma tala pode ser utilizada para estabilizar a mão lesionada. Liberar a tensão do punho e da mão durante esportes e exercícios periódicos para manter a mobilidade e retardar a rigidez nas mãos pode auxiliar na prevenção da STC.

Prognóstico a longo prazo

A recorrência da síndrome do túnel do carpo após o tratamento é rara (exceto em casos de enfermidade subjacente, diabetes, distúrbios endócrinos etc.). A maior parte dos pacientes atendidos de modo adequado se recupera da lesão completamente.

029: Síndrome do túnel ulnar

Breve resumo da lesão

Um dos três principais nervos responsáveis pela função motora e sensitiva da mão, o nervo ulnar, percorre todo o interior do antebraço, descendo até a parte lateral ou ulnar distal. Nesse ponto, o nervo ulnar se irradia por toda a palma da mão e para os dedos mínimo e anular. A pressão sobre esse nervo pode resultar em dor, perda de sensibilidade e fraqueza muscular na mão.

Anatomia e fisiologia

O úmero da porção superior do braço apresenta três pontos ósseos, frequentemente associados a lesões por esforço repetitivo. Dois desses pontos estão envolvidos na síndrome do túnel ulnar no cotovelo, ou seja, entre o olécrano e o epicôndilo medial no cotovelo. O espaço entre essas protuberâncias ósseas é conhecido como túnel ulnar, ou túnel cubital. O nervo ulnar, que atua sobre o músculo adutor, o qual, por sua vez, traciona o polegar em direção à palma da mão, também controla os pequenos músculos intrínsecos da mão. O nervo passa pelo túnel ulnar no cotovelo, percorrendo a seguir o antebraço e o interior da mão. É um dos três principais nervos do braço, os outros são o radial e o mediano.

Causas da lesão

Uso excessivo dos músculos e tendões do antebraço, especialmente no golfe e em esportes que envolvem arremessos. Crescimento anormal no punho, como um cisto. Traumatismo repentino ao nervo ulnar no interior do túnel ulnar.

Sinais e sintomas

Fraqueza e aumento da dormência na região lateral do dedo mínimo da mão. Dificuldade em apanhar e segurar objetos. Formigamento ao longo da porção lateral do antebraço, especialmente quando o cotovelo é flexionado.

Complicações caso negligenciada

Sem tratamento adequado, a síndrome do túnel ulnar pode acarretar uma lesão permanente do nervo, além de enfraquecimento e dormência crônicos devidos à redução do suprimento sanguíneo ao nervo ulnar quando o cotovelo é flexionado.

Tratamento imediato

Interromper a atividade que está causando pressão sobre o nervo ulnar e evitar manter o cotovelo em uma posição flexionada. Imobilização com tala, especialmente à noite, para manter o braço reto.

Reabilitação e prevenção

No caso de síndrome do túnel ulnar devida a um crescimento anormal de, por exemplo, um cisto, pode ser necessária cirurgia para removê-lo. Quando o estresse ou exercício repetitivo promove inflamação do nervo ulnar, deve ser feita fisioterapia, incluindo exercícios de fortalecimento, a qual acarretará melhora em 4 a 6 semanas. Imobilização com tala pode ser utilizada para reduzir os sintomas à noite.

Prognóstico a longo prazo

Nos casos em que a síndrome do túnel ulnar recebe atenção imediata e adequada, o prognóstico para recuperação total é bom. Contudo, lesão e déficit do nervo podem ocorrer caso a condição persista sem cuidados.

Capítulo 7 – Lesões dos punhos e antebraços

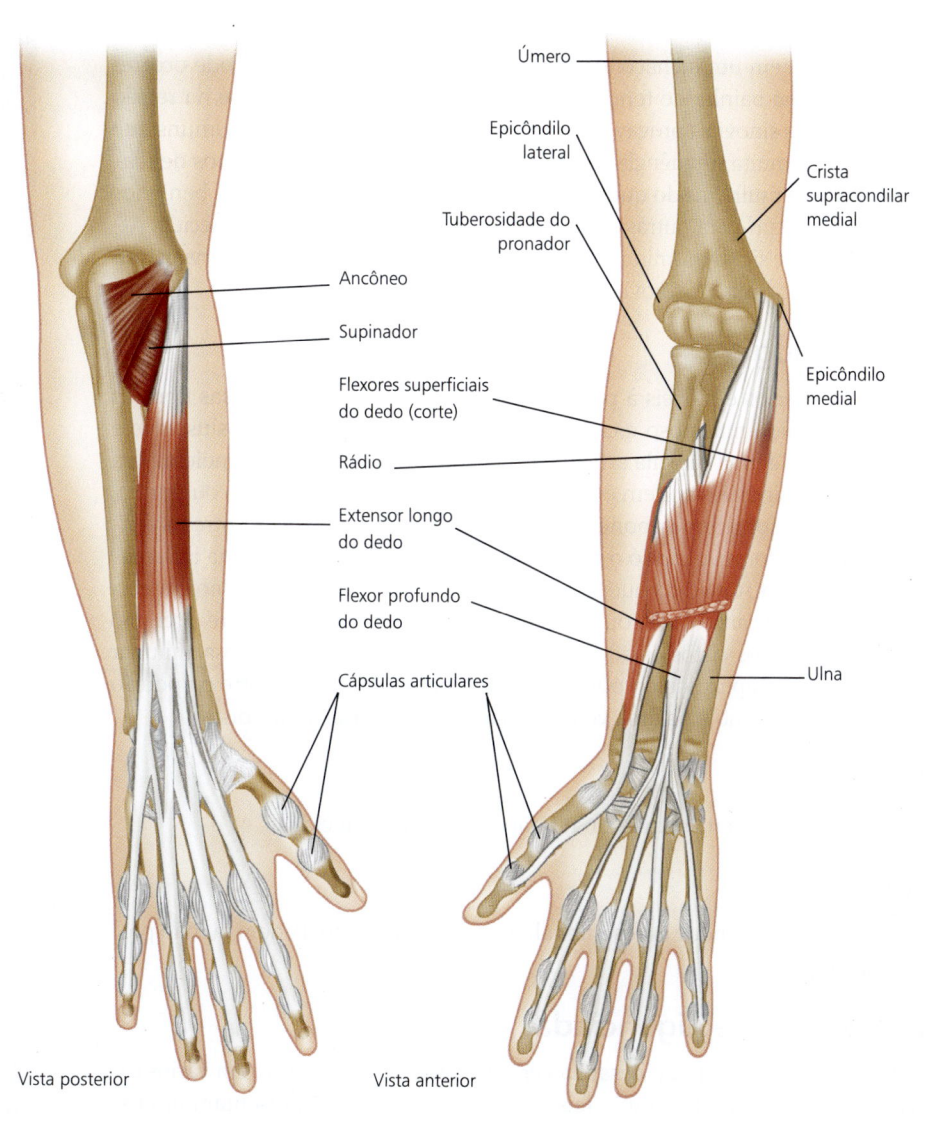

Úmero
Epicôndilo lateral
Crista supracondilar medial
Tuberosidade do pronador
Ancôneo
Supinador
Epicôndilo medial
Flexores superficiais do dedo (corte)
Rádio
Extensor longo do dedo
Flexor profundo do dedo
Ulna
Cápsulas articulares

Vista posterior   Vista anterior

Figura 7.4: Antebraço, punho e mão direitos.

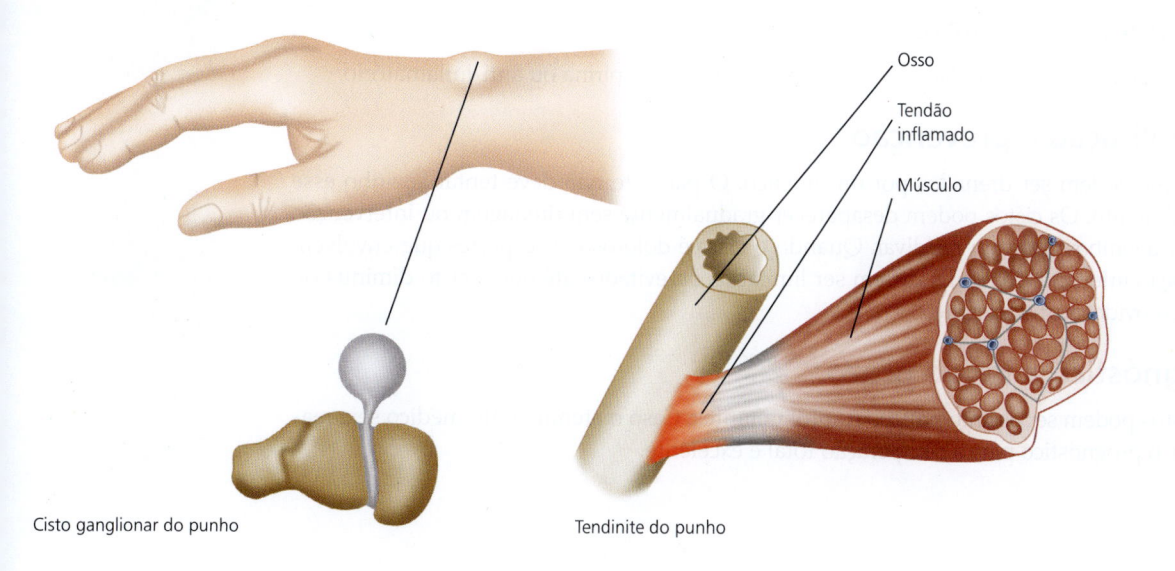

Osso
Tendão inflamado
Músculo

Cisto ganglionar do punho   Tendinite do punho

LESÕES DOS PUNHOS E ANTEBRAÇOS

030: Cisto sinovial do punho

Breve resumo da lesão
Um cisto sinovial consiste em um inchaço ou massa que se forma sob a pele. Pode ocorrer em qualquer articulação ou bainha de tendão, mas ocorre mais frequentemente na região dorsal do punho. Os cistos sinoviais provavelmente são as protuberâncias mais comuns que acometem as mãos. Com muita frequência, ocorrem em indivíduos de 25 a 45 anos de idade, e são mais comuns em mulheres do que em homens. Esses cistos são tumores benignos (portanto, não se disseminam para outras áreas do corpo), e sua causa é desconhecida. Algumas vezes, eles também são denominados cistos ganglionares ou hérnias sinoviais por causa de sua relação com cavidades sinoviais nas articulações.

Anatomia e fisiologia
Os cistos sinoviais são macios e móveis à palpação, sendo constituídos por bolsas fibrosas finas que contêm um líquido mucinoso e claro. Eles possuem uma parede transluscente e lisa, geralmente conectada a uma cápsula articular ou ligamento subjacente por meio de um fino pedúnculo. Os cistos sinoviais podem envolver qualquer articulação na mão ou punho, ocorrendo principalmente sobre uma aponeurose ou tendão, e são palpáveis entre os tendões extensores. O cisto se forma quando o tecido ao redor da articulação se torna inflamado e intumescido por líquido. À medida que isso ocorre, um cisto em forma de balão cresce a partir do tecido conjuntivo da articulação ou até mesmo da membrana que recobre o tendão adjacente. Frequentemente, os cistos estão associados com o ligamento escafossemilunar ou com a articulação escafotrapezoide do punho. A maior parte dos cistos ocorre na porção dorsal do punho, volar do punho e na área volar retinacular ou interfalângica distal.

Causas da lesão
Falha na cápsula articular. Falha na bainha do tendão. Traumatismo tecidual.

Sinais e sintomas
Área semelhante a um saco que pode apresentar alterações de tamanho. Podem ou não produzir dor. Fraqueza no punho.

Complicações caso negligenciada
A maior parte dos cistos sinoviais pode desaparecer sem tratamento, embora, em vários casos, ocorra recidiva com o passar do tempo. Tais cistos geralmente não apresentam um risco grave para a saúde, mesmo se não houver tratamento médico, embora a dor e a fraqueza possam persistir nesse caso.

Tratamento imediato
Colocar gelo três vezes ao dia caso o cisto provoque dor. Aspirina ou anti-inflamatório.

Reabilitação e prevenção
Os cistos podem ser drenados por um médico. O paciente não deve tentar sozinho esse procedimento. Os cistos podem desaparecer gradualmente sem drenagem ou intervenção cirúrgica, embora possam recidivar. Quando o cisto é doloroso, os esportes que envolvem utilização intensiva do punho devem ser limitados ou evitados até que o cisto diminua ou seja removido cirurgicamente.

Prognóstico a longo prazo
Os cistos podem ser assintomáticos e autolimitantes. Caso o atendimento médico seja realizado, o prognóstico para a recuperação total é excelente.

031: Tendinite do punho

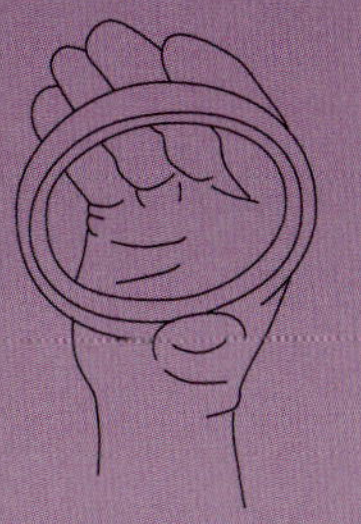

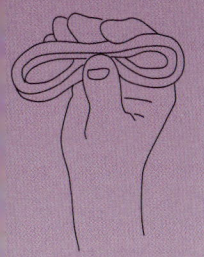

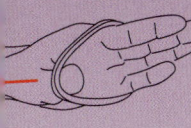

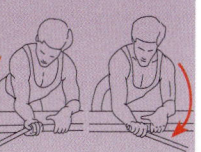

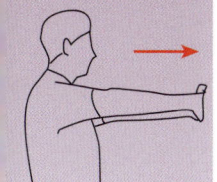

Breve resumo da lesão
A tendinite do punho ocorre devido à irritação ou inflamação de um ou mais tendões que envolvem a articulação do punho. Tende a ocorrer em áreas onde os tendões se cruzam ou passam sobre uma estrutura óssea subjacente e acomete indivíduos envolvidos em treinamentos repetitivos e extenuantes.

Anatomia e fisiologia
A articulação do punho é formada na extremidade proximal pelas superfícies distais do rádio e da ulna e um disco de fibrocartilagem, e, na extremidade distal, pelos ossos escafoide, semilunar e piramidal. O punho auxilia na orientação e sustentação da mão. Os tendões do punho são envolvidos por estruturas denominadas bainhas sinoviais, as quais permitem que ocorra deslizamento livre de atrito nos tendões no punho. Inchaço, irritação e inflamação da bainha sinovial causam um espessamento da bainha que limita o movimento adequado dos tendões, resultando em dor e em uma enfermidade relacionada conhecida como tenossinovite. A maior parte das tendinites de punho ocorre quando o tendão passa através de túneis estreitos. Os quatro locais comuns de tendinite são o primeiro compartimento dorsal (tendinite de De Quervain), tendões flexores digitais (dedo em gatilho), tendinite do flexor carporradial e epicondilite lateral, esta última associada ao cotovelo de tenista. O abdutor longo do polegar e o extensor curto do polegar também são acometidos com frequência.

Causas da lesão
Esportes envolvendo a utilização excessiva do punho, incluindo todos os esportes com bola, raquete, remo, levantamento de peso, ginástica olímpica etc. Estresse repetitivo por digitação. Outra forma de utilização excessiva do punho é comum em mães que amamentam.

Sinais e sintomas
Dor no punho, particularmente na articulação. Inflamação na região do(s) tendão(ões) acometido(s). Mobilidade limitada no punho acometido.

Complicações caso negligenciada
Se a atividade causadora da tendinite for continuada e a condição negligenciada, a inflamação e a dor associada podem piorar. A condição também pode levar ao enfraquecimento permanente do(s) tendão(ões).

Tratamento imediato
Imobilizar o punho e utilizar RGCEE. Anti-inflamatório.

Reabilitação e prevenção
Frequentemente, o médico irá utilizar uma tala para prevenir o movimento do punho acometido. Em eventos atléticos, a tendinite algumas vezes resulta de técnicas inapropriadas. A melhor terapia para tendinite é restringir ou descontinuar temporariamente a atividade que causa a inflamação do tendão.

Prognóstico a longo prazo
A maior parte dos atletas se recupera totalmente da tendinite, quando o punho acometido é submetido a um tratamento adequado da inflamação.

Lesões do cotovelo

8

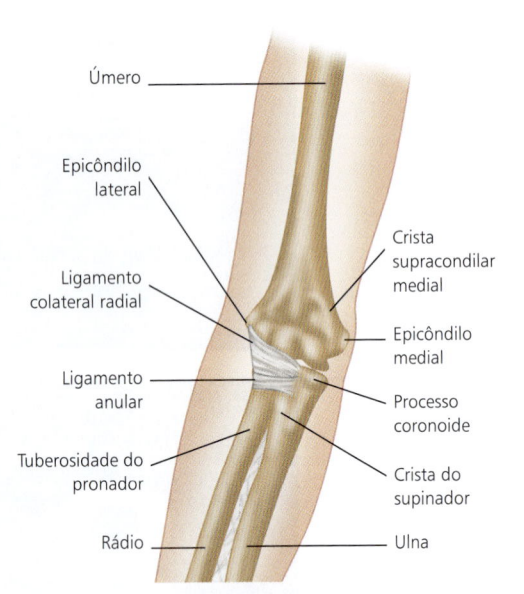

Figura 8.1: Articulação do cotovelo, vista anterior.

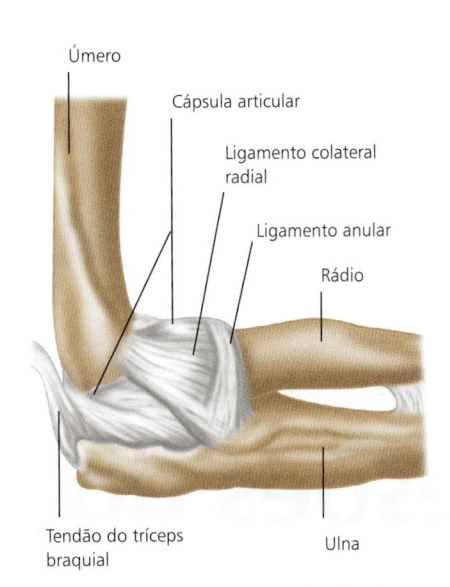

Figura 8.2: Articulação do cotovelo, braço direito, vista lateral.

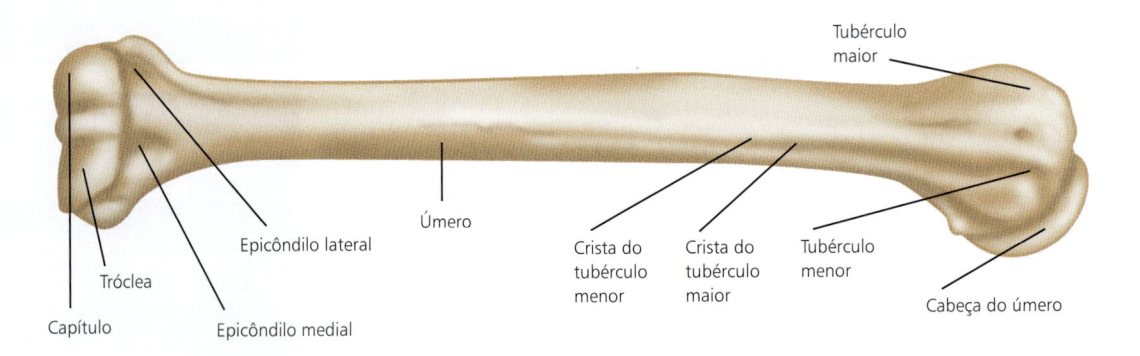

Figura 8.3: Úmero direito, vista anterior.

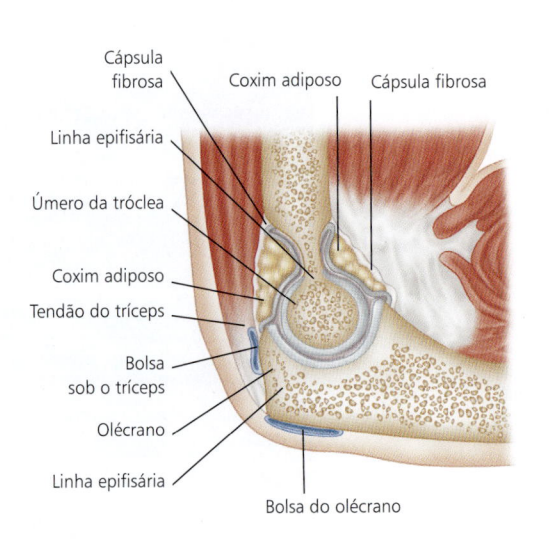

Figura 8.4: Articulação do cotovelo, braço direito, vista mediossagital.

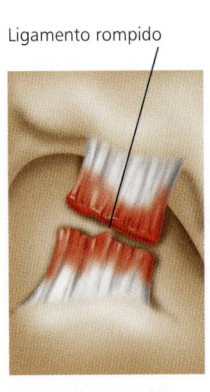

Entorse do cotovelo

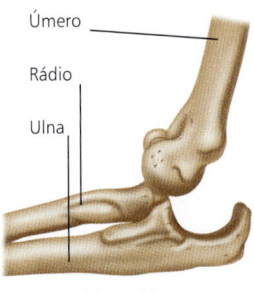

Luxação do cotovelo

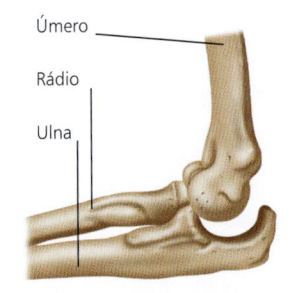

Subluxação do cotovelo

032: Fraturas do cotovelo

Exercícios de reabilitação

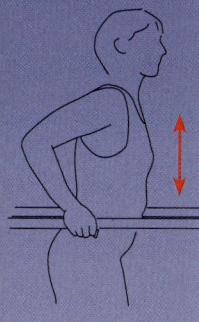

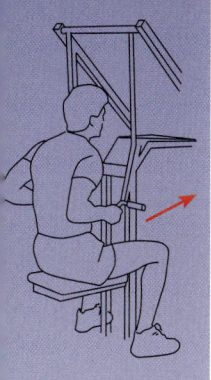

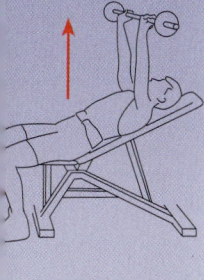

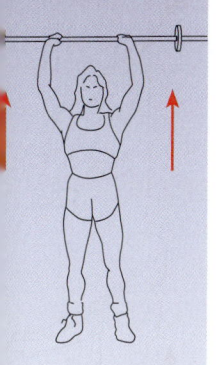

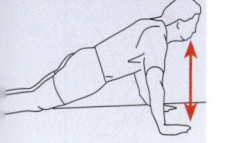

Breve resumo da lesão

A fratura de cotovelo é uma quebra envolvendo qualquer um dos três ossos do braço que trabalham juntos para formar a articulação do cotovelo. Tais fraturas podem ocorrer como resultado de uma força abrupta contra o cotovelo durante atletismo ou proveniente de uma queda sobre o cotovelo. Esta lesão é comum em muitos esportes, especialmente em esportes de contato, como futebol americano. As fraturas podem ser classificadas como fraturas umerais distais, fraturas radiais e fraturas ulnares. As fraturas da cabeça radial são as mais comuns.

Anatomia e fisiologia

O cotovelo é uma articulação em dobradiça constituída de três ossos, o osso da porção superior do braço, ou úmero, e os dois ossos do antebraço, a ulna e o rádio. Dos ossos do antebraço, a ulna é a mais medial (estando no lado do dedo mínimo) e também o maior. Na extremidade distal do úmero, estão a tróclea e o capítulo, que formam parte da articulação do cotovelo com o rádio e ulna. O ligamento anular liga a cabeça do rádio à ulna, formando a articulação radioulnar proximal.

Causas da lesão

Traumatismo direto sobre o cotovelo, como durante uma queda. Torção grave do cotovelo além de sua amplitude de movimento normal.

Sinais e sintomas

Inchaço e dor na região do cotovelo. Deformidade do cotovelo devida à fratura óssea. Perda da mobilidade do braço.

Complicações caso negligenciada

Sem tratamento, os ossos fraturados do cotovelo podem deixar de consolidar adequadamente e perdem seu alinhamento, consolidando a fratura de forma desalinhada. Em longo prazo, isso pode acarretar um déficit na movimentação e na força do braço, aumentando a vulnerabilidade à recorrência da lesão e à deformidade do cotovelo.

Tratamento imediato

Colocar gelo imediatamente na área inchada. Imobilizar o braço com uma tala ou uma tipoia antes de buscar atendimento de urgência.

Reabilitação e prevenção

As fraturas do cotovelo ocorrem devidas a traumatismo súbito e acidental e são frequentemente difíceis de serem prevenidas. Evitar atividades atléticas nos períodos de extrema fadiga e proteger o cotovelo com acolchoamento durante o atletismo são atitudes prudentes. Além disso, o consumo de cálcio e a realização de exercícios para o fortalecimento ósseo podem ajudar a evitar fraturas.

Prognóstico a longo prazo

Prognósticos a longo prazo para fraturas do cotovelo variam dependendo da natureza e da gravidade da fratura, bem como da idade e do histórico médico do atleta lesionado. É possível que ocorram infecções, rigidez da articulação do cotovelo, não união ou consolidação viciosa com desvios. No caso de fraturas do cotovelo menos graves, pode-se esperar uma recuperação completa, embora o processo de consolidação frequentemente requeira vários meses.

LESÕES DO COTOVELO

033: Entorse do cotovelo

Breve resumo da lesão

Ligamentos são compostos por feixes de tecido resistente que conectam ossos e cruzam as articulações, a fim de estabilizá-las. Uma entorse envolve o alongamento ou a laceração dos ligamentos da articulação. Muitos esportes podem causar entorses do cotovelo, especialmente aqueles que envolvem arremesso, e frequentemente comprometem o ligamento colateral medial. Entorses de cotovelo também são comuns em ginastas.

Anatomia e fisiologia

O cotovelo contém vários ligamentos importantes, sendo o ligamento colateral ulnar (medial) e o ligamento colateral radial (lateral) os mais importantes. O ligamento colateral ulnar (medial) é composto por três fortes feixes que reforçam o lado medial da cápsula. O ligamento colateral radial (lateral) é um ligamento triangular forte que reforça a porção lateral da cápsula. Esses ligamentos conectam o úmero à ulna e atuam juntos para estabilizar o cotovelo. Além disso, o ligamento anular envolve a cabeça do rádio e o mantém firme contra a ulna.

Causas da lesão

Rotação repentina e anormal do membro superior. Queda sobre ele. Deficiência na resistência dos ligamentos e na força dos músculos desse membro.

Sinais e sintomas

Dor, sensibilidade e inchaço na área da articulação do cotovelo. Hematoma ao redor do cotovelo. Amplitude de movimento limitada no braço.

Complicações caso negligenciada

Entorses, especialmente quando são graves, podem acarretar sintomas dolorosos ou incapacitantes, incluindo instabilidade e fraqueza no cotovelo, amplitude de movimento limitada e, ocasionalmente, osteoartrite.

Tratamento imediato

Programa RGCEE para reduzir a inflamação e tratar a dor. Imobilizar o cotovelo lesionado com uma tala ou uma tipoia.

Reabilitação e prevenção

Utilizar técnica esportiva adequada, evitar exercícios durante períodos de fadiga e usar equipamentos esportivos de proteção, como acolchoamento, são precauções que podem reduzir o risco de entorses do cotovelo. Após a cicatrização da lesão, exercícios para amplitude de movimento e retorno gradual à atividade ajudam a restaurar os movimentos do cotovelo. Geralmente, um enfaixamento do cotovelo pode ser feito a fim de prevenir a recorrência repentina, mas apenas durante algum tempo.

Prognóstico a longo prazo

Dependendo da gravidade da lesão e da saúde do paciente, entorses menores cicatrizam-se sem complicações futuras. Atletas mais velhos ou que tenham sofrido uma entorse grave podem apresentar alguma limitação de movimento e dor associadas à artrose do cotovelo.

034: Luxação do cotovelo

Exercícios de reabilitação

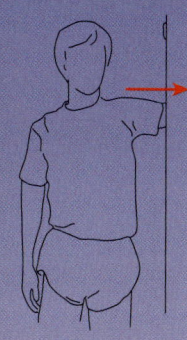

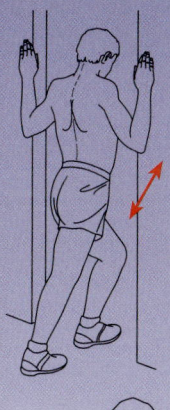

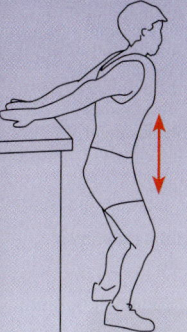

Breve resumo da lesão

A luxação do cotovelo ocorre quando o osso do braço ou úmero desloca-se para fora do lugar dos dois ossos do antebraço, a ulna e o rádio. Os três ossos se encontram na articulação do cotovelo, que é deslocada na luxação do cotovelo. Tipicamente, a lesão produz dor considerável, inchaços e perda de movimento no braço lesionado. Esportes de contato possuem maior propensão a tais lesões. Fraturas, bem como lesões às artérias e nervos, algumas vezes acompanham a luxação. Uma luxação parcial é denominada subluxação.

Anatomia e fisiologia

O cotovelo permite movimento de flexão e extensão, bem como possibilita a pronação e a supinação do antebraço, fornecendo uma grande amplitude de movimento. É necessária uma força considerável para luxar a articulação em dobradiça do cotovelo. O úmero e a ulna geralmente são estáveis e encontram-se reforçados por ligamentos, principalmente pelo ligamento colateral ulnar (medial), que é composto por três fortes faixas (oblíqua anterior, oblíqua posterior e transversa) que reforçam o lado medial da cápsula. O ligamento colateral radial (lateral) é um ligamento triangular forte que reforça a porção lateral da cápsula. Esses ligamentos conectam o úmero à ulna e atuam juntos para estabilizar o cotovelo.

Causas da lesão

Golpe ou outro traumatismo no cotovelo. Queda sobre o braço estendido. Contato violento entre o cotovelo e outro atleta ou objeto.

Sinais e sintomas

Dor forte no cotovelo, inchaço e perda de movimento do braço. Perda de sensibilidade na mão após uma lesão aguda no cotovelo. Lesão de nervo ou artéria após o traumatismo do cotovelo.

Complicações caso negligenciada

Cicatrização inapropriada pode ocorrer quando uma luxação é deixada sem tratamento. Os resultados podem envolver lesões de nervo e artéria, osteoartrite, dor contínua no membro lesionado, perda do movimento completo e deformidade da articulação do cotovelo. Infecção da região luxada também é possível, especialmente quando uma fratura exposta está envolvida.

Tratamento imediato

Verificar presença de possível lesão arterial aferindo o pulso. Tratar a lesão com gelo e imobilizar o cotovelo com uma tala.

Reabilitação e prevenção

Gelo deve ser utilizado para reduzir a dor e o inchaço iniciais, enquanto um tratamento médico adequado é procurado. O cotovelo deve ser movimentado o menos possível e frequentemente elevado. Atenção adequada à técnica atlética e acolchoamento da região do cotovelo, sobretudo no caso de esportes de contato, como futebol americano, podem auxiliar na prevenção de tais lesões.

Prognóstico a longo prazo

Geralmente, luxações sem complicações em nervos ou artérias cicatrizam-se completamente quando recebem tratamento inicial apropriado e são tratadas com exercícios de reabilitação.

LESÕES DO COTOVELO

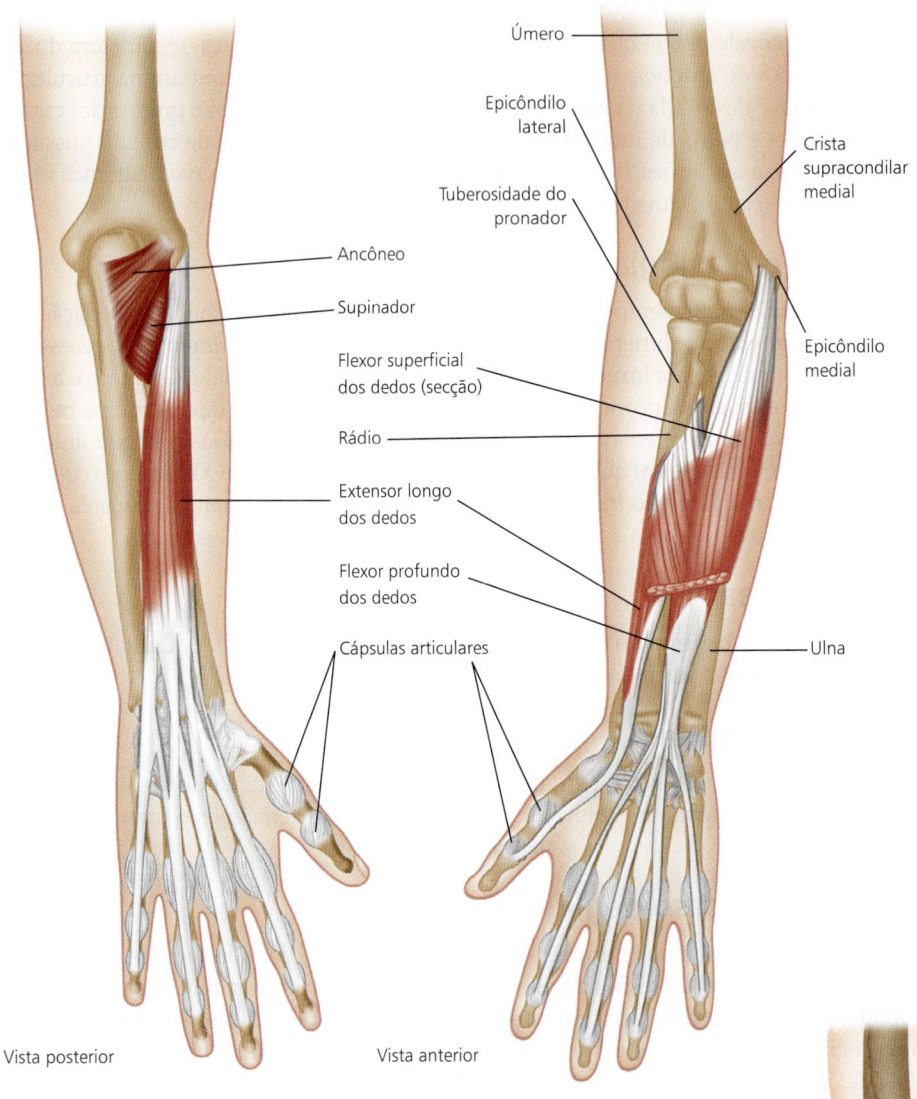

Figura 8.5: Ossos do antebraço e da mão direita, vista anterior.

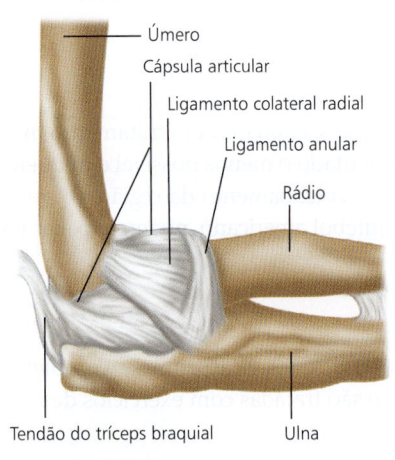

Figura 8.6: Articulação do cotovelo, braço direito, vista lateral.

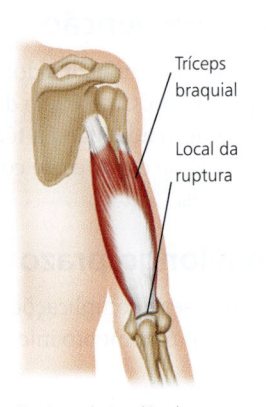

Ruptura do tendão do tríceps braquial

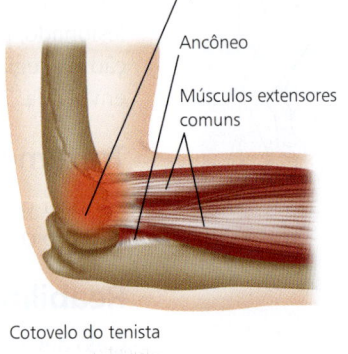

Cotovelo do tenista

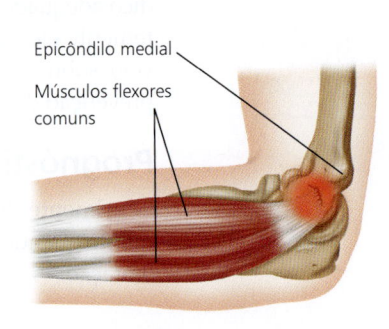

Cotovelo do golfista

035: Ruptura do tendão do tríceps braquial

Exercícios de reabilitação

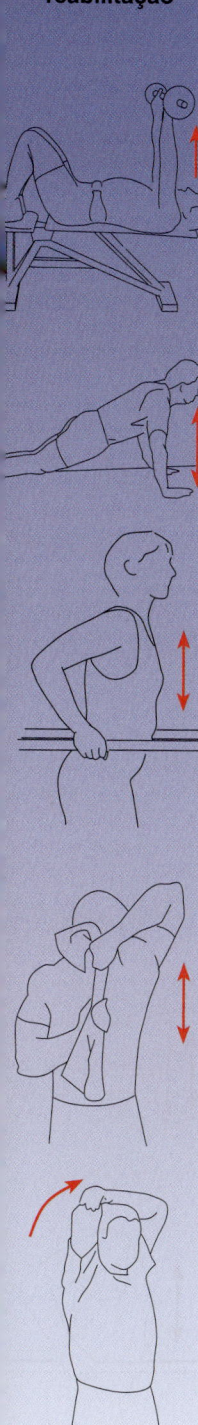

Breve resumo da lesão

O tendão do tríceps braquial está localizado na parte posterior do braço, inserindo-se na região posterior do cotovelo. Uma queda direta sobre a mão estendida pode romper esse tendão (o que é conhecido como avulsão do tendão), embora a lesão seja razoavelmente incomum. Levantadores de peso e linemen estão entre os atletas que correm mais risco de ruptura do tendão do tríceps, em virtude da aplicação excessiva de peso sobre ele.

Anatomia e fisiologia

O tendão do tríceps conecta a ulna ao músculo na porção posterior do braço, permitindo que o cotovelo se estenda com força durante certas atividades, por exemplo, flexões. O tendão começa na altura da porção média do tríceps e consiste em dois segmentos, um cobrindo o dorso da metade inferior do músculo, o outro, situado mais profundamente no interior do músculo. Os dois segmentos, ou lamelas, unem-se acima do cotovelo e se inserem no olécrano.

Causas da lesão

Queda sobre a mão estendida com o cotovelo em extensão média. Levantamento de peso excessivo. Problemas de saúde subjacentes, como hiperparatireoidismo ou diabetes melito.

Sinais e sintomas

Dor e inchaço na região do cotovelo. Mobilidade limitada do cotovelo. Retração muscular.

Complicações caso negligenciada

Geralmente, a lesão requer cirurgia para reparo. A falha no reparo do tendão do tríceps pode causar deficiência permanente do tendão, acarretando fraqueza muscular, dor contínua e perda de mobilidade do braço e da capacidade de sustentação de peso.

Tratamento imediato

Programa RGCEE para reduzir a inflamação e tratar a dor. Prevenir movimentos imobilizando a lesão com uma tala ou tipoia.

Reabilitação e prevenção

Após a cirurgia de reparo da ruptura do tendão, podem ser utilizados exercícios para aumentar a amplitude de movimento, a flexibilidade e a força do braço lesionado. Uma técnica adequada, especialmente no levantamento de peso ou musculação, é crucial para prevenir tais lesões. Acredita-se que a utilização de esteroides anabolizantes aumente o risco de rupturas de tendão.

Prognóstico a longo prazo

Com cirurgia logo após a ocorrência da lesão e com reabilitação adequada, rupturas do tendão do tríceps braquial geralmente cicatrizam por completo, embora, na avaliação a longo prazo, devam ser levadas em conta complicações devidas à ocorrência de fraturas simultâneas do úmero.

LESÕES DO COTOVELO

036: Cotovelo do tenista

Breve resumo da lesão

Cotovelo do tenista, também conhecido como epicondilite lateral, é a lesão por uso excessivo mais comum no cotovelo adulto e torna a região lateral do cotovelo dolorosa e sensível. A condição está relacionada ao uso excessivo de músculos inseridos no osso do cotovelo ou, com menos frequência, a traumatismo direto do cotovelo. Em geral, os músculos extensores da mão, que se inserem ao cotovelo, tornam-se distendidos devido ao uso excessivo, causando inflamação e dor.

Anatomia e fisiologia

Os tendões inseridos nos ossos do cotovelo podem ficar tensionados, causando irritação. O epicôndilo lateral é um local de inserção de músculos localizado na extremidade distal do úmero, próximo ao cotovelo. Vários músculos se ligam a esse ponto, incluindo o ancôneo e o supinador, envolvidos na rotação do antebraço para chegar à posição com a palma da mão para cima. Distensões ou o uso excessivo dos músculos extensores (que elevam o punho) também podem causar o cotovelo do tenista.

Causas da lesão

Uso excessivo dos músculos inseridos no cotovelo. Lesão direta no cotovelo. Artrite, reumatismo ou gota.

Sinais e sintomas

A parte lateral do cotovelo encontra-se dolorosa e sensível ao toque. O movimento do cotovelo é doloroso e ele está inflamado.

Complicações caso negligenciada

Em geral, o cotovelo do tenista é tratado sem cirurgia, embora o desconforto frequentemente piore caso a condição seja ignorada.

Tratamento imediato

Evitar atividades que causam estresse repetitivo no cotovelo. Programa RGCEE durante 48 a 72 horas após a lesão. Utilização de anti-inflamatórios e analgésicos.

Reabilitação e prevenção

Frequentemente, uma tala ou uma bandagem são utilizadas para imobilizar o cotovelo e prevenir o excesso de movimento. Atividades que envolvam estresse repetitivo no cotovelo ou nos músculos extensores do punho devem ser evitadas até que a condição melhore. Caso seja necessário tratamento cirúrgico, aconselha-se um período de repouso de seis semanas antes de iniciar exercícios de fortalecimento.

Prognóstico a longo prazo

Poucos pacientes que sofrem de cotovelo do tenista precisam de cirurgia e, da pequena porcentagem que necessita, entre 80 e 90% referem melhora acentuada da condição.

037: Cotovelo do golfista

Exercícios de reabilitação

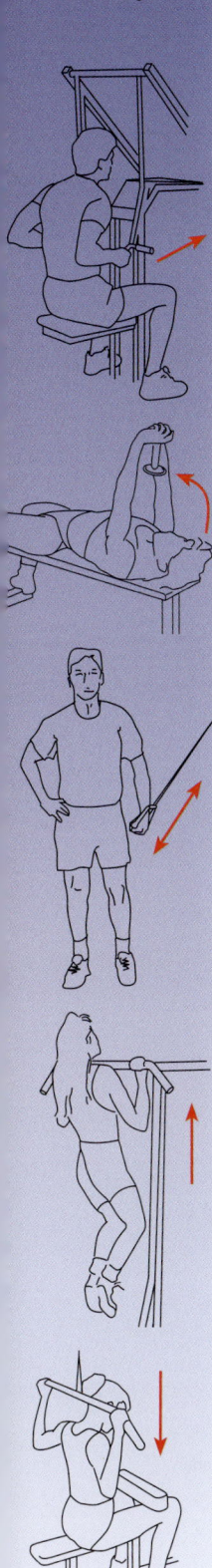

Breve resumo da lesão

O cotovelo do golfista, também conhecido como epicondilite medial, é uma forma de tendinite semelhante à do cotovelo do tenista. A prática de golfe é uma das muitas causas da patologia, que pode ser o resultado de qualquer atividade que leve ao uso excessivo dos músculos e tendões do antebraço. Enquanto a sensação dolorosa no cotovelo é semelhante à do cotovelo do tenista, no caso de cotovelo do golfista, a dor e a inflamação ocorrem na parte medial ou interna do cotovelo, em torno da proeminência óssea da articulação.

Anatomia e fisiologia

O epicôndilo medial é uma proeminência óssea localizada na região medial do cotovelo. É o ponto de inserção para os músculos utilizados para flexionar o punho. A flexão forçada e repetitiva dos dedos e do punho pode acarretar pequenas rupturas do músculo e do tendão nessa área. O movimento de lançamento da bola no golfe produz um enrijecimento nos músculos e tendões flexores que pode levar à epicondilite medial. Outras atividades também podem produzir essa lesão.

Causas da lesão

Traumatismo repentino ou golpe no cotovelo medial. Estresse repetitivo dos músculos e tendões flexores do punho. Estresse repetitivo sobre o braço durante a fase de aceleração do movimento de arremesso. Problemas de saúde subjacentes, incluindo lesões no pescoço, reumatismo, artrite ou gota.

Sinais e sintomas

Sensibilidade e dor à palpação no epicôndilo medial que piora quando o punho é flexionado. Dor resultante de elevação ou preensão de objetos. Dificuldade para estender o antebraço devida à inflamação.

Complicações caso negligenciada

Embora o cotovelo do golfista seja geralmente aliviado por repouso apropriado, quando a atividade estressante continua, pode-se provocar aumento da dor e desconforto. A condição raramente requer cirurgia e responde bem à reabilitação adequada. Caso seja necessária cirurgia, o tecido cicatricial é removido do cotovelo, no qual os tendões se fixam.

Tratamento imediato

Evitar as atividades que causam estresse repetitivo ao cotovelo. Programa RGCEE por 48 a 72 horas após a lesão. Utilização de anti-inflamatórios ou analgésicos.

Reabilitação e prevenção

No caso do golfe, a enfermidade pode ser reduzida quanto à gravidade ou evitada totalmente com atenção à técnica adequada e ao uso excessivo. O cotovelo do golfista é mais prevalente no início da temporada de golfe, quando os músculos e tendões ainda não estão suficientemente condicionados. Em geral, a reabilitação envolve a ausência de atividades dolorosas durante um tempo. A utilização de analgésicos para dor e anti-inflamatórios auxilia na redução dos sintomas. Após a cicatrização, exercícios com resistência podem ser realizados para aumentar a força.

Prognóstico a longo prazo

Os indivíduos que sofrem de cotovelo do golfista geralmente têm uma recuperação completa sem cirurgia ou cuidados médicos avançados, desde que o cotovelo lesionado seja poupado da atividade estressante.

LESÕES DO COTOVELO

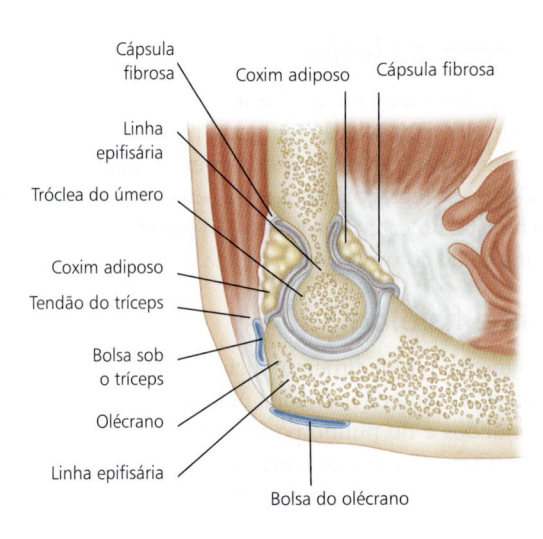

Figura 8.7: Articulação do cotovelo, braço direito, vista mediossagital.

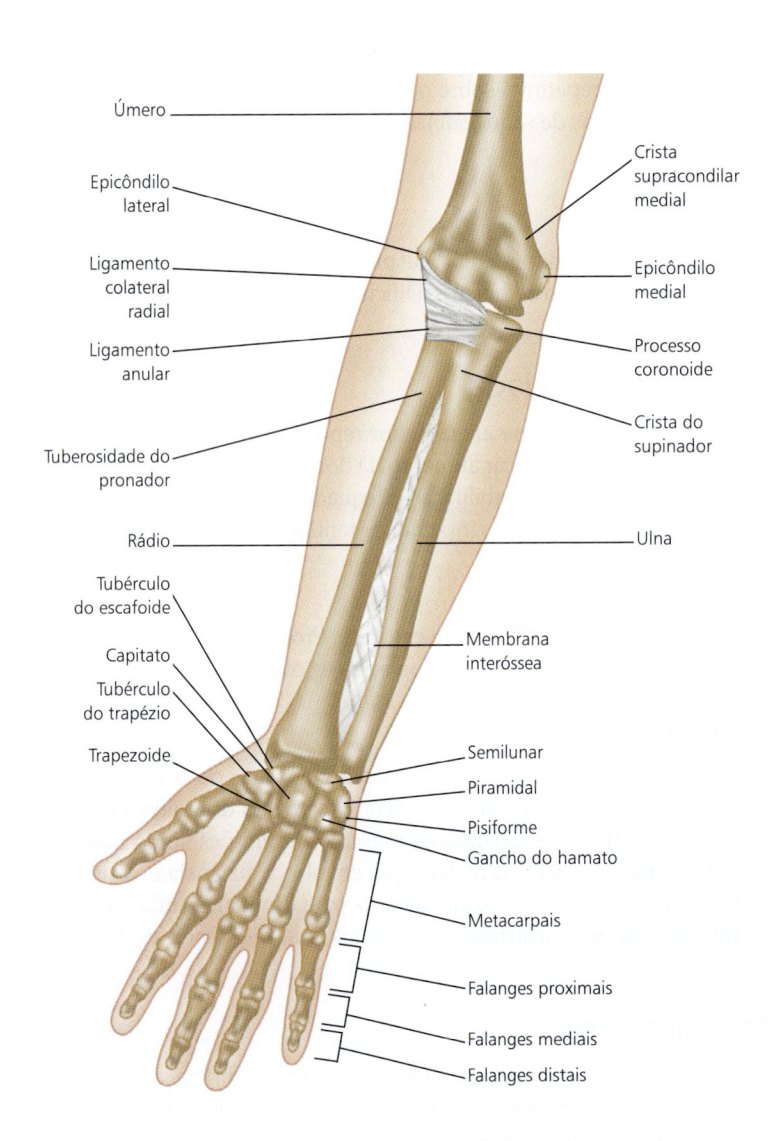

Figura 8.8: Ossos do antebraço e da mão direitos, vista anterior.

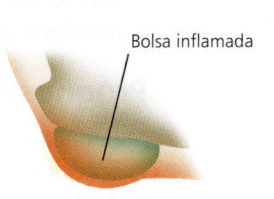

Bursite do cotovelo

038: Cotovelo de arremessador

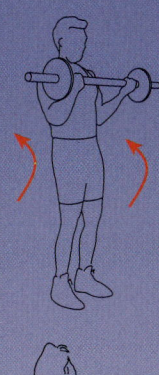

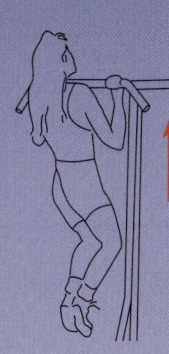

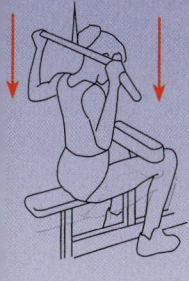

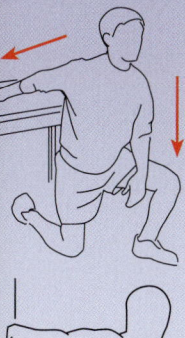

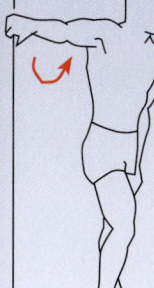

Breve resumo da lesão

Atletas envolvidos em esportes de arremesso são vulneráveis ao cotovelo de arremessador, que é resultado de um estresse grave ao cotovelo. O arremesso do beisebol é uma causa comum dessa condição, assim como o do tênis, do voleibol, de dardo e do críquete. A compressão das estruturas externas do cotovelo combinada à tensão das estruturas internas, com o tempo, pode acarretar estiramento doloroso de ligamentos, bem como esporões e avulsões ósseas.

Anatomia e fisiologia

Embora o cotovelo geralmente possa ser considerado uma articulação do tipo dobradiça, na verdade, ele é composto por três articulações: a umeroulnar, a umerorradial e a radioulnar proximal. Os três ossos do braço, o úmero, o rádio e a ulna, auxiliam na formação dessas articulações. O movimento forçado do arremesso pode lesionar esses ossos, assim como os músculos, os tendões e os ligamentos associados ao cotovelo. A atividade de arremesso resulta em uma compressão das estruturas laterais do cotovelo, ao mesmo tempo em que alonga as estruturas mediais. A compressão lateral pode causar fraturas minúsculas nos ossos do cotovelo, acarretando esporões ou avulsões ósseas. O alongamento medial pode causar uma distensão dolorosa e debilitante dos ligamentos.

Causas da lesão

Distensão repetitiva decorrente da atividade de arremesso. Lesão direta ao cotovelo. Técnica atlética inapropriada.

Sinais e sintomas

Dor em ambos os lados do cotovelo. Fraqueza, rigidez ou dormência no cotovelo. Mobilidade do antebraço restrita devida à lesão no cotovelo.

Complicações caso negligenciada

O cotovelo do arremessador eventualmente restringe os movimentos do braço, causando dor e inflamação. Esporões e avulsões ósseas, lesão calcificante e produção de tecido cicatricial são sintomas dessa lesão que aparecem com o tempo, caso ela não seja tratada. Sem reabilitação e tratamento adequados, a pressão sobre os nervos e músculos causada por essa inflamação pode restringir o fluxo sanguíneo e comprimir os nervos que controlam os músculos do antebraço.

Tratamento imediato

Evitar atividades que causam estresse repetitivo no cotovelo. Programa RGCEE por 48 a 72 horas após a lesão. Utilizar anti-inflamatórios e analgésicos.

Reabilitação e prevenção

Aquecimento adequado para preparar os músculos e tendões para atividades de arremesso é uma medida preventiva essencial. Exercícios de alongamento para manter a elasticidade e a flexibilidade dos tendões devem ser parte da preparação atlética. Enfaixar o braço antes da atividade de arremesso também pode auxiliar na prevenção do cotovelo de arremessador. Atenção aos equipamentos e técnicas adequados é crucial. Após um período de recuperação da lesão, devem ser realizados exercícios direcionados à recuperação da flexibilidade, resistência e potência.

Prognóstico a longo prazo

Com reabilitação adequada, os indivíduos acometidos com cotovelo do arremessador geralmente podem ter uma recuperação completa. Permitir que o problema piore pode levar a restrições de movimento permanentes e até mesmo ao final da carreira do atleta.

039: Bursite do cotovelo

Breve resumo da lesão

A bursite do cotovelo, também denominada bursite olecraniana, é causada pela inflamação de pequenos sacos preenchidos por líquido denominados bolsas. A função de uma bolsa é interpor uma superfície de deslizamento que lubrifique e reduza o atrito entre vários tecidos do corpo. As bolsas tendem a estar localizadas próximas aos tendões das principais articulações, incluindo ombros, quadris, joelhos e cotovelos. A bursite do cotovelo ocorre quando a bolsa situada por baixo da extremidade do cotovelo torna-se inflamada com a pressão causada por apoio excessivo sobre a bolsa ou com uma lesão por traumatismo direto.

Anatomia e fisiologia

A proeminência óssea na extremidade do cotovelo é conhecida como processo do olécrano. É localizada no aspecto proximal da ulna. O saco preenchido com líquido localizado sobre o processo do olécrano é a bolsa do olécrano, que é a maior bolsa na região do cotovelo e proporciona lubrificação ao osso subjacente. As bolsas normalmente não são visíveis, a menos que uma bursite tenha causado aumento do seu volume, tornando-a aparente. A bursite não inflamatória em geral resulta de traumatismo repetitivo, como apoiar-se sobre os cotovelos, ao passo que a bursite inflamatória é o resultado de uma infecção ou de uma condição médica inflamatória subjacente, como, por exemplo, reumatismo.

Causas da lesão

Golpe violento na extremidade do cotovelo, causando o inchaço da bolsa com excesso de líquido. Apoiar-se sobre a extremidade do cotovelo por longos períodos. Uma lesão que fissura a pele, causando infecção da bolsa.

Sinais e sintomas

Dor na região do cotovelo ao apoiar-se nele ou durante o exercício. Inchaço rápido e doloroso atrás do cotovelo (vermelho e quente caso infeccionado). O inchaço pode ser originado por hemorragia ou por produção de líquido no interior da bolsa. Mobilidade reduzida do cotovelo.

Complicações caso negligenciada

Além da presença de dor, desconforto e perda de mobilidade do cotovelo, uma bursite não tratada pode levar a complicações mais sérias, especialmente quando uma infecção estiver presente. Nesses casos, o líquido da bolsa pode se tornar purulento e a infecção pode intensificar-se e se disseminar em uma condição denominada bursite séptica. Essa patologia necessita de tratamento médico agressivo, incluindo antibióticos e, ocasionalmente, uma bursectomia, isto é, a remoção cirúrgica da bolsa infectada.

Tratamento imediato

Deixar o cotovelo acometido em repouso e evitar todas as pressões desnecessárias. Compressas com gelo, anti-inflamatórios e analgésicos.

Reabilitação e prevenção

A bolsa do cotovelo inchada pode necessitar de uma aspiração por agulha para drenar o líquido e reduzir o inchaço. Injeções com cortisona também podem ser administradas e auxiliar na prevenção da recorrência do acúmulo de líquido. A menos que haja uma infecção grave, essas medidas em geral são suficientes para tratar a bursite do cotovelo. Protegê-lo durante as atividades esportivas com ataduras ou acolchoamento e evitar apoiar-se excessivamente sobre ele são importantes para auxiliar na prevenção da lesão.

Prognóstico a longo prazo

O prognóstico a longo prazo para bursite do cotovelo geralmente é bom, dependendo da gravidade e da natureza da lesão. A maior parte dos pacientes pode esperar uma recuperação completa, embora possam surgir complicações caso uma infecção esteja presente, sobretudo se a condição não tiver recebido atendimento médico adequado.

Lesões do ombro e da porção superior do braço

9

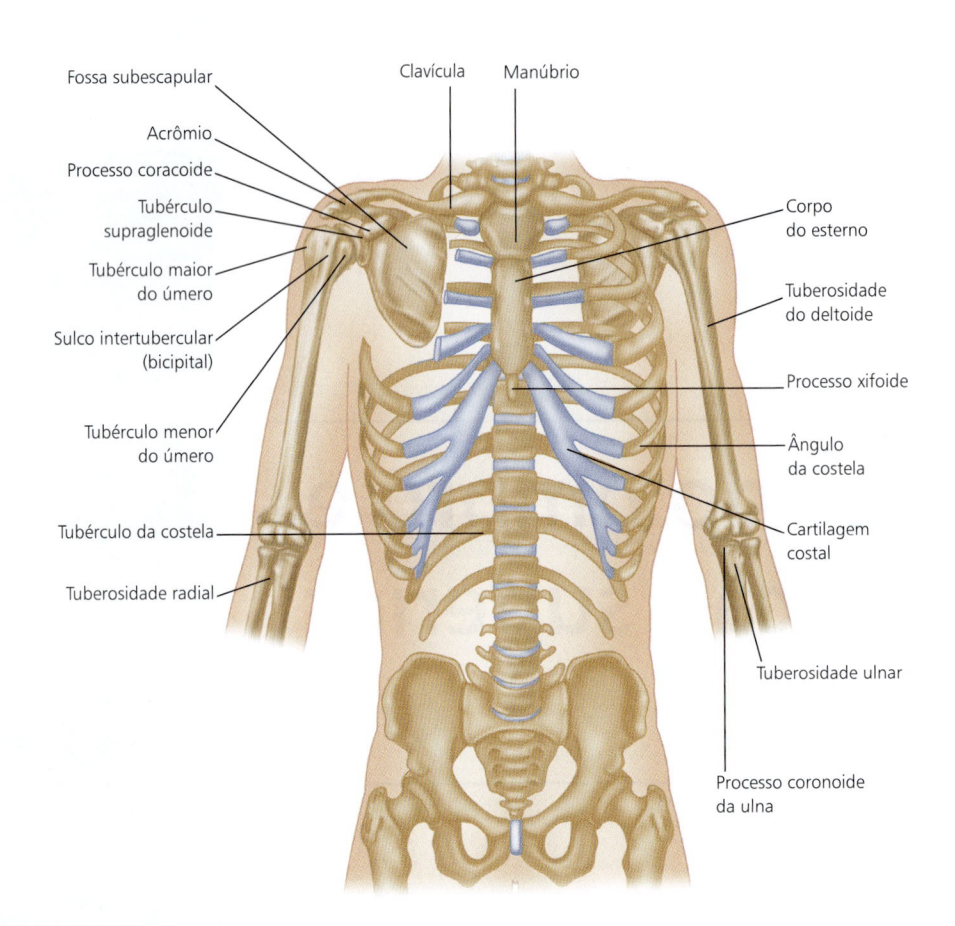

Figura 9.1: Caixa torácica, cíngulo do membro superior, porção superior do braço (vista anterior, a porção anterior direita superior da caixa torácica não está visível).

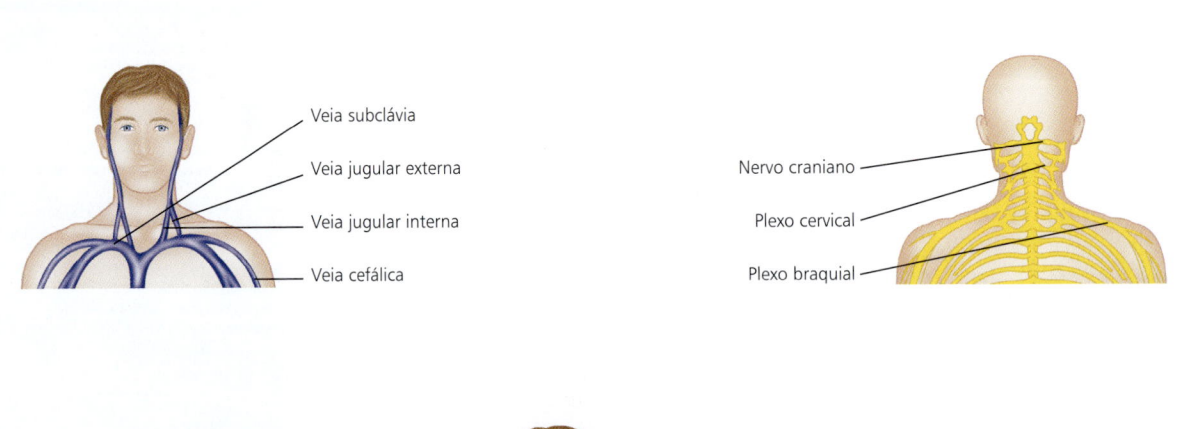

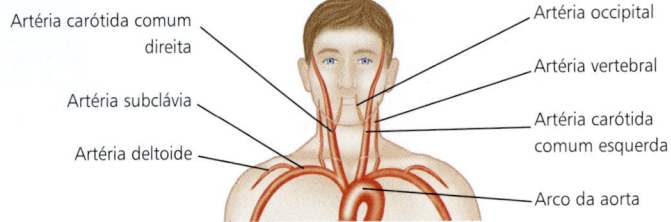

040: Fratura (da clavícula e do úmero)

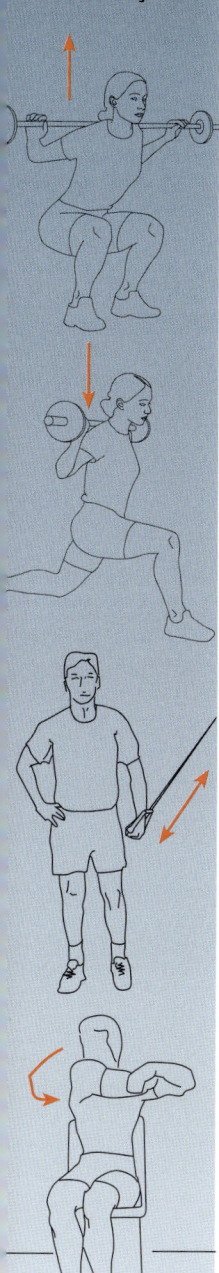

Breve resumo da lesão

As fraturas do ombro geralmente envolvem uma quebra da clavícula, ou do colo do úmero, ou de ambos. Lesões por impacto que envolvem um golpe repentino sobre o ombro ou uma queda geralmente são responsáveis pela fratura. Esportes de contato, como futebol americano e rúgbi, podem acarretar fraturas no ombro após uma colisão violenta entre dois jogadores.

Anatomia e fisiologia

A clavícula é um osso delgado e duplamente curvado que se fixa ao manúbrio do esterno medialmente (articulação esternoclavicular) e ao acrômio da escápula lateralmente (articulação acromioclavicular). A clavícula protege o plexo braquial subjacente, a pleura e os grandes vasos da extremidade superior. Fraturas da clavícula ocorrem com frequência, em geral após uma queda sobre a porção lateral do ombro ou sobre o braço estendido. O úmero é o maior osso do membro superior. Ele se articula proximalmente à escápula na fossa glenoide. Em geral, as fraturas do úmero são resultantes de uma queda sobre o braço estendido.

Causas da lesão

Queda sobre o braço estendido. Trauma direto sobre a clavícula. Colisão entre dois atletas em esportes como o futebol americano.

Sinais e sintomas

Dor intensa. Aumento de volume no local da lesão. Incapacidade de erguer o braço.

Complicações caso negligenciada

Complicações são incomuns, embora a ocorrência de pneumotórax, hemotórax e lesões do plexo braquial ou dos vasos subclávios sejam possíveis, sendo necessária intervenção médica. Caso não haja tempo suficiente para consolidação das fraturas, pode ocorrer dor crônica causada por pseudoartrose.

Tratamento imediato

Gelo e analgésicos para dor. Imobilização do braço lesionado com uma tala.

Reabilitação e prevenção

Os ossos da clavícula e o úmero devem ser realinhados após a fratura para que possa ocorrer uma consolidação adequada, que se dá quando a clavícula e o úmero são imobilizados. Após a consolidação da fratura, a reabilitação, que inclui exercícios de amplitude de movimento e de fortalecimento, deve ser realizada para restaurar a amplitude de movimento e a capacidade funcional do ombro.

Prognóstico a longo prazo

A maior parte das fraturas de ombro é tratada com sucesso, sem necessidade de tratamento cirúrgico, embora este possa ser necessário no caso de fraturas da clavícula. Em caso de fraturas menos graves, podem ser esperadas a recuperação completa e a restauração da mobilidade. Para fraturas mais graves, porém, em especial em pacientes mais idosos, pode ocorrer perda de movimentos e osteoartrite.

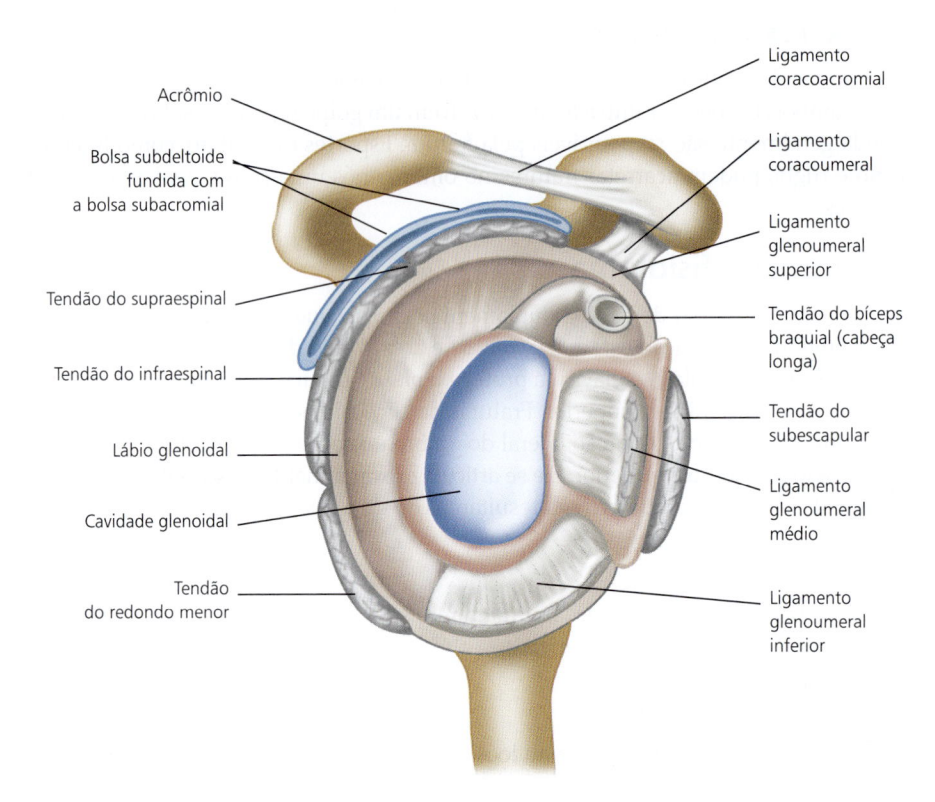

Figura 9.2: Articulação do ombro (braço direito, vista lateral).

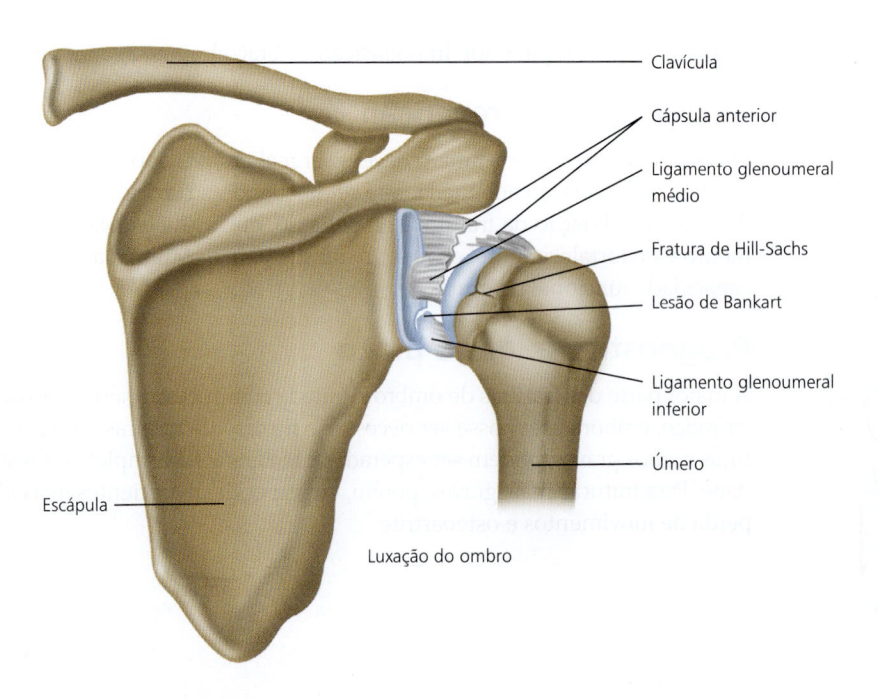

041: Luxação do ombro

Exercícios de reabilitação

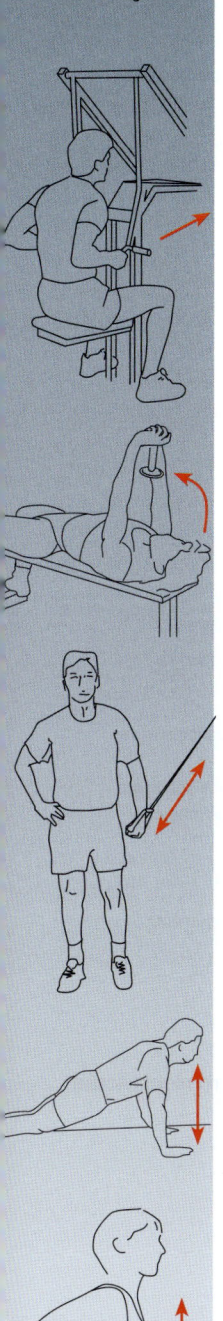

Breve resumo da lesão

A luxação do ombro pode ocorrer quando um atleta sofre uma queda sobre a mão estendida ou durante abdução e rotação externa do ombro. É necessária uma força significativa para luxar um ombro, a menos que o atleta esteja apresentando uma recorrência da lesão. A luxação no ombro ocorre quando a porção superior do úmero se desloca para fora da cavidade glenoidal da escápula.

Anatomia e fisiologia

Existem vários tipos de luxação do ombro. A mais comum é a luxação anterior, que representa 95% dos casos. Nessa luxação, as estruturas responsáveis pela estabilização da porção anterior do ombro, incluindo a cápsula anterior e o ligamento glenoumeral inferior, são rompidas. Uma fratura por compressão da cabeça umeral posteromedial é conhecida como lesão de Hill-Sachs. Pode ocorrer uma avulsão do lábio glenoidal anterior, constituindo-se na lesão de Bankart. Estas duas lesões ocorrem frequentemente como consequência de uma luxação anterior do ombro.

Causas da lesão

Contato violento contra outro atleta ou contra um objeto sólido. Queda sobre o braço estendido. Rotação externa abrupta e violenta do ombro.

Sinais e sintomas

Dor intensa no ombro. Braço mantido em rotação externa. Contorno irregular dos músculos deltoides.

Complicações caso negligenciada

A luxação do ombro causa laceração dos ligamentos, tornando a articulação menos estável. Isso deixa a articulação mais propensa a luxações sucessivas durante as atividades esportivas. A imobilização do ombro durante a fase de cicatrização da lesão não impede sua recorrência, o que pode requerer intervenção cirúrgica para evitar lesão recidivante, uma vez que o ligamento imobilizado muitas vezes deixa de cicatrizar na posição apropriada.

Tratamento imediato

Redução da articulação luxada. Imobilização e analgésicos para dor.

Reabilitação e prevenção

A maioria das luxações iniciais de ombro é tratada sem necessidade de cirurgia, embora ela possa ser necessária no caso de luxações recidivantes; além disso, sem cirurgia, muitos atletas passam a ter instabilidade do ombro após a luxação. Uma alternativa ao tratamento cirúrgico – a proloterapia – envolve injeções aplicadas diretamente na porção anterior da cápsula do ombro e inserções dos ligamentos glenoumerais médio e inferior. Esse procedimento pode oferecer um alívio maior da dor, restauração da mobilidade e um retorno mais rápido à atividade atlética. Além disso, a técnica evita a formação de tecido cicatricial comum após uma cirurgia.

Prognóstico a longo prazo

Um grande percentual de atletas torna-se incapaz de continuar a prática esportiva depois de uma luxação do ombro se não forem submetidos à cirurgia. Além disso, muitas vezes mesmo os atletas submetidos à cirurgia são incapazes de manter o nível de desempenho anterior. O método alternativo de proloterapia pode oferecer alívio e cicatrização mais eficaz.

LESÕES DO OMBRO E DA PORÇÃO SUPERIOR DO BRAÇO

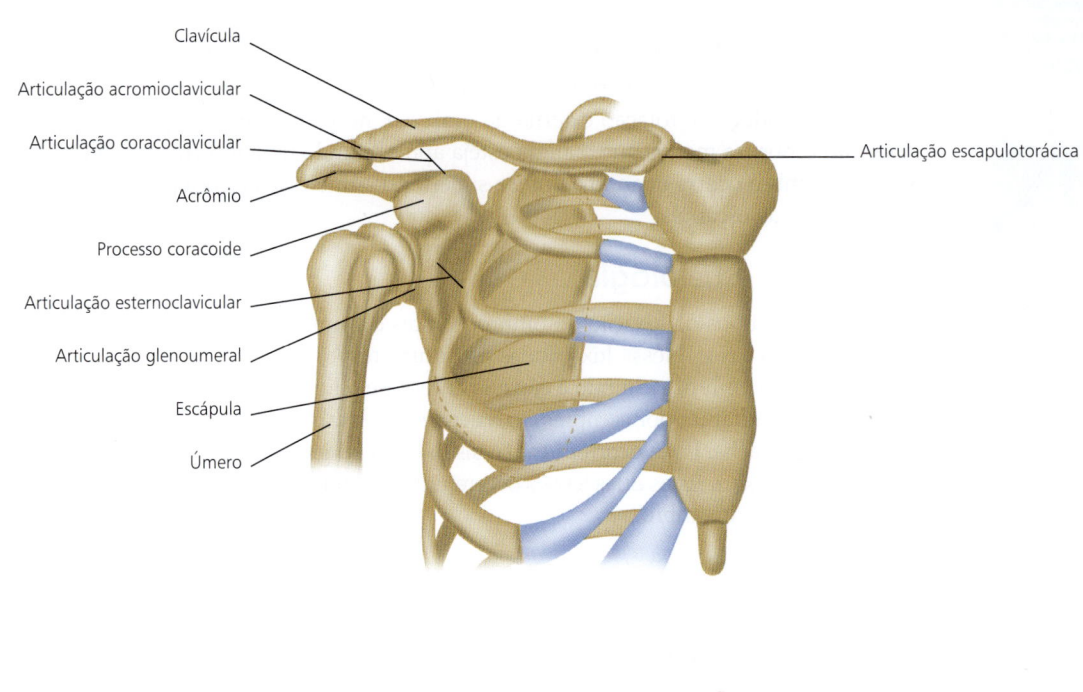

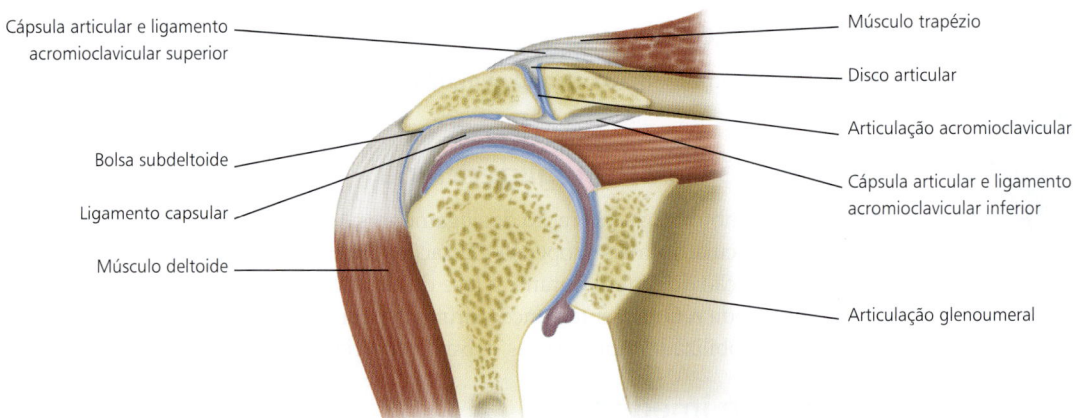

Figura 9.3: As cinco articulações da região do ombro; articulação esternoclavicular (EC), articulação acromioclavicular (AC), articulação coracoclavicular, articulação glenoumeral e articulação escapulotorácica.

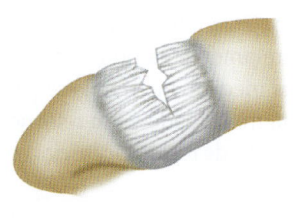

042: Subluxação do ombro

Exercícios de reabilitação

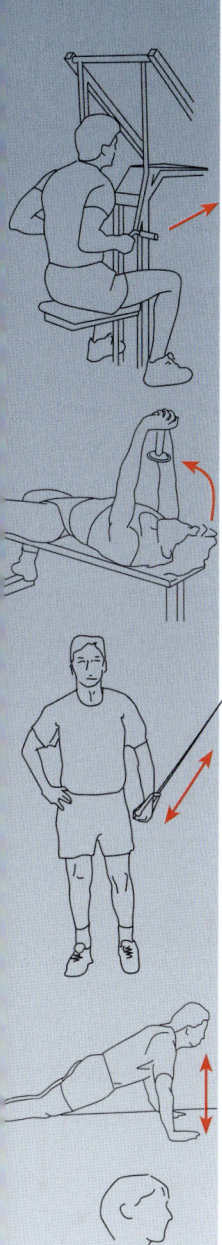

Breve resumo da lesão

O complexo do ombro permite uma grande mobilidade articular em virtude de sua estrutura anatômica; porém, oferece pouca estabilidade. A subluxação do ombro é uma luxação parcial da articulação do tipo "bola e soquete" do ombro. Um grupo de ligamentos mantém a cabeça do úmero posicionada na cavidade glenoidal da escápula. Caso esses ligamentos sejam lacerados, poderá ocorrer uma subluxação, na qual a cabeça do úmero desliza parcialmente para fora da cavidade da escápula.

Anatomia e fisiologia

A região do ombro é composta por cinco articulações: esternoclavicular (EC), acromioclavicular (AC), coracoclavicular, glenoumeral e escapulotorácica, na qual a escápula desliza sobre a parede torácica. A articulação denominada especificamente como articulação do ombro é a glenoumeral, ao passo que as outras são articulações do cíngulo do membro superior. A estrutura articular do ombro permite uma ampla combinação de movimentos, tendo por objetivo o posicionamento do membro superior e da mão. A ocorrência de instabilidade no complexo articular do ombro, especialmente após uma luxação, pode predispor o ombro à subluxação.

Causas da lesão

Golpe direto no ombro. Queda sobre o braço estendido. Esforço extenuante do braço em uma posição inadequada.

Sinais e sintomas

Sensação de deslocamento na articulação. Frouxidão da articulação do ombro. Dor, fraqueza ou dormência no ombro ou no braço.

Complicações caso negligenciada

Uma subluxação não tratada pode causar desgaste e, por fim, lesão das estruturas internas do ombro, algumas vezes necessitando de cirurgia. Perda de mobilidade, dor e complicações osteoartríticas podem advir de uma subluxação não tratada.

Tratamento imediato

Programa RGCEE para reduzir a inflamação e tratar a dor. Medicações anti-inflamatórias e analgésicos para dor, como, por exemplo, ibuprofeno.

Reabilitação e prevenção

Após a imobilização e a cicatrização da lesão, devem ser iniciados exercícios de fortalecimento. A recuperação depende de fatores que incluem idade, saúde, histórico de lesões anteriores e gravidade da subluxação. Caso o ombro apresente repetidos episódios de subluxação durante a atividade esportiva, será necessária uma reabilitação eficaz e, possivelmente, tratamento cirúrgico.

Prognóstico a longo prazo

As atividades esportivas normais podem ser reiniciadas após ter sido obtida uma amplitude de movimento completa, sem subluxação. O prognóstico depende da gravidade da subluxação e do histórico do atleta. Com frequência, a subluxação decorre de uma lesão anterior do ombro, de modo que retornar à atividade esportiva antes de uma recuperação completa pode levar a uma subluxação recidivante mais séria.

043: Separação acromioclavicular

Breve resumo da lesão
A separação acromioclavicular é uma separação dos ligamentos que conectam a clavícula ao acrômio. As lesões da articulação acromioclavicular (AC) geralmente ocorrem no treinamento de força do membro superior, em vários esportes de arremesso e em esportes de contato (em especial, futebol americano e hóquei). A lesão é comum entre atletas com idade entre 30 e 40 anos.

Anatomia e fisiologia
O braço é ligado ao esqueleto axial por meio da articulação acromioclavicular, que une a extremidade lateral da clavícula à borda medial do acrômio da escápula. Um disco articular de fibrocartilagem divide parcialmente a cavidade articular e absorve as forças de compressão na articulação acromioclavicular. A articulação é estabilizada pelo músculo deltoide anterior, pelo músculo trapézio e também por ligamentos estabilizadores.

Causas da lesão
Queda sobre a região do ombro. Queda sobre a mão estendida. Golpe direto no ombro.

Sinais e sintomas
Dor, sensibilidade e inchaço na articulação AC. Deformidade da articulação lesionada. Dor ou desconforto durante o movimento corporal de adução do ombro (que leva o braço lesionado em direção ao ombro oposto).

Complicações caso negligenciada
Alterações degenerativas, dor crônica, rigidez articular e limitações da mobilidade que poderão necessitar de tratamento cirúrgico caso a condição não receba atenção médica adequada.

Tratamento imediato
Imobilização do braço com uma tipoia. Bolsas de gelo, repouso, uso de anti-inflamatórios e analgésicos para dor.

Reabilitação e prevenção
As separações AC de natureza menos grave são tratadas com sucesso sem cirurgia, embora geralmente seja necessário um período de 6 a 8 semanas para cicatrização, após o qual devem ser instituídos exercícios de amplitude de movimento a fim de evitar rigidez. Exercícios direcionados à manutenção da força e estabilidade do ombro e dos músculos dorsais superiores podem auxiliar a prevenir a lesão; e a utilização de acolchoamento ao redor da articulação AC, especialmente durante esportes de contato, pode ajudar a evitar uma recorrência da lesão.

Prognóstico a longo prazo
Com tempo de cicatrização e reabilitação adequados, a maior parte das separações AC pode ser tratada sem cirurgia. Em casos de persistência de dor e incapacidade funcional é indicado tratamento cirúrgico. Nesse caso, existem riscos de infecção e dor contínua, prolongando o tempo de recuperação do atleta.

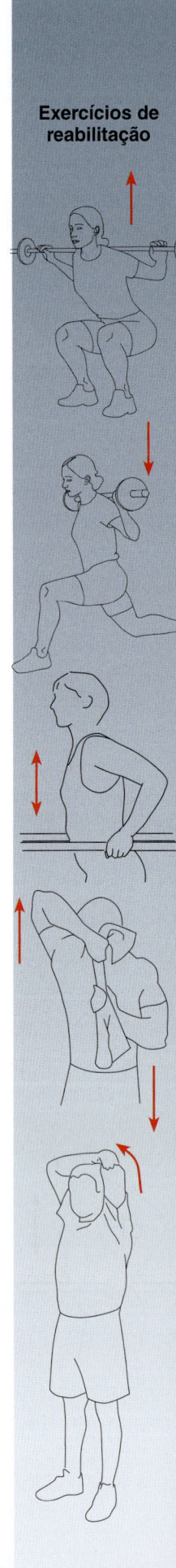

044: Separação esternoclavicular

Exercícios de reabilitação

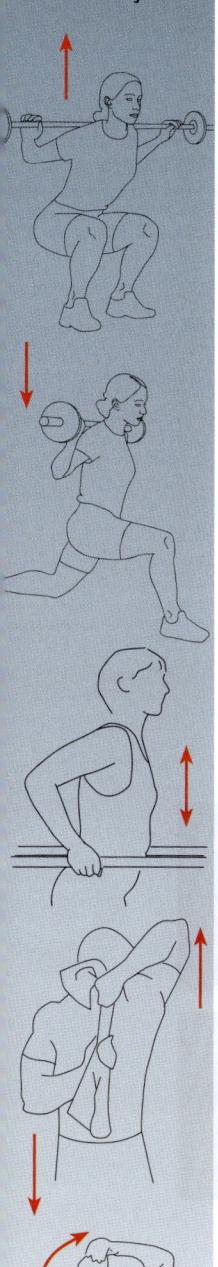

Breve resumo da lesão

A separação esternoclavicular ocorre quando os ligamentos que conectam a clavícula ao esterno são rompidos. A rotação da clavícula no nível da articulação é acometida por essa lesão, que pode ocorrer em esportes de contato, quando o ombro colide de forma violenta contra o solo ou é traumatizado por outro jogador em queda. A separação pode se dar tanto na direção anterior como na posterior.

Anatomia e fisiologia

A articulação esternoclavicular (EC) é uma articulação do tipo "bola e soquete", porém, ao contrário do que ocorre na maioria das articulações, a superfície articular é revestida de fibrocartilagem, e não de cartilagem hialina. A articulação EC é circundada por uma cápsula articular que conta com reforços anterior e posterior proporcionados pelos ligamentos esternoclavicular posterior, esternoclavicular anterior, costoclavicular e interclavicular. A articulação esternoclavicular é forte e, geralmente, resistente à luxação, apresentando uma grande amplitude de movimento.

Causas da lesão

Golpe direto no esterno. Queda sobre o ombro ou mãos estendidas. Impacto do ombro contra o solo ou queda de outro atleta sobre o ombro.

Sinais e sintomas

Inchaço e dor aguda e à palpação na área da articulação esternoclavicular. Movimento anormal entre o osso torácico e a clavícula. Possível luxação da clavícula nas direções anterior ou posterior.

Complicações caso negligenciada

A separação esternoclavicular não tratada pode acarretar limitação de movimento do ombro, dor, rigidez e fraqueza. Além disso, nos casos em que a clavícula é desviada para trás em relação ao esterno, existe risco de lesão aos vasos sanguíneos subjacentes do tórax ou coração, o que torna necessária a intervenção cirúrgica.

Tratamento imediato

Redução da articulação, quando necessário, e imobilização em tipoia. Programa RGCEE para reduzir o inchaço, o traumatismo e a dor.

Reabilitação e prevenção

Como a separação esternoclavicular normalmente é causada por um acidente esportivo, sua prevenção não costuma ser possível. No caso de desvio anterior da clavícula (mais comum), em geral a condição é resolvida mediante redução, sem que haja complicações permanentes após o tempo de cicatrização adequado. Em casos mais graves, pode ser necessária cirurgia. Exercícios para amplitude de movimento devem auxiliar na restauração dos movimentos do ombro e na rotação da clavícula na articulação EC.

Prognóstico a longo prazo

Geralmente, o atleta lesionado recupera-se por completo. Caso a lesão seja grave (especialmente no caso de luxação posterior), a instabilidade da articulação pode persistir, necessitando de cirurgia em alguns casos.

LESÕES DO OMBRO E DA PORÇÃO SUPERIOR DO BRAÇO

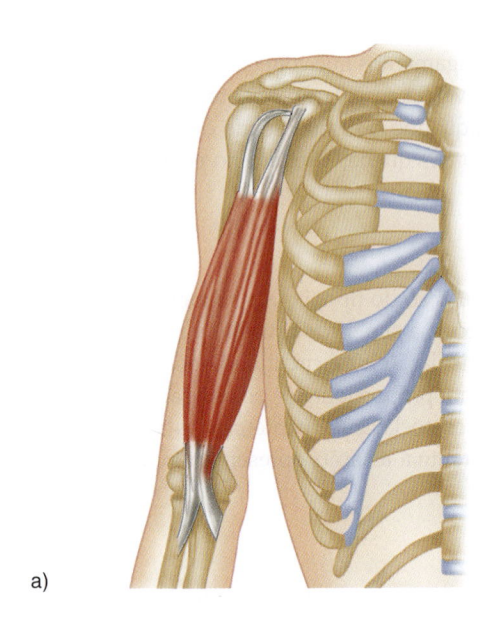

Figura 9.4: a) Bíceps braquial e b) músculo peitoral maior.

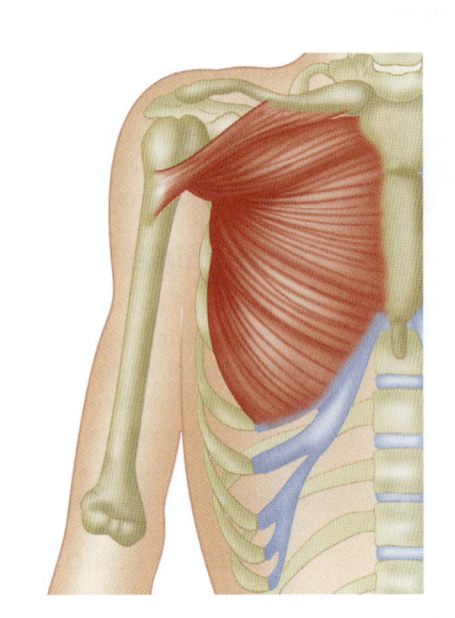

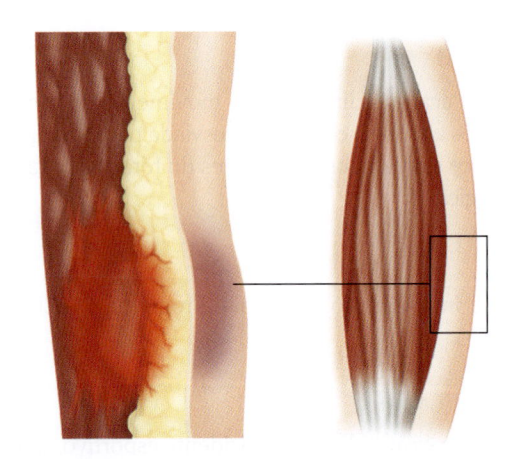

Contusão do bíceps braquial

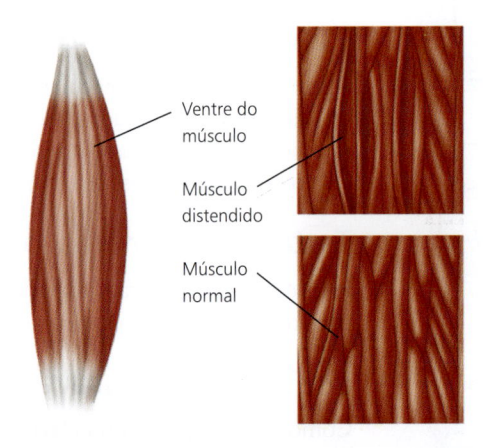

Ventre do músculo
Músculo distendido
Músculo normal

Distensão muscular

045: Ruptura do tendão do bíceps braquial

Exercícios de reabilitação

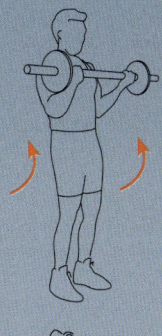

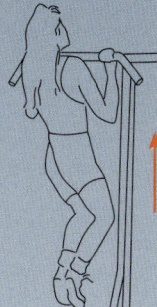

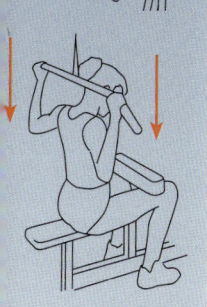

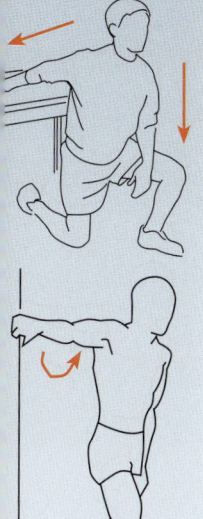

Breve resumo da lesão

O esforço repetitivo, particularmente o levantamento de peso excessivo, pode acarretar irritação e rupturas microscópicas no tendão do bíceps braquial, em redor da parte proximal da articulação do ombro ou do cotovelo, na extremidade distal do músculo. A ruptura do tendão é resultante de um traumatismo repentino, causando seu desprendimento do osso. A lesão na extremidade proximal (ombro) do tendão é mais comum. Rupturas do tendão do bíceps podem ocorrer em levantamento de pesos ou esportes de contato, mas geralmente são incomuns, sobretudo em atletas jovens.

Anatomia e fisiologia

O músculo bíceps braquial está localizado na face anterior do membro superior e atua sobre três articulações. Sua função é possibilitar a flexão do braço e sustentar cargas colocadas sobre ele. O músculo possui duas partes, conhecidas como cabeça longa e cabeça curta, ambas conectadas a um tendão comum no cotovelo. A ruptura do tendão impede que o músculo tracione o osso, restringindo, assim, o movimento. Em indivíduos mais idosos, muitas vezes a ruptura é causada por alterações degenerativas no tendão.

Causas da lesão

Fraqueza devida a alterações no manguito rotador. Atividades de arremesso. Levantamento de pesos.

Sinais e sintomas

Aumento de volume na porção superior do braço. Incapacidade de supinar a palma da mão. Dor aguda no ombro.

Complicações caso negligenciada

Geralmente ocorre pouca perda funcional na ruptura do tendão proximal do bíceps braquial, uma vez que existem duas fixações tendíneas do bíceps no ombro, ou seja, a cabeça longa e a cabeça curta do bíceps, uma compensando a perda da outra na maior parte dos casos. Por essa razão, a cirurgia raramente é necessária e complicações são pouco frequentes, embora, sem uma cicatrização apropriada, a recorrência da ruptura e a degeneração do tendão sejam mais prováveis.

Tratamento imediato

Medicações anti-inflamatórias e analgésicos para dor, como ibuprofeno. Programa RGCEE imediatamente após a lesão. Em seguida, aplicação de calor para melhorar o fluxo sanguíneo e a cicatrização.

Reabilitação e prevenção

Após o repouso e a recuperação do tendão, exercícios de fortalecimento e flexibilidade devem ser realizados para restaurar a mobilidade total do ombro. Para prevenir a ocorrência da lesão, devem-se evitar levantamentos repentinos de objetos além da capacidade normal e movimentos abruptos que afetem o tendão do bíceps braquial, como pode ocorrer durante esportes de arremesso.

Prognóstico a longo prazo

A maior parte das rupturas do tendão do bíceps braquial cicatriza por si mesma, sem intervenção médica, quando respeitado o tempo apropriado para cicatrização. Em atletas mais jovens com programas de treinamentos exigentes, pode ser escolhido o tratamento cirúrgico para reparo da ruptura. Lacerações e rupturas na extremidade distal do tendão do bíceps braquial no cotovelo são mais raras, mas podem ser mais graves, necessitando de cirurgia. Entretanto, em ambos os casos, o prognóstico para uma recuperação completa é excelente.

046: Contusão do bíceps braquial

Breve resumo da lesão

A contusão do bíceps braquial pode ocorrer após uma laceração e/ou uma ruptura do tendão do bíceps braquial (que possui uma inserção óssea no ombro), ou ainda após um traumatismo ao músculo. O esforço excessivo no treinamento com peso pode causar lacerações e contusões, que também podem ser causadas por esportes de arremesso ou serem decorrentes de traumatismo direto no ombro durante uma queda ou uma colisão com outro atleta.

Anatomia e fisiologia

O músculo bíceps braquial está localizado na face anterior da porção superior do braço e atua sobre três articulações. Sua função é possibilitar a flexão do cotovelo e sustentar cargas colocadas sobre ele. O músculo possui duas partes, conhecidas como cabeça longa e cabeça curta, ambas conectadas ao osso por meio do respectivo tendão. O músculo ocupa o aspecto anterior do braço e permite a movimentação do antebraço em direção ao ombro (flexão do cotovelo). Ele também permite que a face palmar da mão rotacione para cima e para baixo, movimentos denominados, respectivamente, pronação e supinação do antebraço.

Causas da lesão

Golpe direto na região do bíceps braquial. Ruptura do bíceps braquial. Laceração recorrente do músculo ou do tendão do bíceps braquial.

Sinais e sintomas

Despigmentação localizada na área do bíceps braquial. Dor nessa região. Limitações de movimento no cotovelo e no ombro que foram acometidos.

Complicações caso negligenciada

As contusões do bíceps braquial geralmente são solucionadas sem tratamento. Esportes que envolvam a utilização excessiva do bíceps, como treinamentos com peso, esportes de arremesso e atividades de contato com risco elevado de lesão no bíceps devem ser evitados até que o período necessário para a cicatrização seja completado.

Tratamento imediato

Programa RGCEE para reduzir inflamação e tratar a dor. Imobilizar com uma tipoia para evitar excesso de movimento.

Reabilitação e prevenção

Repouso e interrupção das atividades que envolvam estresse sobre o músculo e tendões do bíceps durante a fase de cicatrização geralmente são suficientes. Exercícios para amplitude de movimento e alongamento devem ser realizados para restaurar a potência e a resistência totais do músculo. Exercícios de alongamento realizados antes da atividade atlética podem auxiliar na prevenção de lesão e contusão associadas ao bíceps braquial.

Prognóstico a longo prazo

A contusão ao bíceps, em geral, é uma condição de menor importância que não requer tratamento cirúrgico, desde que seja dado tempo necessário para a cicatrização. Não se espera a longo prazo nenhum déficit na força ou na mobilidade.

047: Distensão muscular (bíceps braquial, tórax)

Exercícios de reabilitação

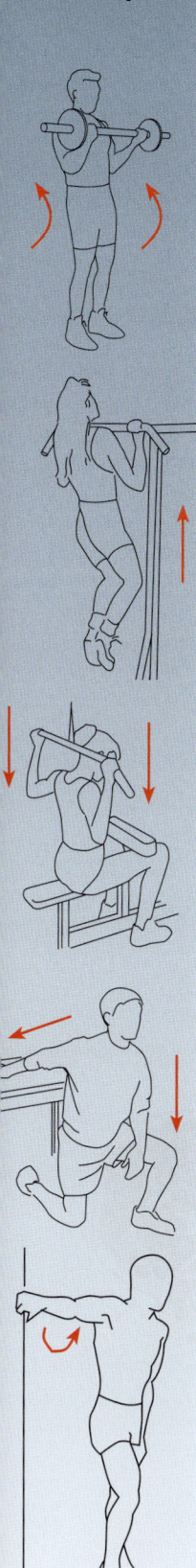

Breve resumo da lesão

Distensões musculares estão entre as lesões esportivas mais comuns e, frequentemente, resultam da extensão súbita de uma articulação além de sua amplitude funcional normal. Isso causa lesão ao músculo e a outras partes moles. Os músculos torácicos (peitorais maior e menor) se unem ao músculo bíceps braquial na articulação do ombro. O treinamento com peso, a torção súbita e violenta do ombro durante os esportes de arremesso ou uma força repentina aplicada ao bíceps braquial (como na parada repentina no hóquei com o braço estendido) podem produzir tais lesões.

Anatomia e fisiologia

O bíceps braquial está localizado no aspecto anterior do braço e atua sobre três articulações. Sua função é possibilitar a flexão do membro superior e sustentar cargas colocadas sobre ele. O músculo possui duas partes, conhecidas como cabeça longa e cabeça curta, ambas conectadas ao osso pelo tendão do bíceps.

Articulando-se ao peitoral menor, o peitoral maior forma a parede anterior da axila; suas origens localizam-se na clavícula, no esterno e nas seis primeiras cartilagens costais, e sua inserção se encontra no tubérculo maior do úmero. O peitoral maior é utilizado para flexão, adução e rotação medial do ombro; o peitoral menor, por sua vez, insere-se no processo coracoide, juntamente com a cabeça curta do bíceps braquial.

Causas da lesão

Movimento abrupto que acarreta laceração muscular. Grande exigência física imposta ao músculo. Parada repentina no hóquei ou falta no futebol americano.

Sinais e sintomas

Sensibilidade e dor no músculo acometido. Rigidez. Dor durante a utilização muscular.

Complicações caso negligenciada

As distensões musculares geralmente são autolimitadas e se reparam por si mesmas, desde que seja dado um tempo sem atividades esportivas, de modo a permitir um período de cicatrização. Um tempo de recuperação insuficiente pode levar a lacerações futuras, aumentando o risco de recorrência da lesão.

Tratamento imediato

Programa RGCEE para reduzir a inflamação e tratar a dor. Analgésicos para dor muscular combinados a anti-inflamatórios. Em seguida, aquecer para melhorar o fluxo sanguíneo e a cicatrização.

Reabilitação e prevenção

Exercícios de alongamento após a cicatrização podem auxiliar na restauração da mobilidade completa na área acometida, ao passo que os exercícios de fortalecimento podem auxiliar na prevenção da recorrência da lesão. Alongamento e aquecimento, bem como atenção à técnica atlética adequada (particularmente no treinamento de peso), podem ajudar na prevenção desse tipo de lesão.

Prognóstico a longo prazo

Distensões musculares que envolvem os músculos peitorais e/ou o bíceps braquial são comuns e – com tempo adequado para cicatrização apropriada – não costumam ser uma ameaça séria para o atleta, embora distensões musculares graves ou repetidas possam causar dor crônica e acarretar incapacidade de função muscular.

LESÕES DO OMBRO E DA PORÇÃO SUPERIOR DO BRAÇO

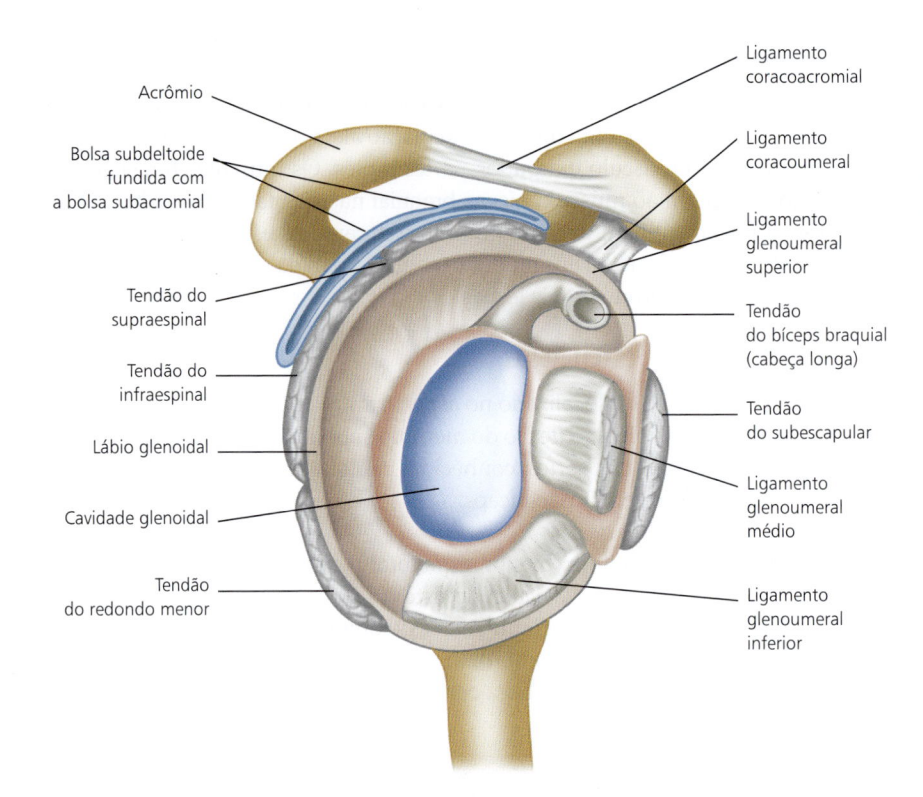

Figura 9.5: Articulação do ombro, braço direito, vista lateral.

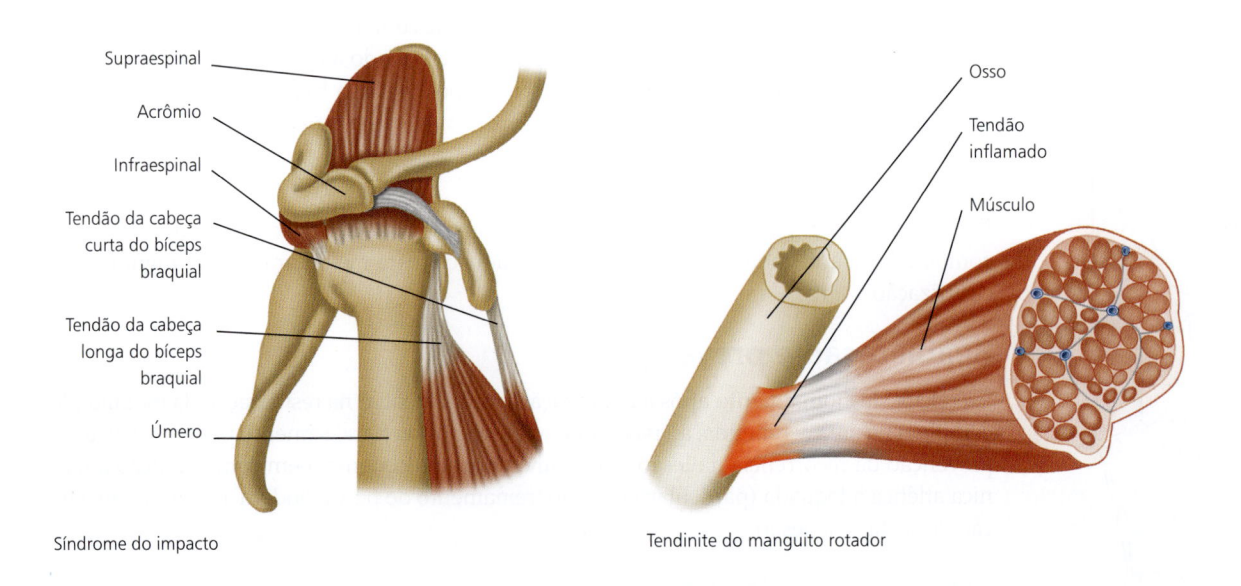

Síndrome do impacto

Tendinite do manguito rotador

048: Síndrome do impacto

Exercícios de reabilitação

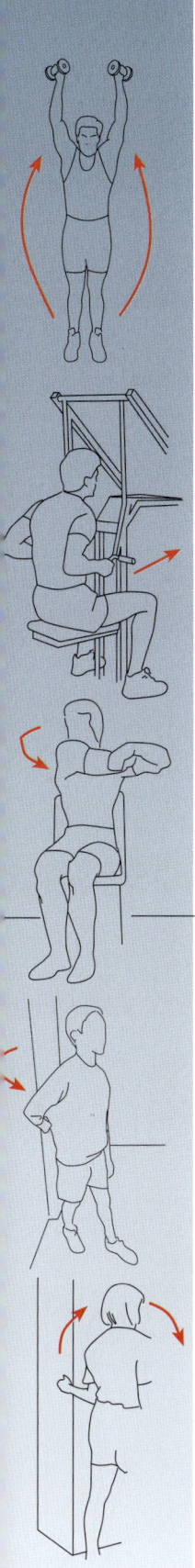

Breve resumo da lesão

A síndrome do impacto é uma condição crônica causada por atividades repetitivas realizadas acima da cabeça ou por esportes de arremesso que lesionem o lábio glenoidal, a cabeça longa do bíceps ou a bolsa subacromial. Um estreitamento do espaço entre o manguito rotador e o acrômio resulta em dor no ombro e perda de movimento decorrente do déficit do manguito rotador acometido. Esse grupo muscular é constituído por músculos e tendões necessários para fixar a cabeça do úmero contra a glenoide na articulação do ombro e permite a rotação livre do membro superior.

Anatomia e fisiologia

O manguito rotador é composto por quatro músculos: subescapular, supraespinal, infraespinal e redondo menor, bem como suas fixações musculotendíneas. Na região do ombro, a bolsa subacromial (um saco preenchido com líquido sinovial) é a maior bolsa e a que sofre lesões com mais frequência; além disso, é ela a responsável por proporcionar lubrificação ao manguito rotador a fim de auxiliar o movimento. O manguito rotador atua na estabilização da articulação glenoumeral. Lesões, incluindo lacerações do manguito rotador, podem fazer com que a cabeça umeral migre durante a elevação do braço, levando ao impacto.

Causas da lesão

Movimentos repetidos acima da cabeça, como no tênis, natação, golfe e levantamento de peso. Irritação do manguito rotador devida aos esportes de arremesso, incluindo beisebol. Predisposição subjacente, incluindo artrite reumatoide.

Sinais e sintomas

Dor no ombro e dificuldade em elevar o braço. Dor durante o sono quando o braço lesionado sofre pressão. Dor durante os movimentos de rotação, como ao levar o braço para o bolso de trás.

Complicações caso negligenciada

Caso a síndrome do impacto seja ignorada, podem ocorrer aumento da rigidez da articulação e uma subsequente perda de movimento. Os tendões dos músculos rotadores podem ser lacerados quando a atividade esportiva é retomada antes da recuperação total. Tendinite e bursite frequentemente se desenvolvem com o impacto como uma pré-condição.

Tratamento imediato

Repouso, bolsas de gelo e anti-inflamatório. Injeções de corticosteroide podem ser utilizadas sob o acrômio para reduzir a inflamação.

Reabilitação e prevenção

Após o período de cicatrização, a fisioterapia frequentemente é utilizada para restaurar a força e a amplitude de movimento no manguito rotador acometido. Evitar ou limitar movimentos repetitivos que causam irritação a essa região pode auxiliar a prevenir a lesão. Exercícios de fortalecimento e treinamento com pesos leves para fortalecer os músculos do manguito rotador também são medidas preventivas úteis.

Prognóstico a longo prazo

Normalmente, a condição apresenta melhora acentuada em 6 a 12 semanas. Nos casos em que a recuperação não for alcançada em 6 a 12 meses, pode-se recomendar tratamento cirúrgico para aliviar a pressão sobre os tendões na região subacromial. A cirurgia geralmente é seguida por fisioterapia, e algumas modificações da atividade atlética podem ser necessárias para reduzir as chances de recorrência.

049: Tendinite do manguito rotador

Breve resumo da lesão

A tendinite do manguito rotador resulta da irritação e inflamação dos tendões do ombro na área subjacente ao acrômio. A condição, algumas vezes, é conhecida como ombro do arremessador, embora seja uma lesão comum em todos os esportes que requerem movimentos do braço acima da cabeça, incluindo tênis, voleibol, natação e levantamento de peso, além do beisebol.

Anatomia e fisiologia

A articulação do ombro (ou glenoumeral) é uma articulação do tipo bola e soquete formada pela porção superior do osso do braço (úmero) em sua articulação com a escápula. O manguito rotador mantém a cabeça do úmero fixada contra a escápula. Ocasionalmente, após o uso repetitivo do manguito rotador, a cabeça do úmero pode subir e comprimir o manguito contra o acrômio e irritar a bolsa subacromial, preenchida por um líquido que atua como acolchoamento do manguito rotador e do acrômio/úmero.

Causas da lesão

Inflamação dos tendões dos músculos do manguito proveniente da prática de tênis, beisebol, natação etc. Irritação da bolsa do manguito rotador a partir de movimentos repetitivos do braço acima da cabeça. Disposição preexistente, incluindo irregularidade anatômica do acrômio.

Sinais e sintomas

Fraqueza ou dor na realização de atividades acima da cabeça, como escovar os cabelos, alcançar objetos etc. Sensação de estalo ou crepitação no ombro. Dor no ombro lesionado, particularmente quando deitado sobre ele.

Complicações caso negligenciada

A tendinite do manguito rotador pode piorar caso não haja atendimento à medida que tendões e bolsa tornam-se inflamados. A movimentação torna-se mais limitada e lacerações tendinosas podem provocar, em alguns casos, dor crônica subsequente. Em seguida, o acrômio pode reagir à irritação prolongada com produção de esporões ósseos, que contribuem para futuras irritações.

Tratamento imediato

Colocar gelo e utilizar anti-inflamatório. Interromper toda a atividade atlética ou qualquer outra que provoque dor no manguito rotador. Em seguida, aquecer para promover o fluxo sanguíneo e a cicatrização.

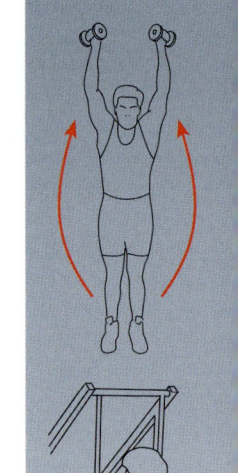

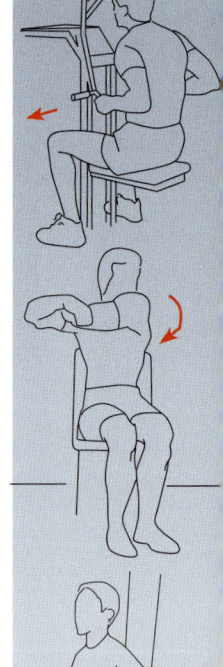

Reabilitação e prevenção

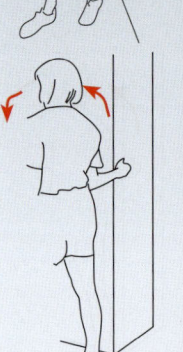

Após o repouso e a cicatrização do ombro lesionado, deve-se realizar fisioterapia para fortalecer os músculos do manguito rotador. Ocasionalmente, injeções de esteroides podem ser necessárias para reduzir a dor e a inflamação. Utilização moderada do manguito rotador, tempo de recuperação adequado entre as atividades esportivas e fortalecimento dos músculos podem auxiliar na prevenção da lesão.

Prognóstico a longo prazo

Com repouso adequado, assim como fisioterapia e (caso necessário) injeções de esteroides, a maior parte dos atletas atinge a recuperação completa dessa lesão. Caso ocorra uma laceração grave do tecido do manguito rotador, pode ser necessário realizar tratamento cirúrgico, embora em geral seja esperada recuperação dos níveis de atividade pré-lesão.

050: Bursite do ombro

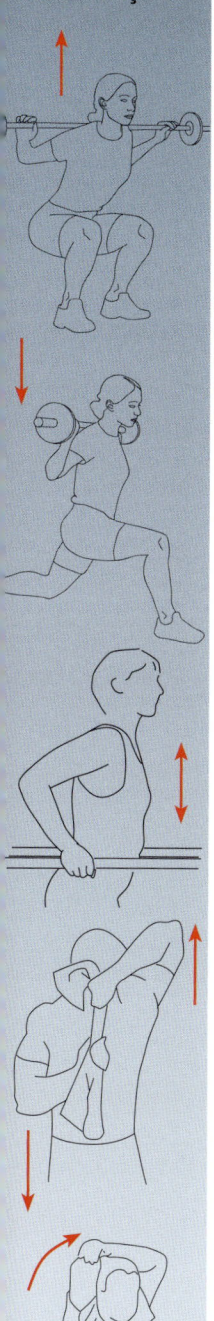

Breve resumo da lesão

Em geral, a bursite do ombro não é uma condição isolada; em vez disso, costuma estar associada a uma laceração do manguito rotador ou à síndrome do impacto. Essa lesão ocorre quando a região entre o osso da porção superior do braço (úmero) e o acrômio torna-se inflamada. Tênis, beisebol e treinamento com pesos podem promover a bursite do ombro.

Anatomia e fisiologia

Os tendões do manguito rotador atuam como rotadores da porção superior do úmero, isto é, elevam o braço tracionando a cabeça do úmero para baixo ao mesmo tempo em que o músculo deltoide o traciona para cima. Esse processo pode levar a uma irritação causada pela pressão contra o processo acromial da escápula e contra o ligamento coracoacromial. Essa irritação pode acometer as bolsas – preenchidas por líquido que promovem acolchoamento entre os ossos e os tendões – levando à inflamação e ao acúmulo do excesso de líquido, consequentemente limitando o espaço disponível para a movimentação dos tendões do manguito rotador. A bolsa subacromial é a maior e a mais comumente lesionada da região do ombro.

Causas da lesão

Uso excessivo do ombro em atividades de arremesso, tênis, natação ou beisebol. Queda sobre o braço estendido. Inflamação da bolsa no ombro.

Sinais e sintomas

Dor no ombro, particularmente ao elevar o braço. Dor ao virar-se na cama sobre o ombro lesionado. Perda de força e movimentação limitada do ombro.

Complicações caso negligenciada

A falta de tratamento para a bursite do ombro geralmente resulta em piora da condição, acarretando aumento da dor e da inflamação. O atleta corre o risco de desenvolver uma condição crônica, bem como o perigo de infecção no líquido da(s) bolsa(s), uma condição potencialmente grave, algumas vezes necessitando de cirurgia.

Tratamento imediato

Interromper todas as atividades que causam inflamação no ombro. Programa RGCEE para reduzir a inflamação e tratar a dor. Em seguida, aquecer para promover o fluxo sanguíneo e a cicatrização.

Reabilitação e prevenção

O atleta deve evitar a pressão sobre o ombro lesionado e a(s) bolsa(s) inflamada(s) durante a recuperação, bem como quaisquer atividades com probabilidade de irritar a condição. Comece a exercitar o ombro quando instruído por um médico a fim de restaurar sua força e mobilidade. Exercícios de aquecimento com ênfase em alongamentos, fortalecimento e mobilização do ombro podem auxiliar na prevenção do desenvolvimento de bursite.

Prognóstico a longo prazo

A bursite do ombro tende a melhorar com cicatrização adequada e reabilitação. A recuperação para a atividade esportiva geralmente pode ser esperada, sobretudo se não for detectada nenhuma infecção na bolsa. Em alguns casos, pode-se recomendar uma aspiração do líquido da bolsa com agulha a fim de reduzir a inflamação e garantir que nenhuma infecção esteja presente.

Exercícios de reabilitação

LESÕES DO OMBRO E DA PORÇÃO SUPERIOR DO BRAÇO

Lesões no esporte – Uma abordagem anatômica

a)

- Acrômio
- Bolsa subdeltoide fundida com a bolsa subacromial
- Ligamento coracoacromial
- Ligamento coracoumeral
- Ligamento glenoumeral superior
- Tendão do supraespinal
- Tendão do bíceps braquial (cabeça longa)
- Tendão do infraespinal
- Tendão do subescapular
- Lábio glenoidal
- Ligamento glenoumeral médio
- Cavidade glenoide
- Tendão do redondo menor
- Ligamento glenoumeral inferior

b)

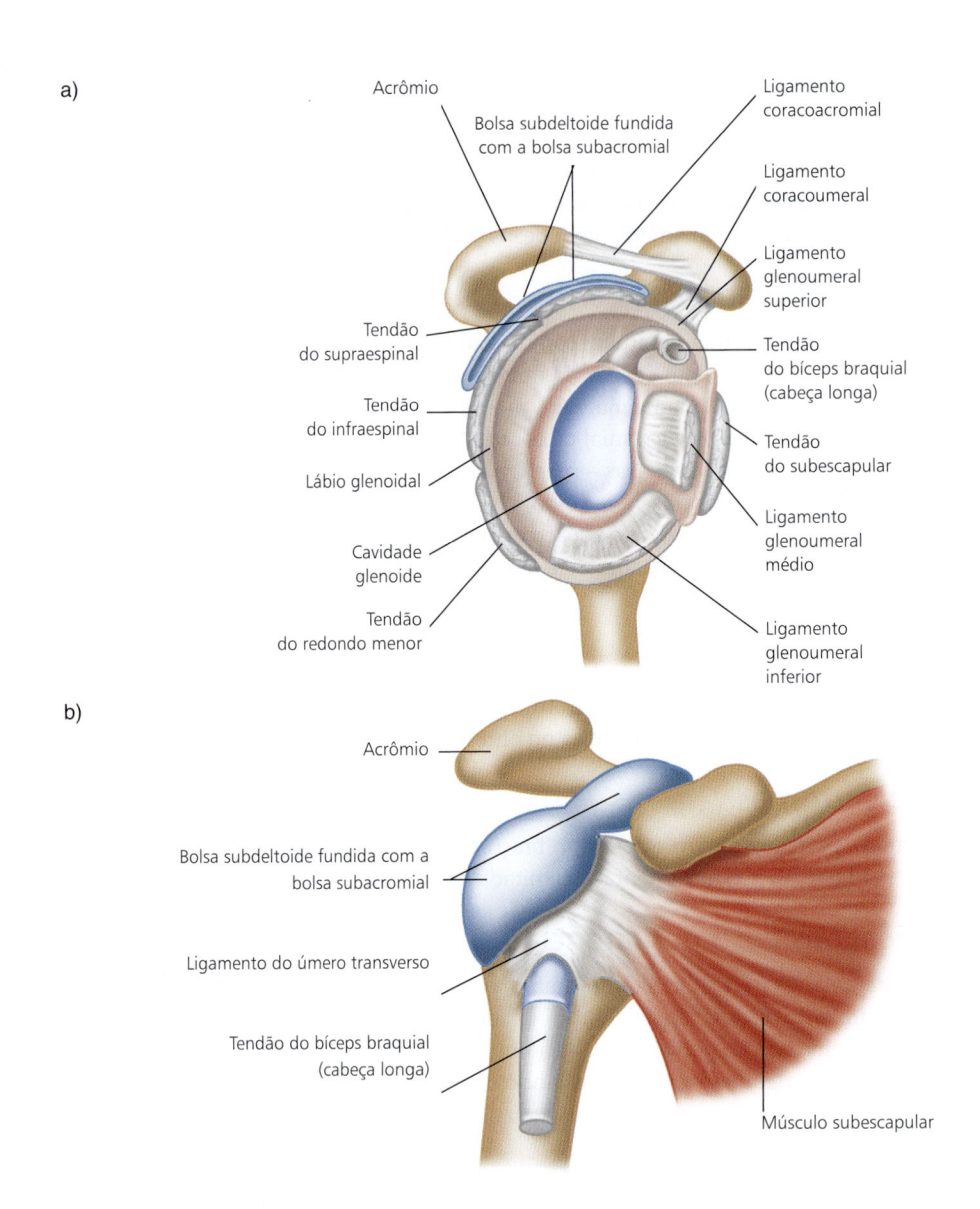

- Acrômio
- Bolsa subdeltoide fundida com a bolsa subacromial
- Ligamento do úmero transverso
- Tendão do bíceps braquial (cabeça longa)
- Músculo subescapular

Figura 9.6: a) Articulação do ombro, braço direito, vista lateral, b) braço direito, vista anterior (secção).

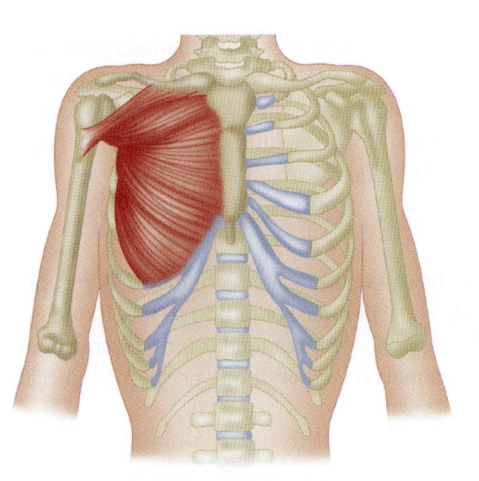

Figura 9.7: Músculo peitoral maior.

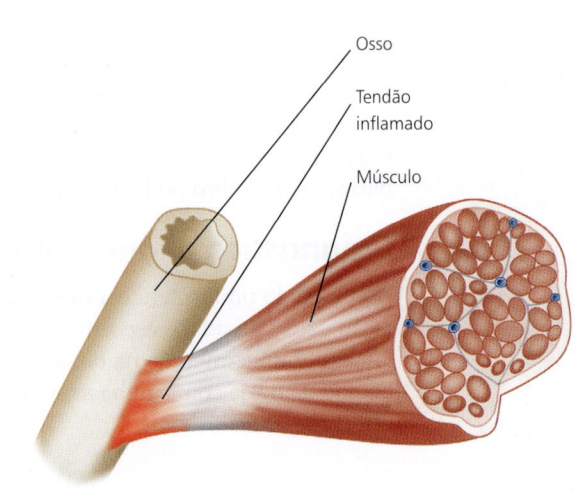

Tendinite bicipital
- Osso
- Tendão inflamado
- Músculo

051: Tendinite bicipital

Exercícios de reabilitação

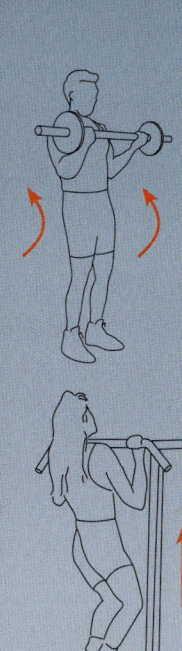

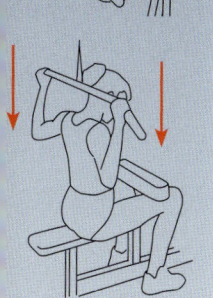

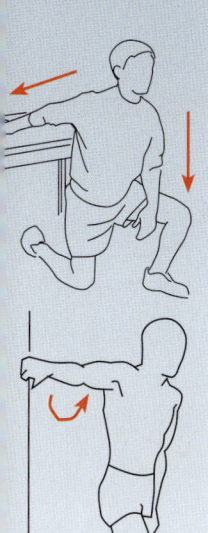

Breve resumo da lesão

A tendinite bicipital resulta da irritação e da inflamação do tendão do bíceps, que é localizado na porção anterior do braço e realiza a flexão do cotovelo e a supinação do antebraço. Seu uso excessivo pode levar à inflamação, uma enfermidade encontrada em golfistas, levantadores de peso, remadores e atletas que realizam esportes de arremesso.

Anatomia e fisiologia

Tendões são constituídos de feixes firmes e elásticos de tecido fibroso que conectam o músculo ao osso. A irritação do tendão do bíceps causada pelo uso excessivo ocorre à medida que ele se movimenta para a frente e para trás no sulco intertubercular (bicipital) do úmero. Esses deslocamentos podem causar inflamação dos tendões (ou tendinite), bem como das bainhas tendíneas. A junção musculotendínea do bíceps braquial é altamente suscetível a lesões decorrentes do uso excessivo, particularmente após atividades repetitivas de levantamento de peso.

Causas da lesão

Técnica inadequada, particularmente no levantamento de peso. Aumento repentino na duração ou intensidade do treinamento. Síndrome do impacto.

Sinais e sintomas

Dor sobre o sulco bicipital quando o tendão é alongado de forma passiva e durante a supinação e flexão resistidas do cotovelo. Dor e sensibilidade em toda a extensão do tendão. Rigidez após o exercício.

Complicações caso negligenciada

Sem cuidados e tratamento, a tendinite bicipital geralmente piora à medida que o tendão do bíceps braquial torna-se progressivamente irritado e inflamado. O movimento e a capacidade de realizar atividades esportivas sem dor serão ainda mais prejudicados. Exercitar-se sem ter ocorrido cicatrização da lesão e reabilitação adequadas pode levar à laceração e à degeneração do tendão com o tempo.

Tratamento imediato

Programa RGCEE para aliviar a inflamação dolorosa. Anti-inflamatório e analgésico. Em seguida, aquecer para promover o fluxo sanguíneo e a cicatrização.

Reabilitação e prevenção

A condição é autolimitada com repouso e atendimento médico. Após a recuperação completa, são realizados exercícios direcionados à melhora da flexibilidade, propriocepção e força. Aquecimento, exercícios de alongamento e um programa esportivo para evitar aumentos repentinos de atividade sem preparo podem auxiliar na prevenção dessa lesão, assim como estar atento à técnica esportiva apropriada.

Prognóstico a longo prazo

Em geral, pode-se esperar um retorno completo à atividade esportiva, dado o tempo adequado para recuperação do tendão e para a redução da inflamação. Entretanto, a lesão costuma ser recorrente. Normalmente, a cirurgia não é necessária. Injeções de corticosteroides algumas vezes são utilizadas para reduzir a dor, embora devam ser aplicadas com cautela, uma vez que aumentam o risco de enfraquecimento e ruptura do tendão.

LESÕES DO OMBRO E DA PORÇÃO SUPERIOR DO BRAÇO

052: Inflamação da inserção do músculo peitoral

Breve resumo da lesão

O peitoral maior é utilizado em muitos esportes quando os braços atuam para empurrar um peso (como durante o levantamento de peso) ou outro atleta (como em vários esportes de contato). Uma atividade repetitiva, especialmente em banco de supinação, pode causar irritação no ponto de inserção do músculo ou tendão, acarretando desconforto e perda de mobilidade.

Anatomia e fisiologia

O peitoral maior é um músculo grande que forma a parede anterior da axila; ele se origina na clavícula, no esterno e nas seis primeiras cartilagens costais, e se insere no terço superior do úmero. Esse músculo aduz e rotaciona medialmente o úmero. Sua porção clavicular flexiona e rotaciona medialmente a articulação do ombro e aduz o úmero horizontalmente, em direção ao ombro oposto; ao passo que sua porção esternocostal aduz o úmero obliquamente, em direção ao quadril oposto. É um dos principais músculos da elevação, tracionando o corpo quando o braço está fixo em uma superfície.

Causas da lesão

Carga excessiva sobre o músculo peitoral maior, especialmente em banco de supinação. Força excessiva contra o peitoral proveniente de empurrões nos esportes de contato. Queda sobre um ou ambos os braços estendidos.

Sinais e sintomas

Dor e fraqueza no ombro. Dificuldade para erguer o braço. Dor ou rigidez durante o levantamento de pesos.

Complicações caso negligenciada

A irritação da inserção do músculo peitoral tende a agravar quando a lesão é negligenciada. Podem ocorrer lacerações no músculo ou no tendão, acarretando aumento de dor, fraqueza e, a longo prazo, perigo de degeneração dessas estruturas. Caso a laceração no ponto de inserção se torne grave, pode ser necessária cirurgia para repará-la.

Tratamento imediato

Interrupção imediata da atividade causadora da irritação. Programa RGCEE para reduzir a inflamação e tratar a dor. Em seguida, aquecer para promover o fluxo sanguíneo e a cicatrização.

Reabilitação e prevenção

Um tempo de cicatrização apropriado deve ser permitido aos músculos peitorais e tendões associados. O treinamento de força dos peitorais utilizando pesos e exercícios calistênicos graduados geralmente ajuda a restaurar o atleta à condição anterior, desde que nenhuma laceração muscular grave tenha ocorrido. Dar uma atenção especial à técnica apropriada para o levantamento de pesos e para o aumento gradual, e não repentino, de estresse sobre o músculo peitoral pode ajudar a prevenir essa lesão.

Prognóstico a longo prazo

Com cuidados apropriados e tempo adequado para cicatrização, combinados a um treinamento gradual de força para os músculos peitorais e o complexo dos músculos do ombro, o atleta geralmente pode esperar um retorno completo às atividades normais.

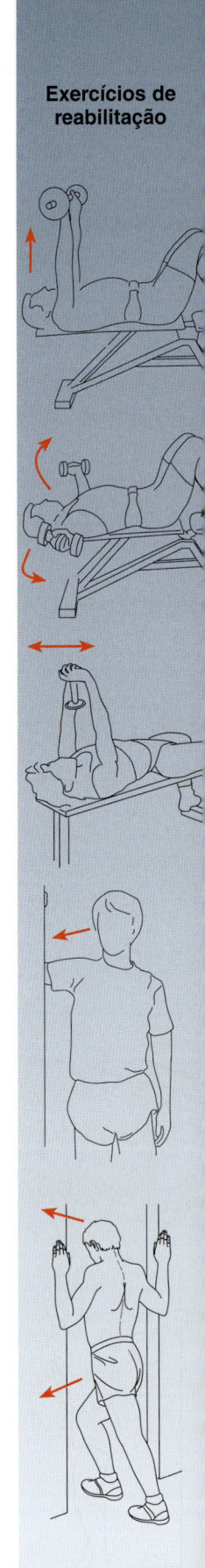

Exercícios de reabilitação

053: Ombro congelado (capsulite adesiva)

Exercícios de reabilitação

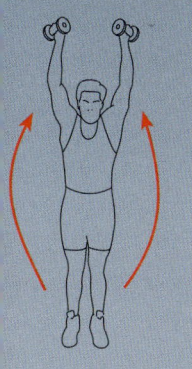

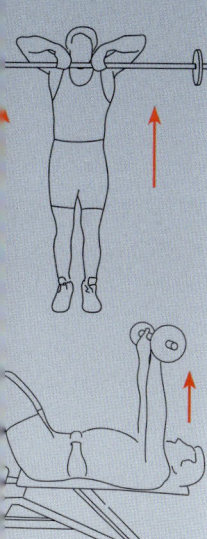

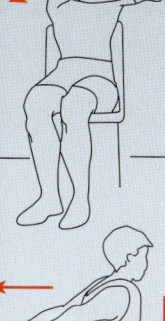

Breve resumo da lesão

Ombro congelado, ou capsulite adesiva, causa restrição grave dos movimentos do ombro devido à dor. A condição resulta da formação de feixes anormais de tecido entre as articulações, o que restringe sua movimentação e produz dor. O líquido sinovial, que geralmente é útil para lubrificar o espaço entre a cápsula e a cabeça do úmero no ombro, permitindo uma movimentação suave, costuma estar ausente nessa condição. A capsulite adesiva costuma ser mais comum em mulheres.

Anatomia e fisiologia

O ombro congelado geralmente é secundário à ocorrência de lesão, que é acompanhada por perda de movimento no ombro ou da articulação glenoumeral. A articulação consiste de uma bola (formada pela cabeça umeral) e uma cavidade (a cavidade glenoide). Embora a articulação glenoumeral seja normalmente uma das articulações mais móveis do corpo, ela é inerentemente instável, visto que a cavidade glenoide é apenas cerca de um terço do tamanho da cabeça do úmero (embora seja ligeiramente aprofundada por uma borda de fibrocartilagem denominada lábio glenoidal). Aderências causadas por tecido cicatricial que se formam nos espaços articulares podem restringir o movimento, de modo a "congelar" o ombro, deixando-o com amplitude de movimento gravemente limitada.

Causas da lesão

Formação de tecido cicatricial após a ocorrência de lesão do ombro. Formação de aderências após cirurgia. Laceração repetida do tecido mole ao redor da articulação glenoumeral.

Sinais e sintomas

Dor surda e contínua na região do ombro, frequentemente piorando à noite. Movimento limitado do ombro. Dor ao erguer o braço acometido.

Complicações caso negligenciada

O ombro congelado tem tendência a piorar com o tempo na ausência de um tratamento adequado e de um período de recuperação apropriado. A tentativa de praticar de atividade esportiva envolvendo o ombro acometido provavelmente ocasionará novas aderências, com dor e restrições de movimento. A produção de tecido cicatricial pode eventualmente requerer remoção cirúrgica.

Tratamento imediato

Aplicação de compressa úmida quente ao ombro para relaxar a articulação acometida. Relaxantes musculares para os músculos do ombro e do braço.

Reabilitação e prevenção

A compressa quente deve ser acompanhada com exercícios de alongamento para restaurar a mobilidade gradualmente. A termoterapia deve ser combinada à fisioterapia com supervisão médica. Movimentar o ombro através de sua amplitude de movimento total várias vezes ao dia, bem como realizar exercícios de treinamento de força pode ajudar a evitar o ombro congelado. Lesões do ombro devem receber atenção médica imediata para evitar a formação de tecido cicatricial.

Prognóstico a longo prazo

O tempo para recuperação de um ombro congelado varia, dependendo da causa subjacente, da idade e da saúde do atleta, e do histórico da lesão. Caso a condição não melhore após 4 a 6 meses, a cirurgia pode ser necessária. A persistência de algum desconforto e deficiência de movimento são comuns nessa lesão.

LESÕES DO OMBRO E DA PORÇÃO SUPERIOR DO BRAÇO

Lesões do dorso e da coluna

10

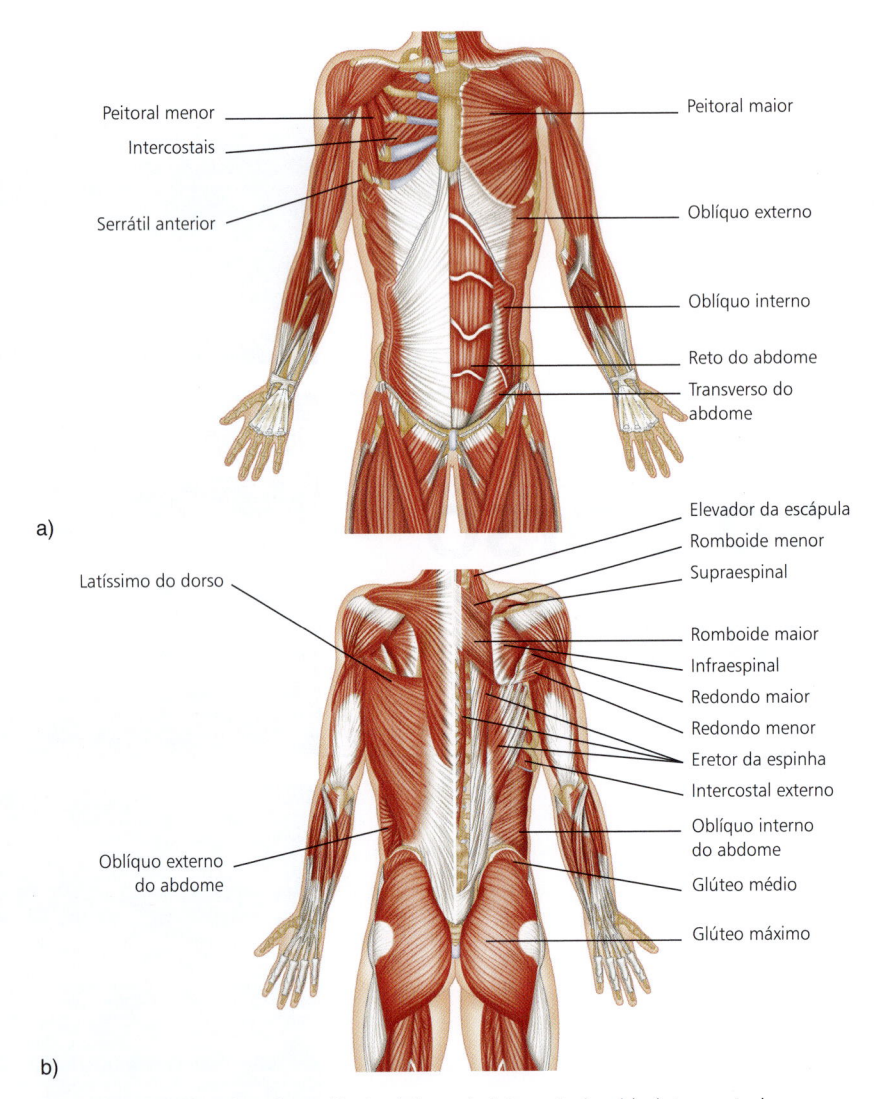

Lesões no esporte – Uma abordagem anatômica

a)

- Peitoral menor
- Intercostais
- Serrátil anterior
- Peitoral maior
- Oblíquo externo
- Oblíquo interno
- Reto do abdome
- Transverso do abdome

b)

- Latíssimo do dorso
- Oblíquo externo do abdome
- Elevador da escápula
- Romboide menor
- Supraespinal
- Romboide maior
- Infraespinal
- Redondo maior
- Redondo menor
- Eretor da espinha
- Intercostal externo
- Oblíquo interno do abdome
- Glúteo médio
- Glúteo máximo

Músculo distendido

Músculo normal

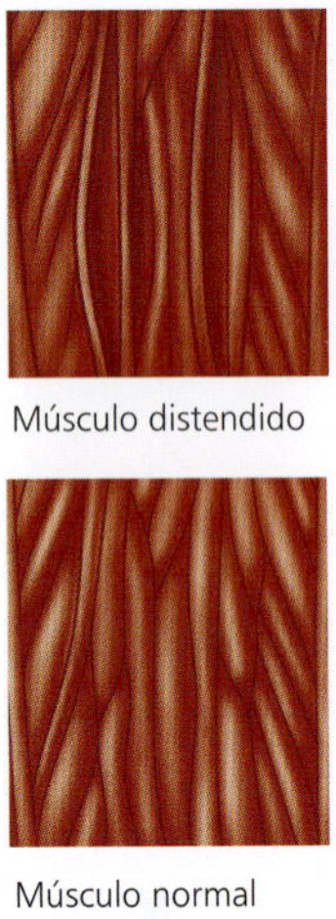

Distensão muscular

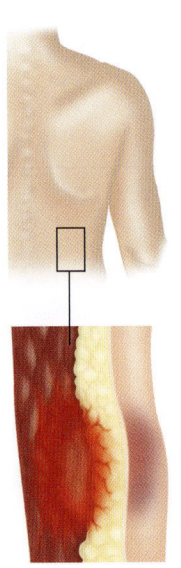

Contusão torácica

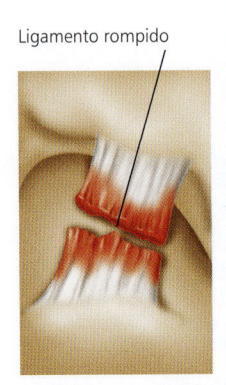

Figura 10.1: Músculos da região torácica, a) vista anterior, b) vista posterior.

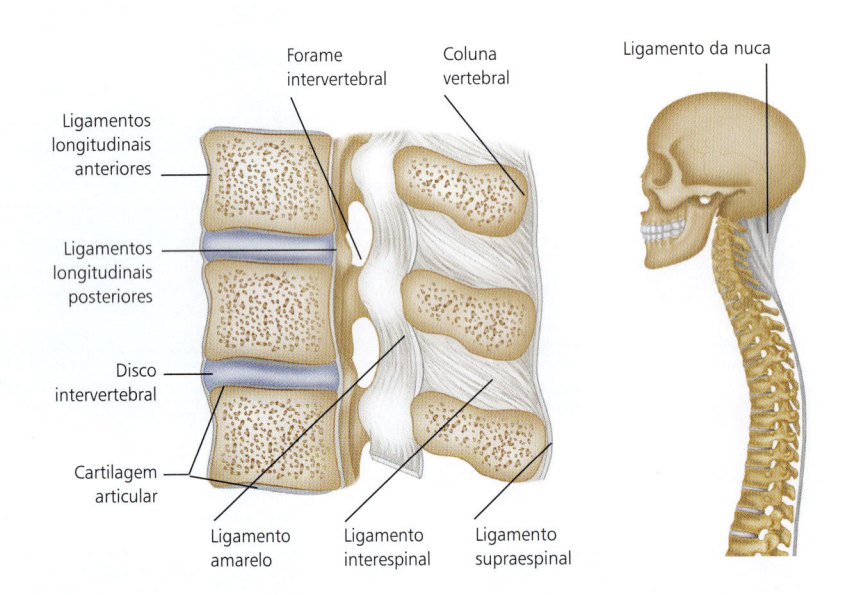

- Ligamentos longitudinais anteriores
- Ligamentos longitudinais posteriores
- Disco intervertebral
- Cartilagem articular
- Forame intervertebral
- Coluna vertebral
- Ligamento amarelo
- Ligamento interespinal
- Ligamento supraespinal
- Ligamento da nuca

Ligamento rompido

Laceração do ligamento dorsal

Figura 10.2: Secção sagital das vértebras.

054: Distensão muscular da coluna vertebral

Exercícios de reabilitação

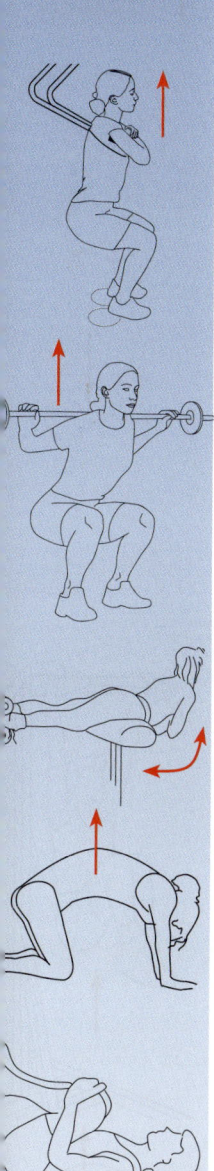

Breve resumo da lesão

Uma distensão muscular da coluna ocorre a partir de uma lesão muscular por alongamento ou ruptura dos músculos ou tendões. É uma lesão esportiva frequente que pode resultar de levantamento de peso, movimento abrupto, queda, colisão com outro atleta ou qualquer atividade em que os músculos do dorso estejam envolvidos. Com frequência, a distensão acomete a região lombar, de modo que a dor associada a essa lesão varia de moderada a grave.

Anatomia e fisiologia

Há três tipos de músculos na coluna: extensores (incluindo os músculos glúteos), flexores (incluindo os músculos abdominais e o iliopsoas) e oblíquos, ou rotadores (músculos laterais). A distensão muscular da coluna é mais frequente na coluna lombar, que é composta por cinco vértebras além do sacro. É este conjunto lombossacro que proporciona sustentação e proteção para a coluna vertebral.

Causas da lesão

Distensão repentina nos músculos lombares, proveniente de levantamento de peso. Movimento abrupto envolvendo os músculos da coluna. Estresse repetitivo aos músculos do dorso.

Sinais e sintomas

Dor à movimentação e perda dos movimentos na coluna. Rigidez do dorso. Formigamento e sensibilidade.

Complicações caso negligenciada

As distensões musculares da coluna geralmente são solucionadas com repouso adequado. Ignorar uma distensão muscular, porém, pode acarretar dor crônica, rigidez e desconforto, com degeneração dos músculos e tendões. Espasmos musculares que acompanham a inflamação podem causar dor que, em alguns casos, chega a ser muito intensa.

Tratamento imediato

Repousar sobre uma superfície firme em decúbito dorsal, e não ventral. Bolsa de gelo, analgésico e anti-inflamatório.

Reabilitação e prevenção

Após a utilização de gelo para reduzir a inflamação, a termoterapia pode ajudar a aliviar o desconforto. O período de recuperação para distensões musculares da coluna varia amplamente dependendo da gravidade da lesão, da localização e da saúde geral do atleta. Quando os músculos começam a cicatrizar, é importante que sejam utilizados de modo moderado para evitar nova lesão e atrofia. Exercícios para fortalecer o dorso e restaurar a mobilidade podem ajudar a evitar a recorrência dessa lesão.

Prognóstico a longo prazo

As distensões musculares dorsais, embora algumas vezes bastante dolorosas, costumam cicatrizar por completo sem nenhuma dor ou perda residual de movimento, embora algum risco de recorrência da lesão esteja presente, especialmente se a distensão tiver sido grave. O tratamento cirúrgico não é necessário nos casos de distensão muscular, a menos que alguma laceração grave de tecido ou tendão esteja envolvida.

LESÕES DO DORSO E DA COLUNA

055: Lesão ligamentar da coluna vertebral

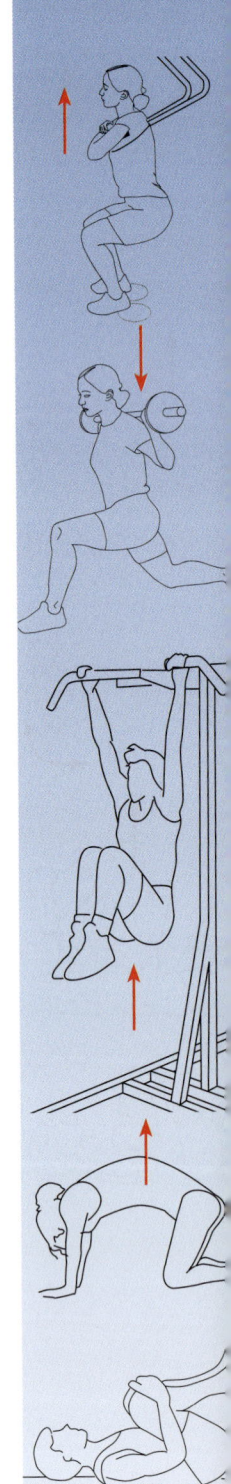

Breve resumo da lesão

Movimento repentino e irregular, estresse repetitivo ou carga excessiva sobre os ligamentos que estabilizam a coluna vertebral podem causar uma entorse ou laceração dos ligamentos. A lesão resultante, que acomete atletas de uma ampla variedade de esportes, produz dor e limita a mobilidade da coluna.

Anatomia e fisiologia

Os ligamentos são feixes elásticos constituídos de tecido fibroso. Eles proporcionam ligações fortes e flexíveis entre os ossos. Vários ligamentos sustentam a coluna. Os ligamentos longitudinais anterior e posterior conectam os corpos vertebrais nas regiões cervical, torácica e lombar. O ligamento supraespinal se fixa ao processo espinhoso e se torna mais espesso na região cervical, onde é denominado ligamento da nuca. O ligamento amarelo se fixa e se estende entre as porções ventrais das lâminas de duas vértebras adjacentes, da C2/C3 à L5/S1. Os ligamentos, músculos e tendões trabalham juntos para controlar as forças externas que são aplicadas à coluna durante os movimentos, especialmente os movimentos de flexão e levantamento de peso.

Causas da lesão

Levantar peso acima da capacidade normal da coluna. Torção abrupta da coluna incluindo queda durante o esqui ou outro esporte. Movimento despreparado envolvendo o dorso.

Sinais e sintomas

Dor e rigidez. Dificuldade para flexionar e dor durante a extensão da coluna. Sensibilidade e inflamação do dorso.

Complicações caso negligenciada

Uma laceração dos ligamentos geralmente força o atleta a repousar para permitir um tempo de cicatrização, já que a dor impede uma atividade normal. Caso a atividade seja continuada antes da cicatrização adequada, uma laceração subsequente dos ligamentos e lesão ligamentar duradoura podem ocorrer. Uma laceração ligamentar leve pode se tornar agudamente dolorosa e incapacitante quando ignorada.

Tratamento imediato

Programa RGCEE imediatamente após a lesão. Anti-inflamatórios não esteroidais (AINEs).

Reabilitação e prevenção

No caso de laceração ligamentar de leve a moderada, alguns dias de repouso são suficientes para permitir o retorno da maior parte das atividades diárias não esportivas. Isso deve ser realizado para restabelecer a flexibilidade na coluna e evitar a atrofia. Exercícios de fortalecimento dorsal não devem ser realizados até uma recuperação completa. Aquecimentos e alongamentos ao iniciar a prática de esporte, postura adequada e atenção à técnica apropriada podem ajudar a evitar essa lesão.

Prognóstico a longo prazo

Menos de 5% de todas as lesões da coluna vertebral necessitam de cirurgia, a qual raramente é indicada para laceração ligamentar, embora 6 a 8 semanas de tratamento, algumas vezes mais, sejam necessárias quando a lesão ligamentar é grave. Voltar à atividade normal antes que a cicatrização esteja completa aumenta o risco de recorrência da lesão.

056: Contusão torácica

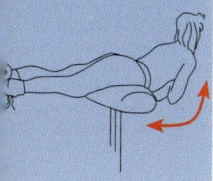

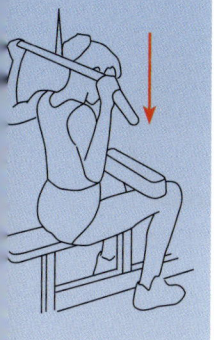

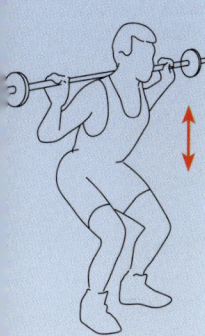

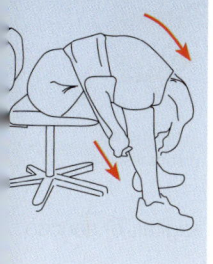

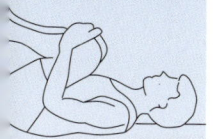

Breve resumo da lesão

A contusão é um ferimento fechado resultante de traumatismo aplicado ao tecido mole do corpo causado por um golpe ao músculo, tendão ou ligamento. As lesões por contusão causam um hematoma e frequentemente alteração da cor da pele causada pelo acúmulo de sangue no local do traumatismo. As contusões que afetam a coluna estão relacionadas a uma variedade de esportes de contato, como futebol americano e hóquei, seja por causa de uma força violenta aplicada aos tecidos moles ou como resultado de uma queda sobre as costas.

Anatomia e fisiologia

As contusões envolvem traumatismo aos tecidos subcutâneos. Uma vez que a musculatura é bem vascularizada e o fluxo sanguíneo regional geralmente se encontra aumentado no momento do impacto, ocorre hemorragia dos vasos sanguíneos lacerados na pele e tecidos subcutâneos, formando uma equimose (despigmentação de uma área da pele). Os capilares são lesionados por causa da força brusca, resultando em infiltração sanguínea no interior do tecido subjacente. Embora a maior parte das contusões adquiridas no decorrer da atividade esportiva sejam pequenas, algumas constituem lesões graves, podendo estar associadas a fraturas e hemorragia interna.

Causas da lesão

Sobrecarga ou alongamento excessivo dos músculos em razão de um golpe aplicado por outro atleta durante esportes de contato. Golpe por equipamentos esportivos, especialmente no hóquei e no lacrosse. Queda forte sobre as costas.

Sinais e sintomas

Dor no local da lesão. Dor à palpação. Despigmentação da pele de coloração azul, roxa, laranja ou amarela. Espasmos dolorosos e contrações musculares (que atuam como um mecanismo protetor).

Complicações caso negligenciada

As contusões podem indicar condições subjacentes mais graves, incluindo fratura, hematoma (sangue no músculo) ou mesmo hemorragia interna; todas essas enfermidades devem receber atendimento médico imediato. Contusões menores geralmente desaparecem em questão de dias, sem complicação. Casos mais graves, entretanto, podem necessitar de 3 a 4 semanas para cicatrizarem.

Tratamento imediato

Repouso, interrupção de atividade e gelo para reduzir o inchaço. Anti-inflamatório e analgésicos para dor, caso necessário. Modificação da atividade.

Reabilitação e prevenção

Evitar pressão ou outro traumatismo no local da contusão e colocar gelo geralmente são suficientes para acelerar a recuperação. Como as contusões resultam de acidentes com força abrupta, elas geralmente não são previsíveis, embora condicionamento e dieta adequados (incluindo abundância de vitamina C) possam diminuir a gravidade da contusão. O processo de tratamento pode incluir aplicação de calor, ultrassom, massagem, alongamento e exercícios de resistência adequados.

Prognóstico a longo prazo

Embora as contusões possam produzir dor aguda significativa, elas cicatrizam mais rapidamente que as distensões musculares ou lacerações ligamentares. A gravidade da contusão depende de muitos fatores, incluindo tensão ou relaxamento muscular no momento da lesão. A dor em geral desaparece em horas ou dias e a despigmentação da pele também. O atleta deve retornar completamente à atividade, nos casos mais graves, após 4 semanas, sem déficit permanente.

LESÕES DO DORSO E DA COLUNA

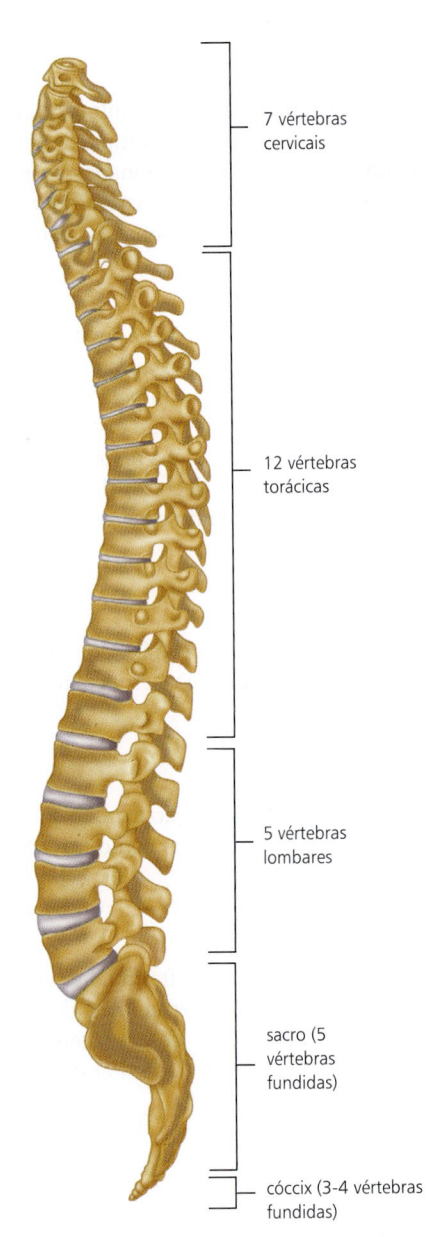

Lesões no esporte – Uma abordagem anatômica

Figura 10.3: Coluna vertebral, vista lateral.
- 7 vértebras cervicais
- 12 vértebras torácicas
- 5 vértebras lombares
- sacro (5 vértebras fundidas)
- cóccix (3-4 vértebras fundidas)

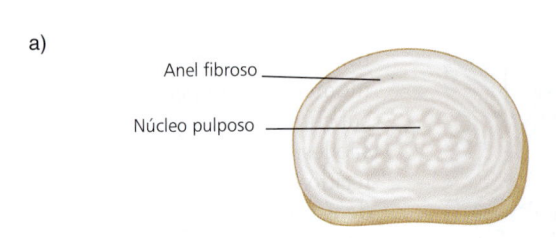

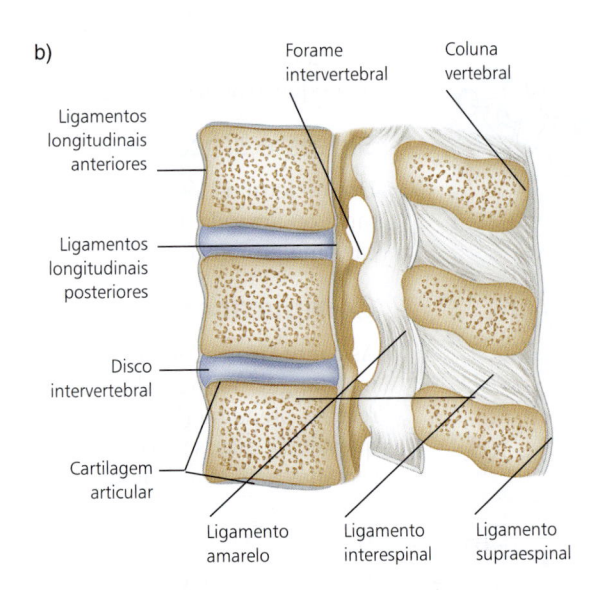

Figura 10.4: Vértebras; a) secção sagital, b) secção transversa do disco intervertebral.

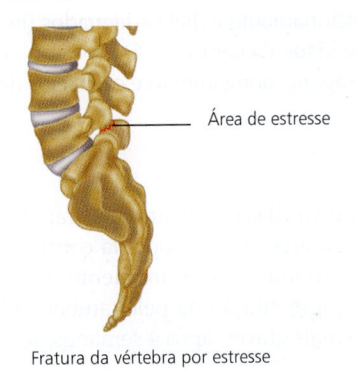

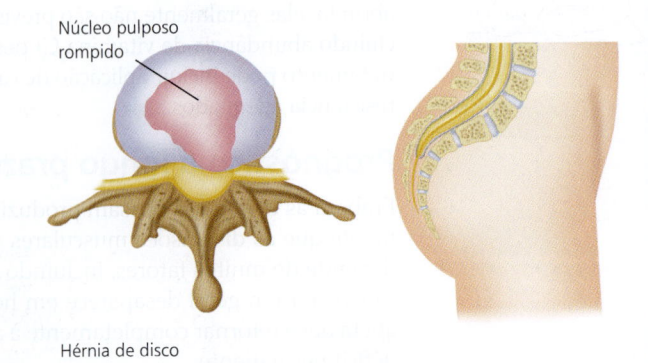

a) Anel fibroso; Núcleo pulposo

b) Forame intervertebral; Coluna vertebral; Ligamentos longitudinais anteriores; Ligamentos longitudinais posteriores; Disco intervertebral; Cartilagem articular; Ligamento amarelo; Ligamento interespinal; Ligamento supraespinal

Fratura da vértebra por estresse — Área de estresse

Hérnia de disco — Núcleo pulposo rompido

057: Hérnia de disco

Exercícios de reabilitação

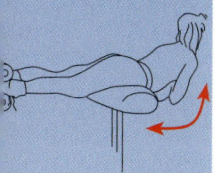

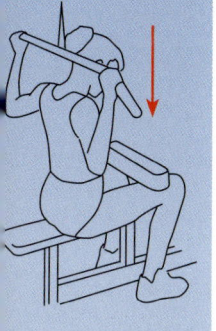

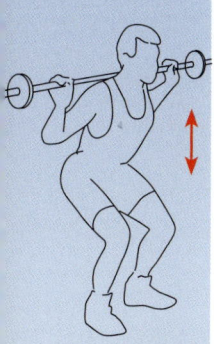

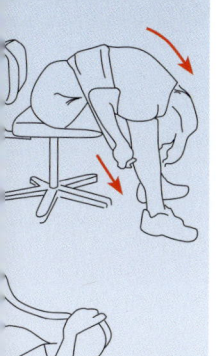

Breve resumo da lesão

A hérnia de disco (também denominada disco herniado, rompido ou prolapsado) ocorre quando os discos que atuam como acolchoamentos que absorvem os impactos ocupando os espaços entre as vértebras da coluna se rompem. Os discos contêm uma substância gelatinosa. Ao se romper, esse material se infiltra nos tecidos adjacentes, provocando pressão e dor na coluna vertebral ou nos nervos espinais na área da ruptura. Os deslizamentos de disco ocorrem com maior frequência na coluna lombar, embora qualquer disco da coluna seja vulnerável à ruptura.

Anatomia e fisiologia

A coluna é constituída de ossos denominados vértebras, separados por discos intervertebrais fibrocartilaginosos. Existe apenas um discreto movimento entre duas vértebras sucessivas, mas, ao se considerar a coluna vertebral como um todo, existe um movimento significativo. Os discos intervertebrais são compostos por um anel de cartilagem fibrosa denominado anel fibroso, que circunda um material gelatinoso, denominado núcleo pulposo. Os discos têm por finalidade proporcionar flexibilidade, acolchoamento e proteção à coluna. O canal espinal atravessa o centro das vértebras e discos e contém a medula espinal percorrendo desde o tronco cerebral até a primeira ou segunda vértebra lombar.

Causas da lesão

Técnica de levantamento de peso inadequada. Esforço excessivo. Traumatismo forçado ao disco vertebral.

Sinais e sintomas

Dor na coluna cervical, dorsal ou lombar. Dormência, formigamento ou dor nas nádegas, nas pernas ou nos pés. Em casos mais graves, dificuldade em controlar o intestino ou a bexiga.

Complicações caso negligenciada

Discos herniados ou deslocados necessitam de atendimento e avaliação médicos. Os sintomas de deslocamento de disco podem indicar outras enfermidades subjacentes, incluindo fraturas, tumores, infecção ou lesão nervosa, com implicações graves – em alguns casos, ameaçando a vida.

Tratamento imediato

Repouso em leito, gelo e compressa quente alternadamente. Utilizar anti-inflamatório e analgésico.

Reabilitação e prevenção

Repousar em leito e limitar as atividades por vários dias são geralmente indicados, embora a atividade diária não atlética normal deva ser reassumida logo a seguir para evitar atrofia e restaurar a mobilidade da coluna. A fisioterapia pode ser combinada com massagem e aumento gradual de exercícios para a coluna vertebral após o desaparecimento da dor. Exercícios de fortalecimento e flexibilidade, aquecimento adequado, evitar levantamento de peso repentino ou excessivo ou atenção às boas técnicas esportivas podem ajudar a evitar a lesão.

Prognóstico a longo prazo

A maior parte das lesões discais é resolvida sem cirurgia quando é oferecido um tempo de recuperação adequado. Embora a restauração completa da força e da mobilidade geralmente possa ser esperada, os discos são vulneráveis à recorrência de lesão, sobretudo para levantadores de peso e atletas que impõem forças significativas sobre a coluna vertebral.

LESÕES DO DORSO E DA COLUNA

058: Protrusão discal

Breve resumo da lesão
Discos intervertebrais são segmentos de tecido conjuntivo que separam as vértebras da coluna, proporcionando absorção de impacto e permitindo uma flexão uniforme que se estende do pescoço ao sacro, sem que haja atrito entre os ossos vertebrais. O disco com protrusão é aquele que se estende para fora de sua localização normal em virtude de várias formas de degeneração. Quando o disco entra em choque com os ligamentos que conectam as vértebras ou com os nervos da coluna, ocorre dor, embora a enfermidade também possa ser indolor em muitos casos.

Anatomia e fisiologia
A coluna é composta de ossos denominados vértebras, separadas pelos discos intervertebrais fibrocartilaginosos. Existe apenas um discreto movimento entre duas vértebras sucessivas; porém, existe um movimento considerável da coluna vertebral como um todo. Os discos intervertebrais são compostos de um anel espesso de cartilagem fibrosa denominado anel fibroso, que circunda uma substância gelatinosa denominada núcleo pulposo, o qual proporciona flexibilidade, acolchoamento e proteção à coluna. O canal espinal atravessa o centro das vértebras e contém a medula espinal percorrendo desde o tronco cerebral até a primeira ou a segunda vértebra lombar. Uma protrusão de disco pode ocorrer quando o núcleo pulposo é deslocado para fora.

Causas da lesão
Desgaste e degeneração relacionados à idade. Estiramento dos ligamentos que conectam as vértebras. Distensões musculares sucessivas decorrentes de treinamentos de peso inadequados.

Sinais e sintomas
Dor na coluna irradiando-se até as pernas (discos lombares). Dor irradiando-se até os ombros e membros superiores (discos cervicais). Assintomática, visualizada apenas na imagem do exame de ressonância magnética (RMI).

Complicações caso negligenciada
A protrusão de disco pode não causar dor ou outros sintomas e pode não ser reconhecida sem uma avaliação médica minuciosa. Entretanto, com o tempo, à medida que o disco aumenta sua protrusão, ele pode começar a colidir com as raízes nervosas e causar dor. O estresse súbito aplicado aos discos, como durante movimentos abruptos ou levantamento de peso, pode causar ruptura ou hérnia de disco, condições dolorosas que requerem repouso e reabilitação.

Tratamento imediato
Interrupção da atividade que estressa os discos espinais. Repouso, aplicação de gelo e compressa quente podem ser usados, de forma alternada, para reduzir a inflamação e a dor.

Reabilitação e prevenção
A protrusão dos discos frequentemente ocorre como consequência da degeneração do disco e é responsável por causar a herniação ou a ruptura do disco, com perda do núcleo pulposo gelatinoso localizado no centro do disco. A protrusão do disco é um exemplo de lesão contida, ao passo que a hérnia de disco é considerada uma lesão não contida. Minimizar os estresses desnecessários nas costas pode auxiliar na prevenção dessa lesão.

Prognóstico a longo prazo
Os discos com protrusão mais grave podem, no momento da ruptura, fazer com que o material do núcleo pulposo sofra extrusão no canal espinal. Nos casos menos graves, repouso e gelo geralmente são suficientes para restaurar a mobilidade indolor do atleta.

059: Fratura por estresse da coluna vertebral (espondilólise)

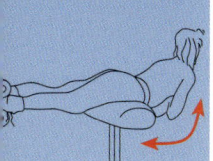

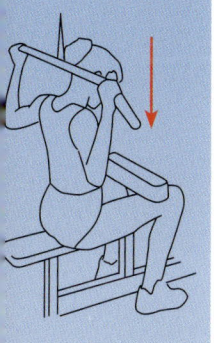

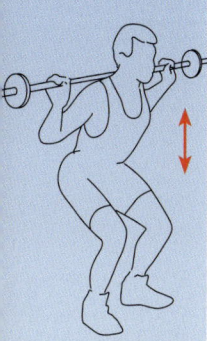

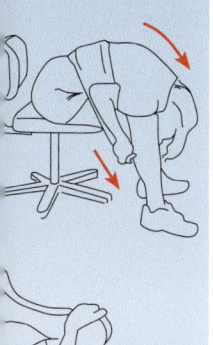

Breve resumo da lesão

As fraturas por estresse da parte interarticular do corpo vertebral (espondilólise) são lesões esportivas causadas por hiperextensão ou uso excessivo da coluna. Ginástica, levantamento de peso e futebol americano estão entre os esportes que podem causar essa lesão. As fraturas por estresse ocorrem com mais frequência na quinta vértebra lombar; condição denominada espondilólise. Na espondilolistese, ocorre um deslizamento entre as vértebras.

Anatomia e fisiologia

As articulações superiores e inferiores da coluna lombar são unidas pela parte interarticular, a porção mais fraca do osso do arco neural vertebral, localizada na região entre as facetas articulares superior e inferior. Lesões por uso excessivo podem resultar em fraturas da parte interarticular, uma ocorrência particularmente comum em atletas adolescentes durante os estirões de crescimento rápido. A vértebra lombar mais inferior (L5), onde a espinha encontra a pelve, é o local de ocorrência mais comum dessas fraturas vertebrais por estresse.

Causas da lesão

Predisposição genética. Estresse mecânico causado por uso excessivo, flexão, rotação ou hiperextensão da coluna lombar. Estirões de crescimento em adolescentes.

Sinais e sintomas

Dor disseminada pela coluna lombar. Espasmos musculares causadores de enrijecimento dorsal. Encurtamento dos músculos isquiotibiais, acarretando alterações na postura.

Complicações caso negligenciada

Quando o deslizamento causado pela fratura vertebral é ignorado, a fratura piora e pode tornar-se incapacitante. O osso que sofreu fratura requer um tempo suficiente para restauração, um processo denominado remodelamento. O tratamento cirúrgico pode ser requerido quando ocorre dor persistente ou escorregamento acentuado na área da fratura.

Tratamento imediato

Repousar e evitar o uso excessivo ou estresse nas vértebras lombares. Gelo, medicações analgésicas e anti-inflamatórios para reduzir a inflamação e a dor. Posteriormente, aquecer-se para promover o fluxo sanguíneo e a cicatrização.

Reabilitação e prevenção

Após um período de consolidação completa (que pode durar até mais de 6 semanas, dependendo da gravidade da lesão), devem ser realizados exercícios de flexibilidade e de alongamento, evitando o uso excessivo. Exercitar-se sobre superfícies firmes e inflexíveis, como concreto, aumenta o impacto sobre a vértebra e causa estresse à coluna lombar; portanto, isso deve ser evitado.

Prognóstico a longo prazo

Ao contrário da maioria das fraturas por estresse, a espondilólise e a espondilolistese normalmente não se consolidam com o tempo, embora, nos casos menos graves, o remodelamento ósseo possa reparar as fraturas lombares caso seja fornecido um período de tempo adequado. Caso o repouso e a reabilitação normal falhem em permitir alívio da dor e consolidação da fratura, a cirurgia para fusão da coluna na qual as vértebras lombares se fundem com o sacro pode ser necessária.

Lesões do tórax e do abdome

11

LESÕES DO TÓRAX E DO ABDOME

Lesões no esporte – Uma abordagem anatômica

a)

- Clavícula
- Manúbrio
- Esterno
- Cartilagem costal
- Processo xifoide
- Costelas flutuantes
- Costelas verdadeiras
- Costelas falsas

b)

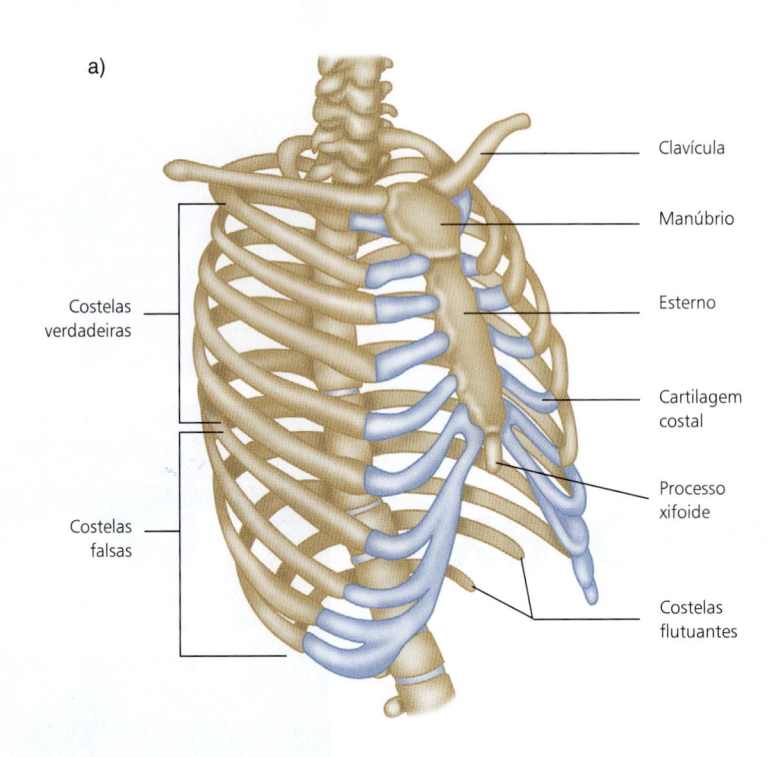

- As costelas se elevam e o esterno se contrai
- Pulmão
- Diafragma movimenta-se inferiormente

Inspiração

Figura 11.1: a) Costelas e esterno, b) a mecânica da respiração.

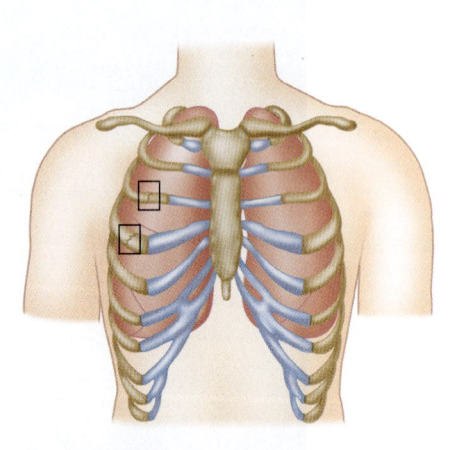

Costelas fraturadas

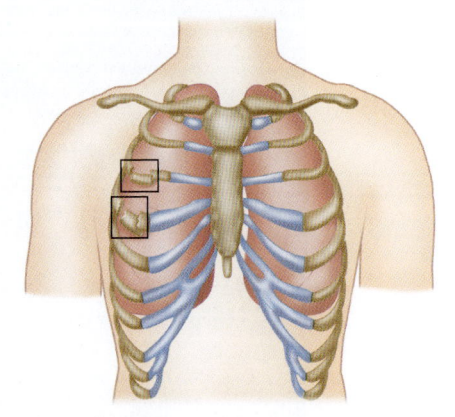

Tórax oscilante

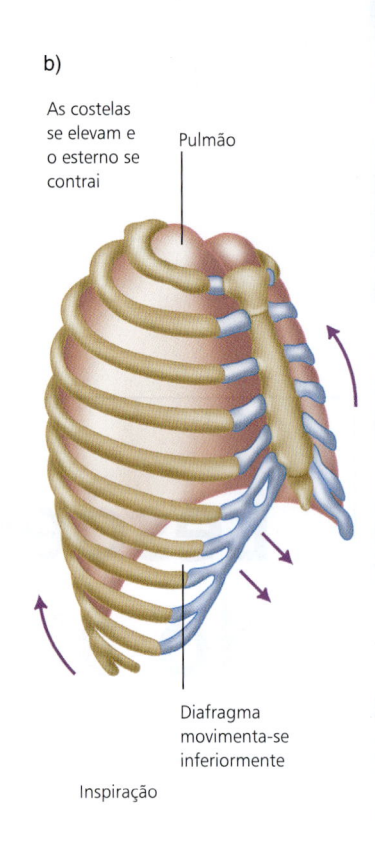

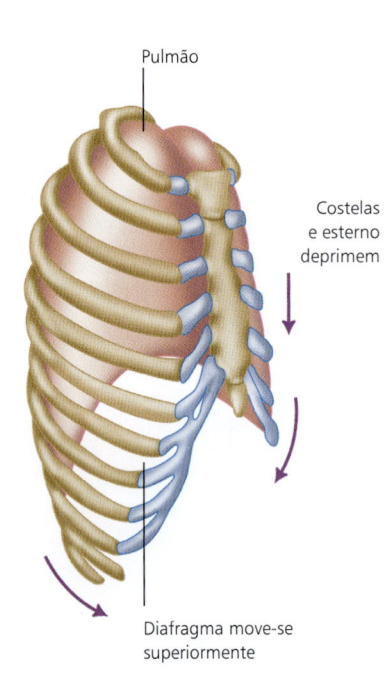

- Pulmão
- Costelas e esterno deprimem
- Diafragma move-se superiormente

Expiração

060: Fratura de costelas

Exercícios de reabilitação

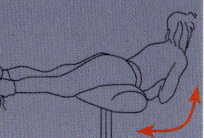

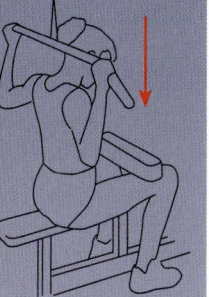

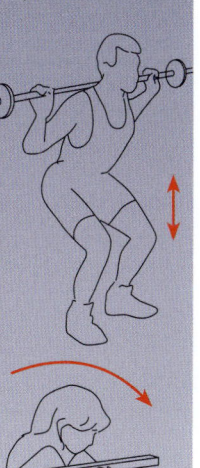

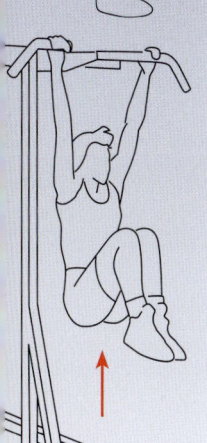

Breve resumo da lesão

Esportes de contato, como futebol americano e hóquei, e esportes que podem resultar em quedas ou traumatismo torácico abrupto apresentam uma incidência maior de fratura de costela que outras atividades. Esportes radicais, montaria e artes marciais são outros exemplos de atividades que podem acarretar essa lesão. Dor e sensibilidade sobre a caixa torácica após uma queda ou um traumatismo nessa área, especialmente se for acompanhada por dificuldade respiratória, devem ser sempre tratadas como possível fratura de costelas e deve ser procurado atendimento médico.

Anatomia e fisiologia

Existem doze pares de costelas, compreendendo costelas verdadeiras, falsas e flutuantes. Os primeiros sete pares são denominados costelas verdadeiras e se fixam diretamente ao esterno pela cartilagem costal. Os próximos três pares são denominados costelas falsas e se fixam à cartilagem costal, mas não diretamente ao esterno. Os dois últimos pares de costelas são denominados costelas flutuantes, e não se fixam à cartilagem costal, nem ao esterno.

As costelas protegem os órgãos no interior da cavidade torácica e são também essenciais no mecanismo de respiração. Os músculos responsáveis pela abertura da cavidade torácica, para permitir que o ar entre nos pulmões, fixam-se às costelas. Estas são mais flexíveis que muitos outros ossos por causa de suas fixações cartilaginosas. Quando as costelas ou fixações de cartilagem sofrem fraturas, elas enfraquecem o suporte e a proteção da cavidade torácica. Isso também interfere na capacidade dos músculos de abrir a cavidade torácica efetivamente para permitir uma ventilação adequada, resultando em inspiração de ar e troca de oxigênio insuficientes. Qualquer das costelas pode sofrer uma fratura e, boa parte das vezes, mais de uma costela sofrem fratura simultaneamente.

Causas da lesão

Golpe violento no tórax, dorso ou na porção lateral do corpo. Queda com o tórax, dorso ou a porção lateral do corpo contra o solo. Tosse muito forte – mais comum em pessoas com saúde óssea comprometida, por exemplo, osteoporose.

Sinais e sintomas

Dor e sensibilidade sobre o local da fratura, que também podem ser observadas ao se exercer pressão sobre o esterno ou comprimindo a caixa torácica. Dor e dificuldade para respirar, especialmente na inspiração. Dependendo do número de costelas envolvidas, pode-se observar um movimento irregular do tórax durante a respiração, bem como algum inchaço.

Complicações caso negligenciada

As costelas cujas fraturas são deixadas sem atendimento apresentarão dor e podem acarretar infecções pulmonares devidas à respiração curta. Níveis de oxigênio reduzidos podem ser o resultado de um menor volume de ar inspirado. As extremidades ósseas podem se separar e lesionar o delicado tecido pulmonar subjacente, causando uma perfuração no pulmão ou outra lesão; possivelmente até no coração. A estabilidade geral da cavidade torácica também será acometida.

Tratamento imediato

Se houver suspeita de fratura de uma costela, deve ser procurado atendimento médico. Gelo e anti-inflamatório podem ser utilizados para aliviar a dor. Um enfaixamento compressivo pode ser realizado para estabilizar a região até que se obtenha ajuda médica, mas não deve ser usado a longo prazo, pois limita respirações profundas e purificadoras, que são necessárias à saúde do tecido pulmonar.

LESÕES DO TÓRAX E DO ABDOME

060: Fratura de costelas - *continuação*

Reabilitação e prevenção

O repouso é essencial para a recuperação e reparo das costelas fraturadas. É importante respirar profundamente, expandindo o pulmão no mínimo uma vez a cada hora para garantir uma expansão adequada do tecido pulmonar e evitar infecções nos pulmões. Também se deve proteger a área lesionada até que esteja completamente consolidada. Em razão da incapacidade de repousar essa região totalmente, visto que há um movimento constante durante a respiração, o tempo de consolidação das fraturas é maior, em geral de 6 a 8 semanas. Ao retornar às atividades, essa área deve estar acolchoada e protegida por mais uma ou duas semanas.

Construir massa muscular no tórax e dorso ajuda a proteger as costelas de lesões. Utilizar equipamentos e protetores apropriados e adequadamente ajustados também ajuda a protegê-las. Evitar traumatismo à caixa torácica é o passo mais importante na prevenção de fraturas de costela.

Prognóstico a longo prazo

Em geral, as costelas consolidam-se completamente quando fornecido repouso adequado. As chances de quebrar uma costela não são maiores após a primeira fratura se houver uma consolidação completa. O número de costelas envolvidas na lesão pode aumentar o tempo geral de recuperação. Caso o tecido subjacente, como do coração ou dos pulmões, esteja envolvido na lesão, o tempo necessário para consolidação completa pode ser muito maior e, portanto, resultar em um período significativo de recuperação.

061: Tórax flutuante

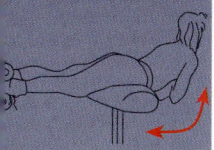

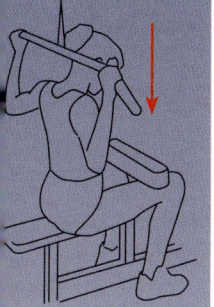

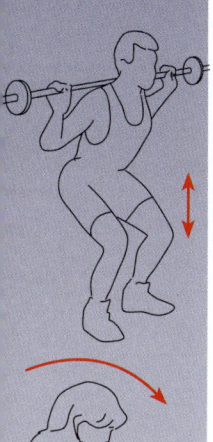

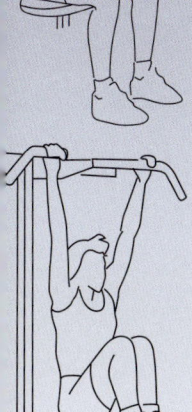

Breve resumo da lesão

Quando as costelas são fraturadas em múltiplos locais, permitindo que porções flutuem livres, pode haver ocorrência do tórax flutuante. A parede torácica não é mais uma unidade e a área desligada pode mover-se separadamente do restante da parede torácica. Essa é uma condição grave em razão da natureza delicada dos órgãos subjacentes e da função das costelas e parede torácica no processo de respiração. É uma emergência médica e deve ser tratada imediatamente.

Anatomia e fisiologia

As costelas formam uma caixa que protege a cavidade torácica. Quando uma costela é quebrada em dois ou mais locais, a integridade da caixa torna-se falha e a parede torácica perde sua sustentação rígida. Isso é especialmente verdadeiro quando mais de uma costela está envolvida na lesão. E também pode ocorrer quando a cartilagem é rompida ao mesmo tempo em que ocorre uma fratura na costela. A capacidade do tórax de se expandir e mover o ar para dentro e para fora dos pulmões fica comprometida e a respiração torna-se irregular e curta. A elevação torácica paradoxal ou elevação desigual através de toda a cavidade torácica com frequência acompanha essa lesão. Geralmente, é observada como o oposto da elevação respiratória normal, acarretando colapso torácico durante a inspiração e expandindo-se durante a expiração.

Causas da lesão

Traumatismo contuso sobre a caixa torácica. Queda ou outro golpe no tórax, dorso ou à porção lateral do corpo. Lesão por esmagamento na área torácica. Fratura de costela não tratada com traumatismo adicional.

Sinais e sintomas

Elevação torácica desigual ou heterogênea. Uma área pode parecer mover-se independentemente do restante do tórax e em oposição à elevação respiratória normal. Dor e sensibilidade. Dificuldade para respirar. Traumatismo e possível inchaço sobre a área lesionada. Instabilidade na parede torácica sobre as costelas fraturadas.

Complicações caso negligenciada

No tórax flutuante, as costelas quebradas flutuam livres e, portanto, ficam propensas a provocar lesões ao delicado tecido pulmonar e cardíaco imediatamente abaixo. Isso pode levar a um pneumotórax (ar na cavidade pleural, fora dos pulmões) ou hemotórax (perda de sangue na cavidade pleural, porém fora dos pulmões). A respiração adequada também fica comprometida pela dor e pela instabilidade associada a essa lesão. A incapacidade de produzir uma respiração com qualidade pode levar a hipóxia (concentração reduzida de oxigênio no sangue ou tecido). A incapacidade de inflar completamente os pulmões pode acarretar pneumonia e outras complicações respiratórias.

Tratamento imediato

Por suas possíveis complicações, o tórax flutuante é uma emergência médica, de modo que deve ser procurada assistência médica imediatamente. Gelo e anti-inflamatório ou analgésicos podem ser utilizados para controlar a dor. A compressão da área lesionada para a estabilização pode ser realizada até que se obtenha ajuda médica, mas não deve ser usada a longo prazo, pois pode comprometer a ventilação adequada dos pulmões.

061: Tórax flutuante - *continuação*

Reabilitação e prevenção

O repouso é o passo mais importante na fase de recuperação dessa lesão, assim como proteger a área lesionada. O retorno às atividades tem de ser lento, e a área lesionada deve ser acolchoada para uma proteção adicional. Os músculos ao redor do local da lesão necessitam de reabilitação após a consolidação das fraturas. Isso deve ser abordado cautelosa e gradualmente.

O fortalecimento da massa muscular ao redor da caixa torácica ajuda a protegê-la de lesões. Os músculos fortes torácicos e dorsais proporcionam uma boa proteção. A lateral da caixa torácica deve ser protegida com um dispositivo adequado. Evitar traumatismo à caixa torácica também reduz as chances de ocorrência dessa lesão.

Prognóstico a longo prazo

O tórax flutuante deve recuperar-se completamente com repouso e reabilitação adequados. Em alguns casos, pode ser necessária intervenção cirúrgica para estabilizar as costelas fraturadas. Quando muitas costelas estão envolvidas ou quando são encontradas várias fraturas em uma mesma costela, o tempo de recuperação é maior. Lesões aos tecidos subjacentes ou aos de sustentação também podem aumentar o tempo necessário para a consolidação das fraturas.

Capítulo 11 – Lesões do tórax e do abdome

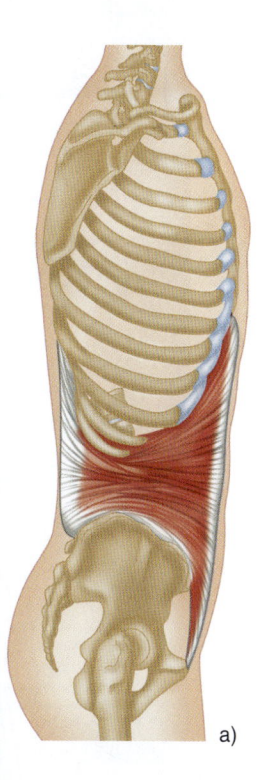

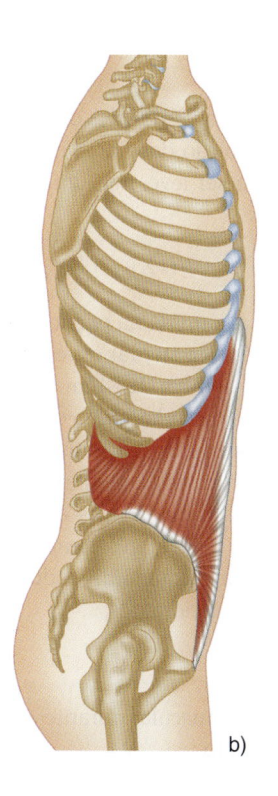

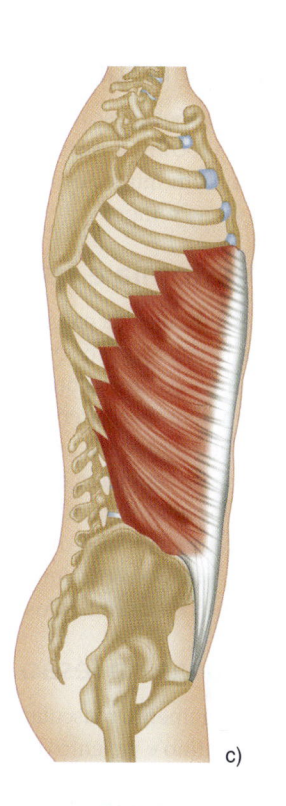

Figura 11.2: Músculos do abdome; a) transverso do abdome, b) oblíquo interno, c) oblíquo externo, d) reto do abdome.

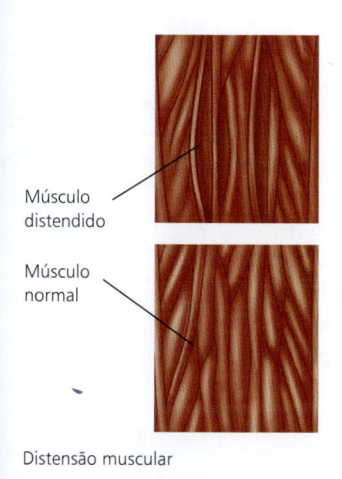

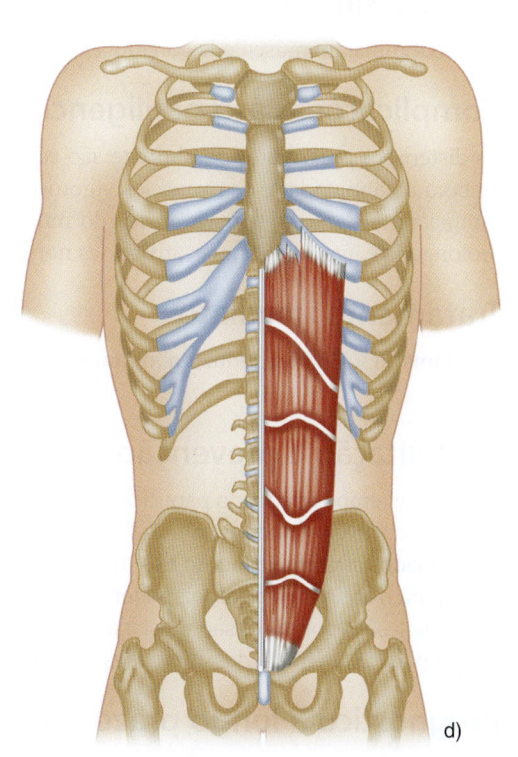

Músculo distendido
Músculo normal

Distensão muscular

062: Distensão muscular abdominal

Breve resumo da lesão
Distensões musculares são lesões de um músculo ou tendão. A distensão do músculo abdominal ocorre a partir de alongamento e/ou laceração das fibras musculares, uma lesão comum em muitos esportes. Tal laceração tende a ser leve, mas, em casos graves, o músculo pode se romper.

Anatomia e fisiologia
Os músculos da parede abdominal anterior localizam-se na região entre as costelas e a pelve, circundando os órgãos internos, e sua função é sustentar o tronco, permitir movimento, manter os órgãos no lugar e sustentar a coluna lombar. Existem três camadas de músculo, com fibras percorrendo a mesma direção das três camadas como ocorre com os músculos na parede torácica. A camada mais profunda consiste no músculo transverso do abdome, cujas fibras se estendem quase que horizontalmente. A camada média compreende o oblíquo interno, cujas fibras são cruzadas pelo músculo da camada mais externa, o oblíquo externo, com um padrão de fibras cruzadas. Sobrejacente a essas três camadas, está o reto do abdome, situado verticalmente em cada lado da linha mediana do abdome e está associado ao grupo de seis músculos observado em atletas condicionados.

Causas da lesão
Alongamento muscular excessivo. Alongamento muscular durante a contração. Movimento repentino e violento do tronco. Traumatismo direto.

Sinais e sintomas
Dor abdominal no músculo lesionado. Dor lombar. Espasmos musculares.

Complicações caso negligenciada
As distensões musculares do abdome são comuns e, geralmente, resolvidas com repouso, embora a continuidade de exercícios vigorosos e tempo de cicatrização inapropriado possam acarretar lacerações mais graves do músculo e tendão, lesões a essas estruturas, dor prolongada e interferência nas atividades normais.

Tratamento imediato
Programa RGCEE para reduzir a inflamação e tratar a dor. Anti-inflamatórios e analgésicos padrão.

Reabilitação e prevenção
Repouso e tempo adequado para cicatrização geralmente são suficientes para aliviar distensões musculares do abdome e possibilitar o retorno do atleta à capacidade total. Exercícios direcionados ao fortalecimento dos músculos abdominais, incluindo exercícios de repetição lenta para o abdome e a coluna podem ser realizados. Atenção à técnica adequada é crucial para que lesões por distensão muscular sejam evitadas, assim como alongamento completo em preparação ao início das atividades esportivas.

Prognóstico a longo prazo
As distensões musculares abdominais podem ser classificadas em três graus de gravidade, todas necessitando de cuidados semelhantes, porém com períodos de tempo variáveis para cicatrização adequada. Geralmente, uma recuperação completa para o retorno às atividades esportivas normais pode ser esperada. Os casos que ocorrem sem complicações graves não necessitam de cirurgia.

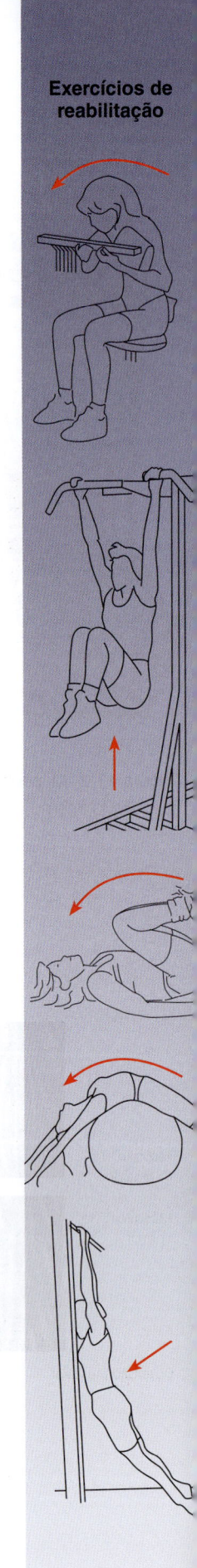

Lesões do quadril, da pelve e da virilha

12

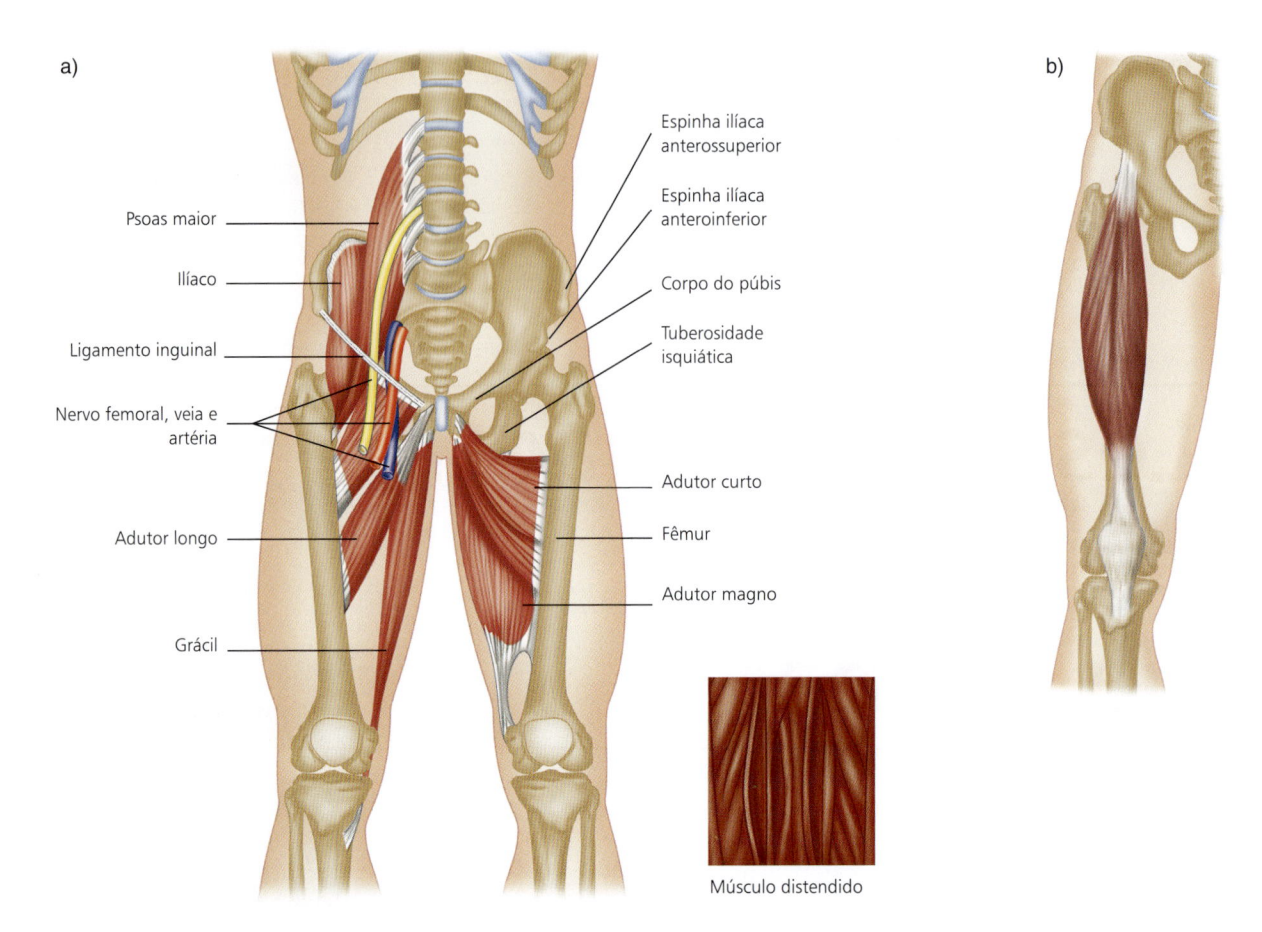

Figura 12.1: Iliopsoas, adutores e região pélvica, vista anterior, b) músculo reto femoral, vista posterior.

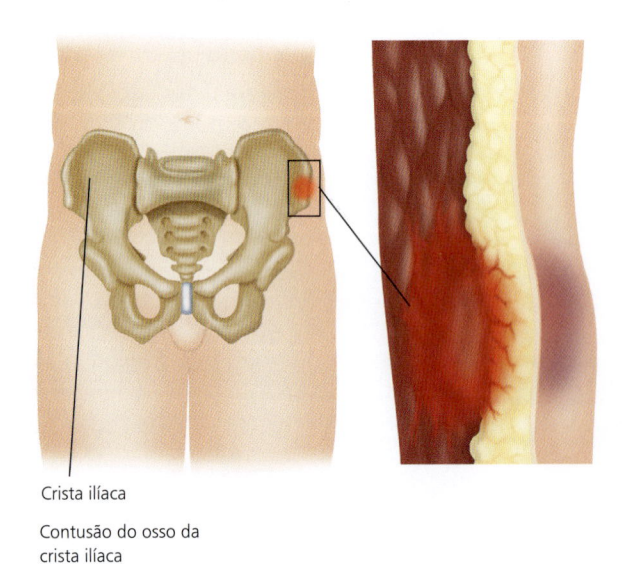

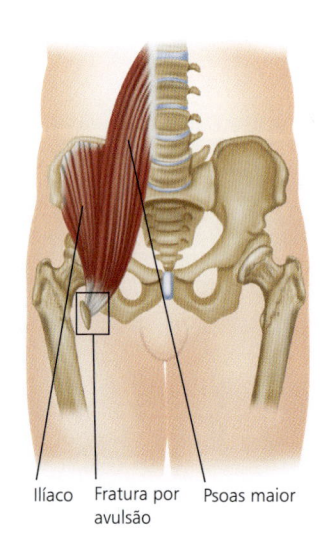

063: Distensão dos músculos flexores do quadril

Exercícios de reabilitação

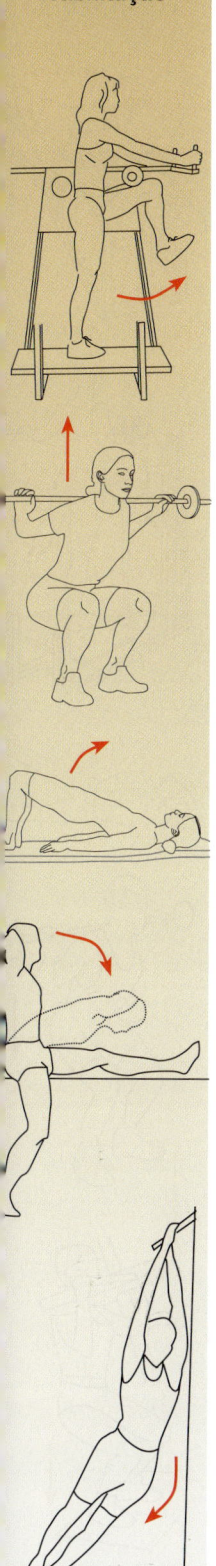

Breve resumo da lesão

A distensão é um estiramento ou laceração de um músculo ou tendão. Um músculo flexor do quadril é um músculo localizado na porção anterior do quadril que eleva a perna para a frente e para cima ou curva a cintura para a frente quando flexionada. Esse músculo é muito utilizado em atividades como ciclismo, corridas, chutes e saltos. Quando uma nova carga é imposta sobre o músculo ou quando são realizados estresses repetitivos sem repouso, o músculo pode sofrer estiramento ou laceração.

Anatomia e fisiologia

O grupo dos músculos flexores do quadril é constituído pelo iliopsoas (ilíaco e psoas maior) e pelo reto femoral, que se ligam ao quadril na inserção superior e ao fêmur na porção inferior. A função desses músculos é tracionar o fêmur em direção ao abdome ou, em vez disso, tracionar o abdome em direção às pernas, como ocorre nos exercícios abdominais. Corredores, ciclistas, jogadores de futebol americano, caminhantes de longas distâncias e indivíduos envolvidos em atividades de saltos em que as pernas são elevadas correm o risco de distender esses músculos.

Causas da lesão

Estresse repetitivo nos músculos flexores do quadril sem repouso adequado para recuperação. Estresse excessivo imposto ao músculo, sem alongamento e aquecimentos apropriados. Forma inadequada ao correr, praticar ciclismo ou outras atividades que envolvam os flexores do quadril. Hiperextensão vigorosa da perna na região do quadril.

Sinais e sintomas

Dor na área superior da virilha acima da porção anterior do quadril. Dor com o movimento da perna no quadril. Inflamação e sensibilidade sobre os flexores do quadril.

Complicações caso negligenciada

Distensões dos flexores do quadril deixadas sem tratamento podem tornar-se crônicas e tornar os músculos inflexíveis, o que pode levar a outros distúrbios. O músculo também pode sofrer laceração, o que pode vir a provocar uma laceração completa distante do ponto de fixação.

Tratamento imediato

Interrupção das atividades que agravam os flexores do quadril. Gelo durante as primeiras 48 a 72 horas. Anti-inflamatórios. Em seguida, aquecer e massagear para promover fluxo sanguíneo e cicatrização.

Reabilitação e prevenção

O condicionamento é a chave para a reabilitação e a prevenção das distensões dos flexores do quadril. Músculos fortes e flexíveis são muito mais resistentes. Alongar os músculos flexores do quadril, os abdominais, a região lombar, o quadríceps e os isquiotibiais ajuda a diminuir a carga de estresse imposta aos flexores do quadril. O alongamento do iliopsoas e de outros músculos do quadril, quadríceps, da região lombar e do abdome ajuda a preparar os flexores do quadril para estresses inesperados.

Prognóstico a longo prazo

Embora exista um potencial para dor crônica e inflexibilidade, as distensões musculares dos flexores do quadril geralmente se recuperam por completo com repouso adequado seguido por recuperação ativa utilizando alongamento e fortalecimento.

064: Contusão da crista ilíaca

Breve resumo da lesão

A contusão do osso do quadril consiste em uma lesão profunda da crista ilíaca e dos músculos que a recobrem; com frequência, ela é causada por um golpe direto. As contusões do osso do quadril estão mais comumente associadas com o futebol americano, mas também podem ser observadas em qualquer esporte de contato.

Anatomia e fisiologia

Uma contusão do osso do quadril geralmente é uma simples lesão muscular, mas também pode ser uma grave lesão óssea, como uma fissura ou uma fratura. A crista ilíaca, que pode ser localizada quando se repousa as mãos sobre os quadris, é o osso envolvido, e os músculos que se fixam a ela incluem os flexores do quadril, os abdominais e os músculos responsáveis pela rotação do quadril. Uma vez que esses músculos são lesionados em seus locais de fixação, qualquer movimento que os envolva será doloroso.

Causas da lesão

Impacto direto sobre o quadril.

Sinais e sintomas

Dor e sensibilidade sobre a crista ilíaca. Dor ao movimentar o quadril e, algumas vezes, ao sustentar peso (devido ao envolvimento muscular). Inflamação na área do quadril.

Complicações caso negligenciada

Quando não tratada, a dor e a inflamação podem ocasionar marcha inapropriada e se tornar crônicas. Caso o osso tenha sofrido fissura ou fratura, a falha no tratamento pode ocasionar uma consolidação inapropriada e lesões locais futuras.

Tratamento imediato

Afastar-se da atividade. Colocar gelo na região imediatamente. Raio X no caso de fratura.

Reabilitação e prevenção

A prevenção das contusões do osso do quadril inclui equipamento de proteção adequado durante as atividades e fortalecimento dos músculos de sustentação ao redor do quadril para maior amortecimento e proteção. Infelizmente, não há muito que se possa fazer para prevenir uma queda ou o contato contra a região do quadril.

A reabilitação inclui repouso até a remissão da dor, seguido de reintrodução gradual à atividade. Quaisquer atividades que causem dor devem ser interrompidas até sua superação.

Prognóstico a longo prazo

As contusões do quadril raramente causam incapacidade a longo prazo, de modo que a maior parte dos atletas consegue retornar à função total após o tratamento e o período de reabilitação. Raramente é necessária a cirurgia, exceto em casos de fraturas graves.

065: Fratura por avulsão

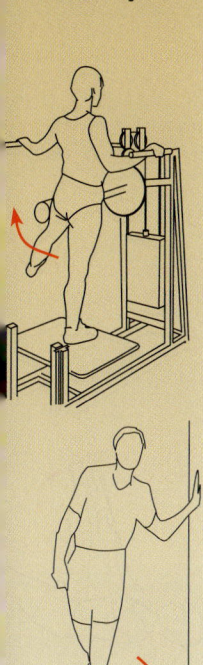

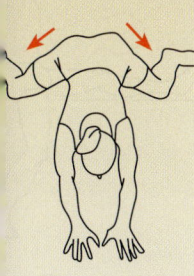

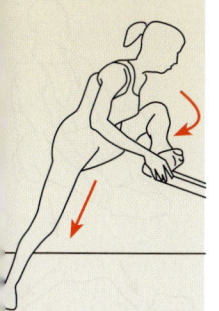

Breve resumo da lesão

Uma fratura por avulsão ocorre quando um tendão ou ligamento é arrancado do osso em seu ponto de fixação, levando consigo uma parte do osso. Isso geralmente é resultado de uma contração muscular a partir de uma torção vigorosa, de hiperflexão ou hiperextensão potente. Essa lesão ocorre com maior frequência em crianças que em adultos. Em adultos, o tendão ou ligamento tende a lacerar antes que o osso esteja envolvido, mas, em crianças, os ossos mais moles tendem a estar envolvidos. Mais comumente observada em garotos entre 13 e 17 anos, embora as junções ligamento-osso sejam locais comuns de lesão em indivíduos de meia idade.

Anatomia e fisiologia

Embora qualquer tendão ou ligamento no corpo possa estar envolvido em uma fratura por avulsão, ela é mais comum naquele ao redor da pelve. As fraturas por avulsão ocorrem mais comumente nas apófises, locais onde um tendão principal se fixa a uma proeminência óssea em crescimento. Em crianças, a placa de crescimento é um local mais fraco onde o osso é continuamente formado, e é uma área em que as fraturas por avulsão frequentemente ocorrem. A espinha ilíaca anterossuperior, a espinha ilíaca anteroinferior e a tuberosidade isquiática são as proeminências ósseas mais comumente envolvidas. Os músculos correspondentes acometidos são o sartório, o reto femoral e os isquiotibiais (ver página 176), respectivamente. Caso uma unidade musculotendínea seja envolvida, a função muscular ficará limitada.

Causas da lesão

Torção, extensão ou flexão vigorosas causando estresses extras nos ligamentos ou tendões. Impacto direto em uma articulação causando forte estiramento dos ligamentos.

Sinais e sintomas

Dor, inchaço e sensibilidade no local da lesão. Dor localizada repentina que pode irradiar-se ao longo do músculo.

Complicações caso negligenciada

Sem tratamento, uma fratura por avulsão irá acarretar, em longo prazo, deficiência dos músculos e articulações envolvidos. Uma consolidação incompleta ou incorreta também pode ocorrer, levando a futuras lesões de outros músculos.

Tratamento imediato

Tratamento com o programa RGCEE Imobilização da articulação envolvida. Anti-inflamatórios. Procurar ajuda médica imediata.

Reabilitação e prevenção

Repousar os músculos e as articulações e, em seguida, fortalecer os músculos e ligamentos de suporte irá auxiliar na reabilitação e prevenção de fraturas subsequentes. A reintegração gradual à atividade completa é importante para prevenir a recorrência da lesão na área enfraquecida.

Prognóstico a longo prazo

Com o tratamento adequado, a maior parte das fraturas por avulsão simples irá consolidar-se completamente, sem limitações. Em casos raros, tratamento cirúrgico pode ser necessário para reparar o osso que sofreu avulsão, especialmente em crianças em que a avulsão envolve a placa de crescimento.

066: Distensão dos músculos da virilha

Breve resumo da lesão

Como em qualquer distensão muscular, a da virilha (também denominada distensão do cavaleiro) é um estiramento ou laceração de um ou todos os músculos adutores da face interna da coxa ou de seus tendões. Futebol, hóquei e outros esportes que requeiram giros e mudanças rápidas de direção são as atividades mais comuns que causam tração sobre os músculos da virilha. As lesões variam de um simples estiramento dos músculos à laceração mais grave das fibras. Semelhante a outras distensões, ela é classificada em três graus, de 1º a 3º, sendo a de 3º a mais grave.

Anatomia e fisiologia

A área da virilha envolve a face interna da coxa. Os músculos envolvidos incluem o pectíneo, adutor curto, adutor longo, grácil e o adutor magno. Esses músculos são responsáveis por tracionar o membro inferior em direção à linha média do corpo e fixar a pelve e o fêmur, alguns superiores e outros inferiores ao joelho. Em virtude dessa localização e dessa função, os atletas envolvidos em esportes em que o membro inferior é movimentado de maneira ativa são mais suscetíveis a essa lesão. A lesão geralmente ocorre na junção musculotendínea, a cerca de 5 cm do púbis.

Causas da lesão

Alongamento excessivo dos músculos adutores do quadril. Contração vigorosa dos músculos adutores.

Sinais e sintomas

1º Grau: Dor leve, rigidez nos músculos adutores e pouco ou nenhum efeito no desempenho atlético.
2º Grau: Mais dolorosa, inchaço, sensibilidade, amplitude de movimento limitada, dor ao andar ou jogar.
3º Grau: Muito dolorosa, muito inchaço, dor na sustentação de peso, em alguns casos, dor durante o repouso ou à noite.

Complicações caso negligenciada

Distensões na virilha não tratadas podem ocasionar uma marcha alterada e dor crônica, o que pode levar a lesões em outras áreas. Uma laceração muscular menos grave pode se tornar mais séria e, eventualmente, completa.

Tratamento imediato

Programa RGCEE imediato. Anti-inflamatório. Em uma distensão de 3º grau, pode ser necessário procurar atendimento médico.

Reabilitação e prevenção

Após o tratamento inicial, as distensões menos graves irão responder a um programa de alongamento e fortalecimento gradual. As distensões mais graves requerem repouso adicional e um retorno lento às atividades, com programas extras de aquecimento antes de cada sessão de treinamento.

A prevenção das distensões da virilha requer aquecimento adequado antes das atividades, alongamento para uma boa flexibilidade nos adutores e fortalecimento dos músculos abdutores, adutores, abdominais e flexores do quadril para um bom equilíbrio muscular.

Prognóstico a longo prazo

A maior parte das distensões da virilha cicatriza sem efeitos duradouros. Apenas as distensões mais graves, como lacerações completas, necessitam de tratamento cirúrgico.

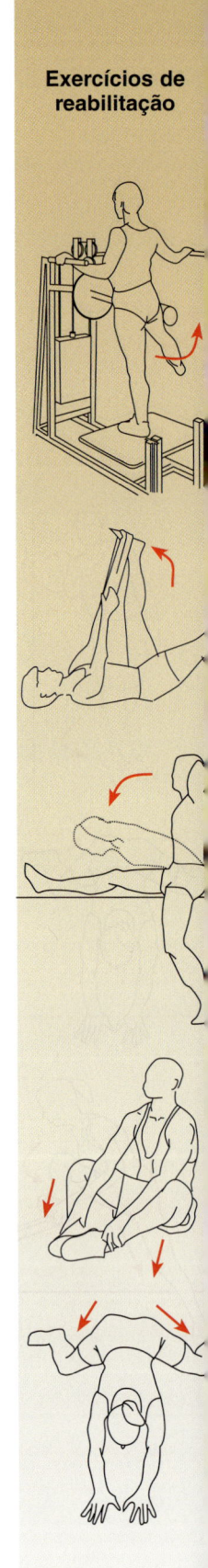

Exercícios de reabilitação

Capítulo 12 – Lesões do quadril, da pelve e da virilha

a)

- Psoas maior
- Ilíaco
- Ligamento inguinal
- Nervo femoral, veia e artéria
- Adutor longo
- Grácil

- Púbis
- Colo femoral
- Sínfise púbica
- Adutor curto
- Fêmur
- Adutor magno

b)

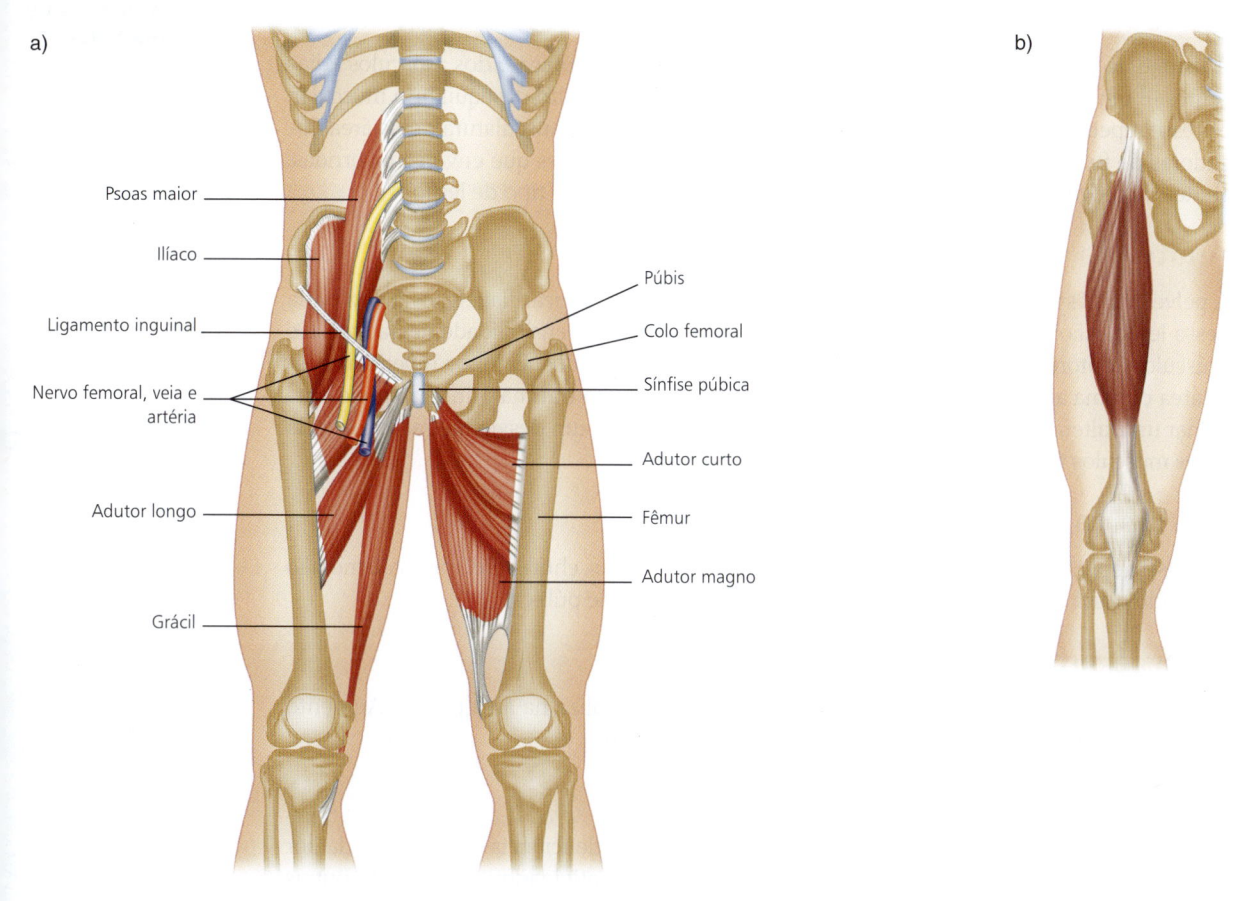

Figura 12.2: Iliopsoas, adutores e região pélvica, vista anterior, b) músculo reto femoral, vista posterior.

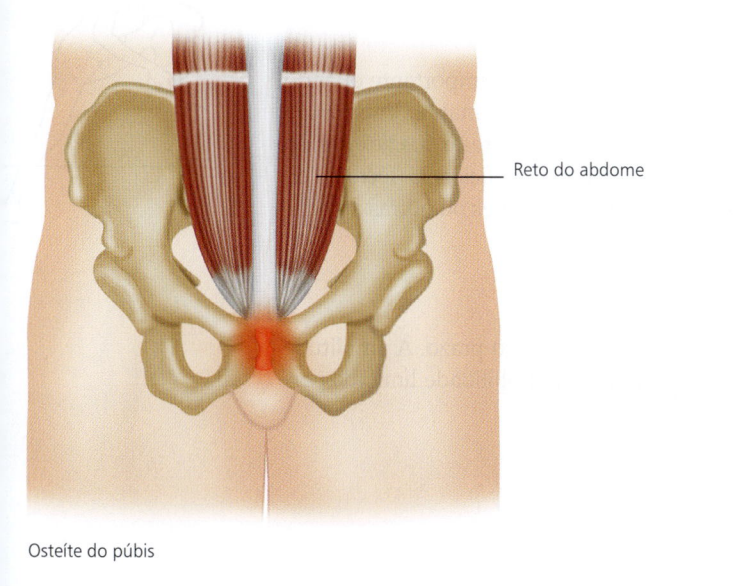

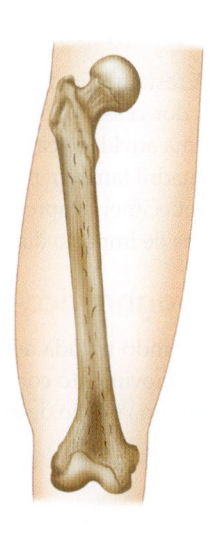

Reto do abdome

Osteíte do púbis

Fratura por estresse

067: Osteíte púbica

Breve resumo da lesão

A osteíte do púbis, ou pubalgia, é uma inflamação da sínfise púbica e dos músculos adjacentes. É um problema crônico que frequentemente resulta de um desequilíbrio muscular, estresse repetitivo ou de uma lesão não tratada dos ossos ou da musculatura dessa área. Jogadores de futebol, hóquei, corredores e outros atletas de esportes que envolvem corridas, chutes ou movimentos laterais rápidos são mais suscetíveis a esse tipo de lesão.

Anatomia e fisiologia

A pelve, mais especificamente na sínfise púbica, um disco de fibrocartilagem, está envolvida nessa lesão. Não ocorre instabilidade da sínfise púbica, mas há sensibilidade nessa área. Os músculos adutores e flexores do quadril também estão envolvidos. Estresse repetitivo nessa área ou uma alteração no ângulo de estresse, a partir de um trauma principal, pode ocasionar uma alteração na estrutura da sínfise púbica. Isso causa um desvio na tração exercida pelos músculos fixados nesse local.

Causas da lesão

Estresses repetitivos na sínfise púbica provenientes de corridas, chutes etc. Traumatismo não resolvido nessa área, resultando em forças anormais na sínfise púbica.

Sinais e sintomas

Dor na inserção dos adutores ou abdome inferior que se localiza na área púbica. Aumento da dor com corridas, chutes ou mudanças rápidas de direção.

Complicações caso negligenciada

A osteíte púbica não tratada irá ocasionar aumento de dor e deficiência. O aumento da dor pode levar a formas de movimento alteradas durante certas atividades, acarretando outras lesões.

Tratamento imediato

Gelo e repouso das atividades predisponentes. Anti-inflamatório.

Reabilitação e prevenção

A restauração da flexibilidade em todo o cíngulo do membro inferior é importante quando a dor cessa. O retorno gradual à atividade esportiva também é determinante. Interrompa uma atividade caso ela cause dor. O fortalecimento dos músculos adutores e dos flexores do quadril também prepara essa área para lidar com estresses com maior eficiência. Técnicas de aquecimento apropriadas antes de esportes que envolvam corrida, chutes ou outras atividades de impacto direto também são importantes.

Prognóstico a longo prazo

Quando tratada adequadamente, é raro haver qualquer efeito a longo prazo. A amplitude de movimento completa e a força devem retornar. Caso a dor e a mobilidade limitada perdurem, a lesão deve ser reavaliada.

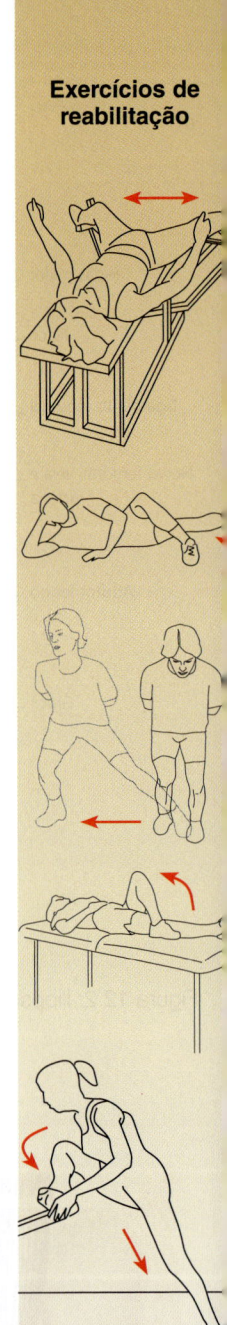

068: Fratura por estresse

Breve resumo da lesão

Um estresse repetitivo imposto a um osso muitas vezes pode ocasionar fraturas por estresse. Correr, saltar e realizar outras atividades de alto impacto podem provocar pequenas fissuras ou fraturas ao longo do osso. Fraturas por estresse podem ocorrer em qualquer osso sob estresse repetitivo.

Anatomia e fisiologia

As fraturas por estresse podem ocorrer em qualquer osso, porém, são mais comumente encontradas nos ossos do pé, da porção inferior da perna e do quadril. Quando um músculo se torna fadigado e não é mais capaz de absorver o choque do impacto, o estresse é transferido ao osso. Com o tempo, ele causará pequenas fissuras no osso. A fadiga em certos músculos também pode criar desequilíbrios de força que impõem um estresse não natural ao osso, provocando pequenas fraturas. As fraturas por estresse no púbis, colo femoral e terço proximal do fêmur são observadas em indivíduos que realizam atividades de dança aeróbica ou corrida cadenciada extensiva.

Causas da lesão

Estresse repetitivo proveniente de atividades com impacto. Estresse não natural ao osso a partir de superfícies de corrida diferentes. Desequilíbrios de força causando estresse incomum.

Sinais e sintomas

Área de dor mal localizada. Dor na sustentação de peso. Durante a corrida, a dor é intensa no início, torna-se ausente ou moderada no meio, e intensifica-se no final e após a corrida.

Complicações caso negligenciada

Quando não tratada, uma fratura por estresse pode desenvolver-se em uma fratura completa mais grave. A dor e a proteção natural da área lesionada podem ocasionar lesões futuras em outras áreas.

Tratamento imediato

O repouso é o tratamento mais importante. Anti-inflamatórios.

Reabilitação e prevenção

Durante a reabilitação de uma fratura por estresse, é importante reiniciar uma atividade lentamente. Pode levar de 4 a 8 semanas para a consolidação completa da fratura. Durante esse tempo, é importante identificar quais problemas de treinamento poderiam ter causado a fratura por estresse. Também é importante, durante esse período, manter o condicionamento geral com atividades que não exijam impacto excessivo sobre a área acometida.

Para prevenir fraturas por estresse, é importante aquecer-se apropriadamente antes das atividades e utilizar um equipamento adequado (evitar usar tênis gastos etc.). Também é importante aumentar a intensidade das atividades lentamente e ingerir muitos alimentos ricos em cálcio.

Prognóstico a longo prazo

Com tratamento apropriado e reabilitação, a maior parte das fraturas por estresse se consolida completamente, sem problemas posteriores. Em casos muito raros, pode ser necessário procedimento cirúrgico para a colocação de material de osteossíntese para que a fratura seja consolidada.

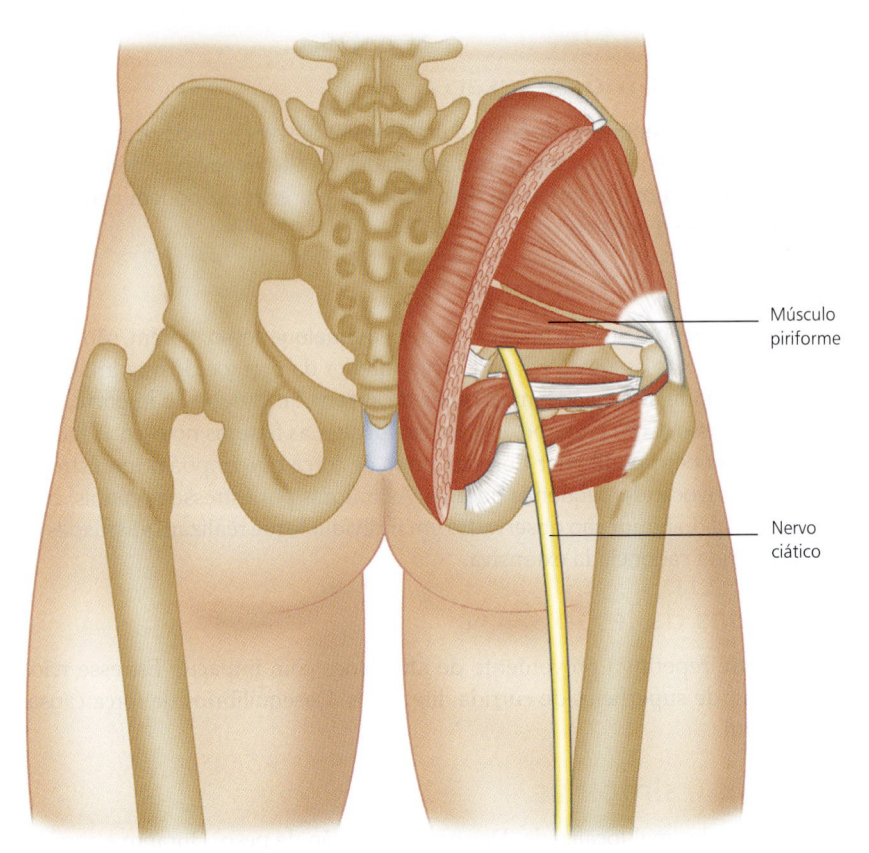

Figura 12.3a: Músculo piriforme e nervo ciático, vista posterior.

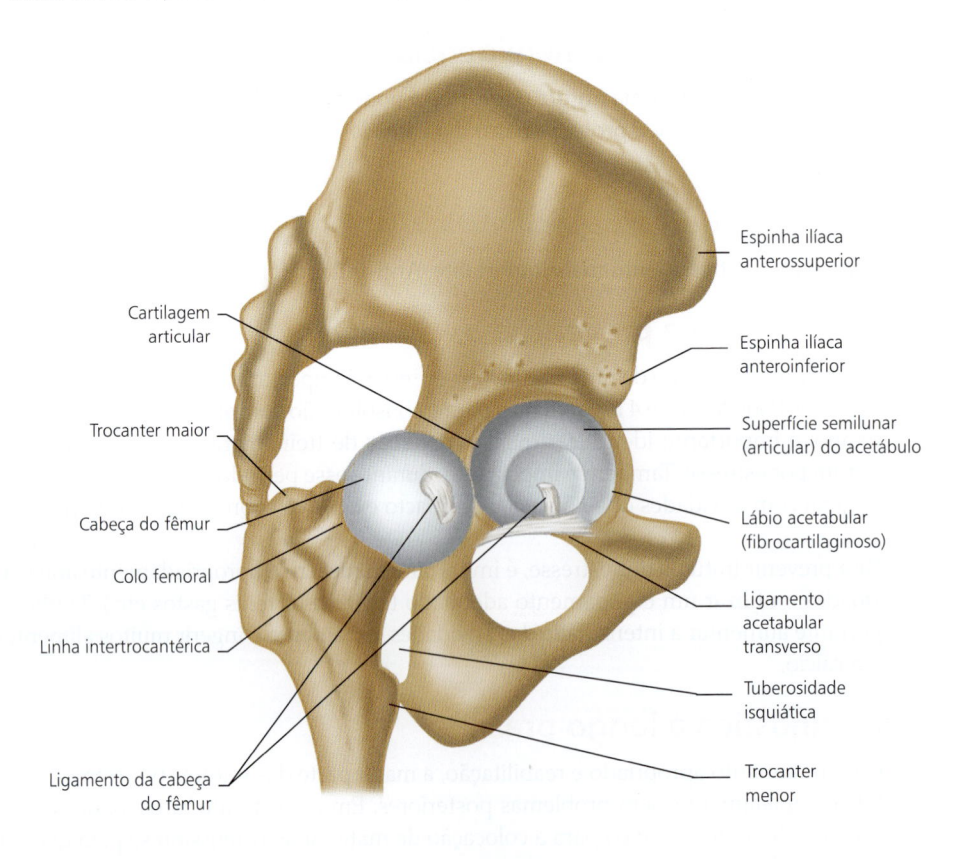

Figura 12.3b: Articulação do quadril, perna direita, vista lateral.

069: Síndrome do piriforme

Exercícios de reabilitação

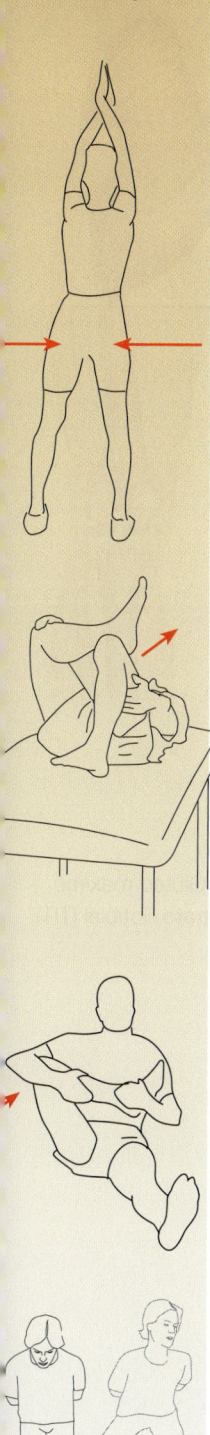

Breve resumo da lesão

A síndrome do piriforme é o resultado de pressão aplicada ao nervo ciático pelo músculo piriforme. A dor geralmente percorre desde as nádegas até a parte posterior da coxa. Uma marcha incorreta frequentemente ocasiona rigidez e inflexibilidade nesse músculo. Essa condição ocorre com mais frequência em mulheres que em homens (6:1).

Anatomia e fisiologia

O músculo piriforme é um músculo tubular e pequeno, que se origina na superfície interna do sacro, se insere na borda superior do trocanter maior do fêmur e deixa a pelve passando através do forame isquiático maior. O músculo auxilia a rotação lateral da articulação do quadril, abduzindo a coxa quando o quadril é flexionado, e ajuda a manter a cabeça do fêmur no acetábulo. Quando o músculo se torna rígido, pode exercer pressão sobre o nervo ciático adjacente, causando uma dor semelhante à do nervo ciático. A dor geralmente se inicia na região média da nádega e se irradia ao longo dos músculos isquiotibiais.

Causas da lesão

Movimentos ou marcha incorretos durante corridas ou caminhadas. Fraqueza dos músculos abdutores e/ou adutores da coxa.

Sinais e sintomas

Dor ao longo do trajeto do nervo ciático. Dor ao subir escadas ou andar sobre uma superfície inclinada. Dor aumentada após muito tempo na posição sentada.

Complicações caso negligenciada

Resultará em dor crônica quando não tratada. O músculo da coxa também pode se tornar irritado, causando estresse sobre os tendões e ligamentos.

Tratamento imediato

Programa de RGCEE. Anti-inflamatório. Em seguida, calor e massagem para promover fluxo sanguíneo e cicatrização.

Reabilitação e prevenção

Durante a reabilitação, são essenciais o retorno gradual à atividade e a continuação do alongamento dos músculos do quadril. É sensato iniciar as atividades com menor intensidade ou duração ao retomar a prática de esporte. Também é importante identificar os fatores que originam o problema. Fortalecer os músculos abdutores e aumentar a flexibilidade dos adutores auxiliam a aliviar parte do estresse e a evitar que o piriforme se torne rígido. Ao lidar com outras questões, é importante a manutenção de um bom programa de alongamento para manter o piriforme flexível.

Prognóstico a longo prazo

Quando tratada de forma adequada, a síndrome do piriforme raramente resulta em problemas a longo prazo. Raramente, uma injeção de corticosteroide ou outro método invasivo é necessário para aliviar a dor e a rigidez.

LESÕES DO QUADRIL, DA PELVE E DA VIRILHA

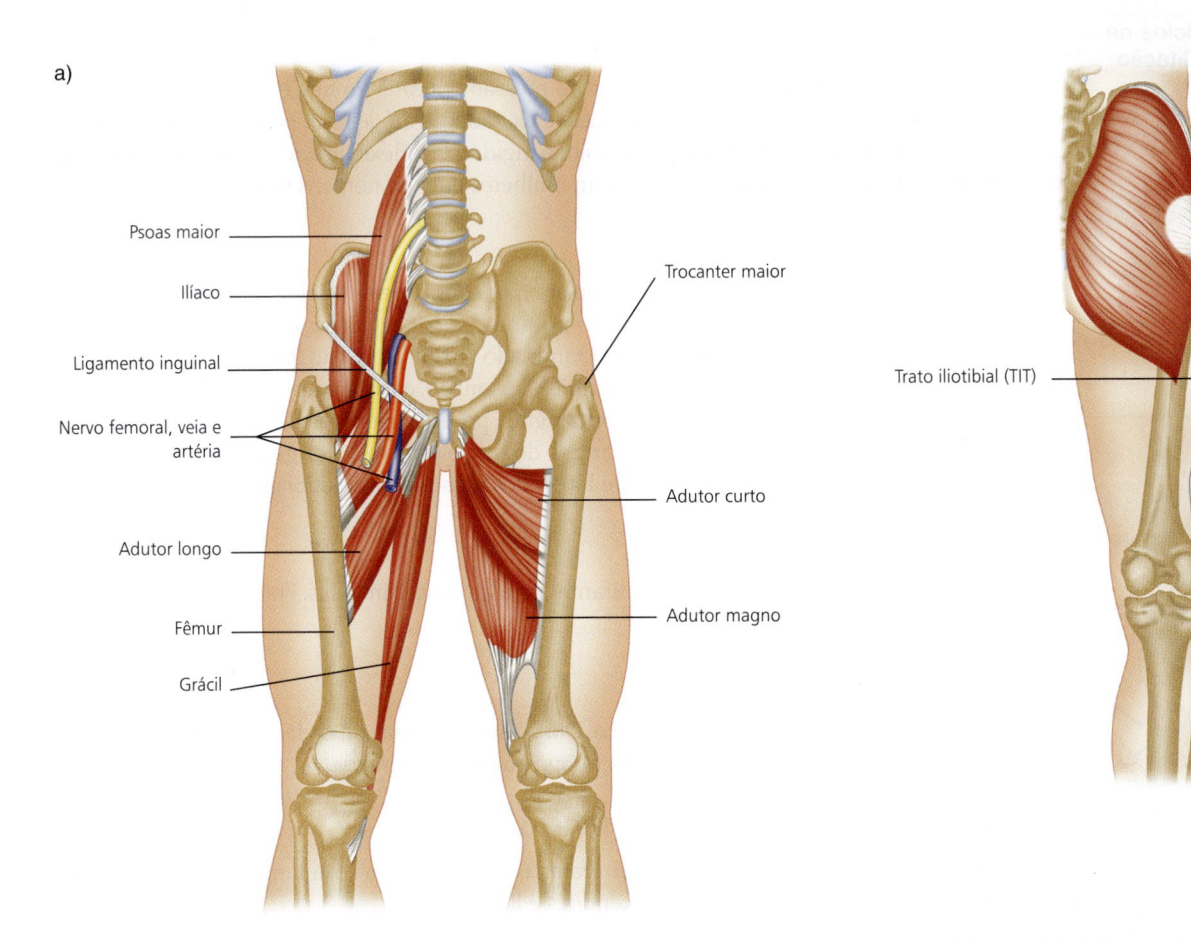

Figura 12.4: Iliopsoas e músculos adutores.

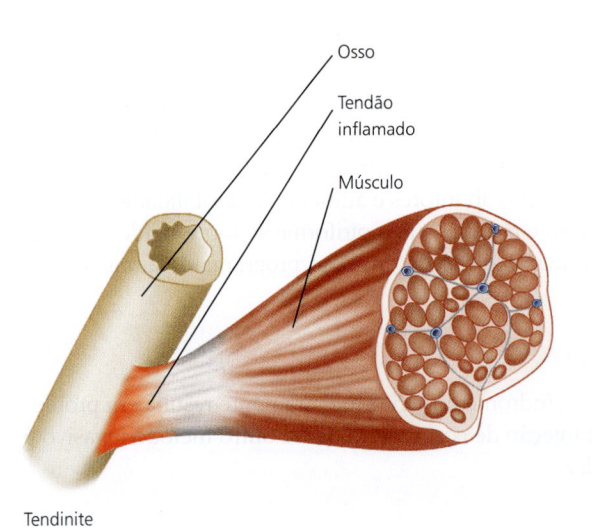

Figura 12.5: Glúteo máximo, ilustrando o trato iliotibial (TIT).

Tendinite

070: Tendinite do iliopsoas

Exercícios de reabilitação

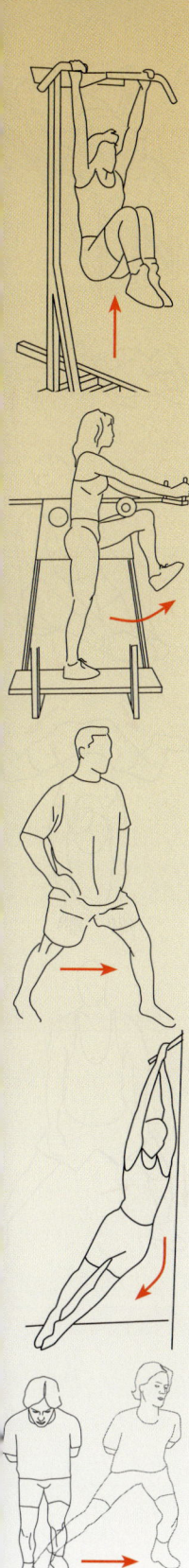

Breve resumo da lesão

A tendinite é uma inflamação do tendão e do músculo a ele conectado. Geralmente, é causada pelo uso excessivo ou pelo uso do equipamento incorreto. O músculo iliopsoas e o tendão podem ficar inflamados com a flexão repetitiva do quadril, tal como a observada em corridas, saltos e até em treinamentos com peso que envolvam muita flexão e agachamento.

Anatomia e fisiologia

O iliopsoas é, na verdade, constituído por dois músculos; o ilíaco, que se origina no osso do quadril, e o psoas maior, que se origina na coluna lombar. Ambos os músculos compartilham a inserção no topo do fêmur. O músculo iliopsoas é o principal flexor da articulação do quadril. A flexão repetitiva pode ocasionar inflamação do tendão e do músculo e, ocasionalmente, da bolsa subjacente.

Causas da lesão

Flexão repetitiva do quadril, como em esportes que envolvem corridas, saltos e chutes. Traumatismo não tratado do músculo iliopsoas.

Sinais e sintomas

Dor com o movimento do quadril. Dor à palpação sobre a área superior da virilha. A dor é gradual e piora com a atividade.

Complicações caso negligenciada

Eventualmente, a tendinite pode provocar laceração muscular se deixada sem tratamento e com a continuidade da atividade que a causou. Outro problema que pode se desenvolver a partir de uma tendinite não tratada é uma bursite.

Tratamento imediato

Programa RGCEE. Anti-inflamatório. Em seguida, calor e massagem para promover o fluxo sanguíneo e a cicatrização.

Reabilitação e prevenção

Quando a maior parte da dor estiver sob controle, é importante iniciar o trabalho de fortalecimento e flexibilidade do músculo acometido. Aumentar a flexibilidade dos músculos opostos responsáveis pela extensão do quadril ajudará a acelerar a recuperação e a reduzir a chance de recorrência. Aquecimento adequado antes da atividade e o desenvolvimento de um equilíbrio de força entre os flexores e extensores do quadril também auxiliam a prevenir essa lesão.

Prognóstico a longo prazo

A tendinite do iliopsoas raramente necessita de mais que o tratamento inicial e a reabilitação para a total recuperação. Caso a dor persista ou se torne mais intensa e aguda, pode ser necessário consultar um médico.

LESÕES DO QUADRIL, DA PELVE E DA VIRILHA

071: Tendinite dos músculos adutores

Breve resumo da lesão

A tendinite é a inflamação do tendão ou da bainha do tendão. A inflamação em um ou em todos os cinco músculos adutores devida ao uso excessivo pode ocasionar dor na região da virilha. Corridas rápidas, futebol americano, corridas com barreiras e andar a cavalo também podem levar ao uso excessivo desses músculos. Lesões não recuperadas, como tração na virilha, também podem provocar inflamação e dor nesses músculos.

Anatomia e fisiologia

Os músculos adutores, que incluem o pectíneo, o adutor longo, o adutor curto, o grácil e o adutor magno, podem se tornar inflamados. A dor é semelhante a uma distensão da virilha, porém é gradual e crônica por natureza. O esforço repetitivo imposto a esses músculos por atividades como corridas rápidas pode causar inflamação do tendão e do músculo a ele fixado.

Causas da lesão

Estresse repetitivo aos músculos adutores. Lesão anterior, como distensão da virilha. Músculos abdutores encurtados.

Sinais e sintomas

Dor na região da virilha. Dor ao forçar os dois membros inferiores contra uma resistência. Dor ao correr, especialmente em corridas rápidas.

Complicações caso negligenciada

Quando não tratada, a tendinite dos músculos adutores pode levar a lesões de outros músculos da articulação do quadril. Também pode resultar em laceração de pelo menos um dos músculos adutores.

Tratamento imediato

Gelo e repouso de atividades que provoquem dor. Anti-inflamatório. Em seguida, calor e massagem para promover o fluxo sanguíneo e a cicatrização.

Reabilitação e prevenção

A reabilitação para a tendinite dos adutores começa com a introdução gradual de atividades com exercícios de alongamento e fortalecimento dos músculos acometidos. Pode ser necessário primeiramente utilizar bolsas quentes sobre a região acometida antes de exercitar-se e, a seguir, continuar com boas atividades de aquecimento para ter certeza de que os músculos estão prontos para o trabalho. Fortalecer os adutores e alongar os abdutores opostos auxilia a evitar a recorrência dessa lesão. Tratar todos os estiramentos de virilha e outras lesões do quadril completamente também auxilia a prevenir problemas com os adutores.

Prognóstico a longo prazo

Problemas a longo prazo raramente são observados na tendinite dos músculos adutores após o tratamento. Caso a dor e a limitação da mobilidade do quadril persistam, a ajuda adicional de um especialista em medicina dos esportes pode ser requisitada.

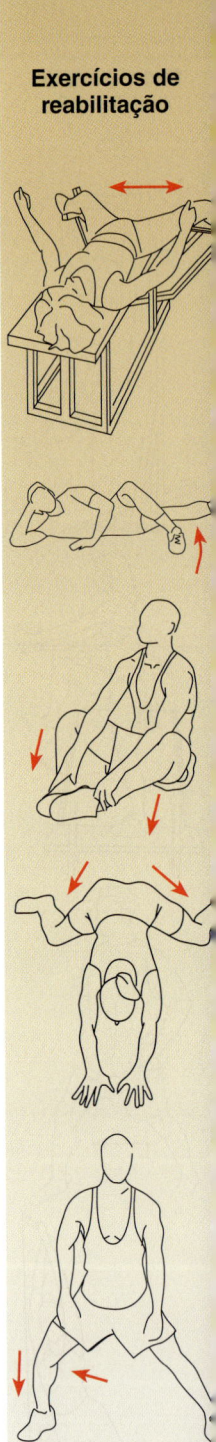

072: Síndrome do estalido do quadril

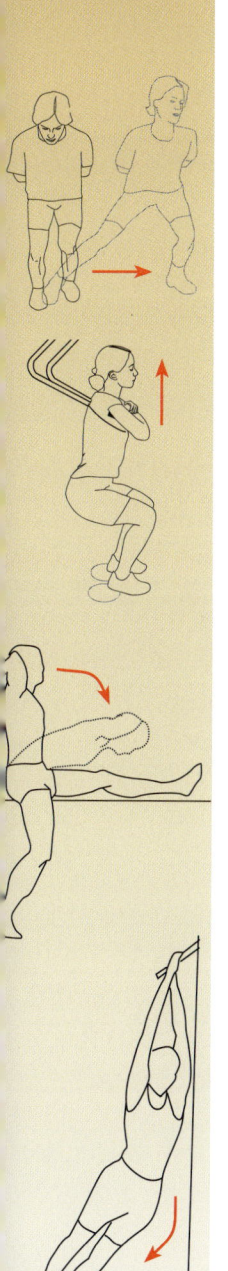

Breve resumo da lesão

A síndrome do estalido do quadril é uma condição em que uma sensação de estalido é sentida no quadril ao realizar flexão e extensão. Há várias causas possíveis para isso, das quais a mais comum é um tendão deslizando sobre uma proeminência óssea. Outra possibilidade é essa sensação advir de uma laceração na cartilagem da articulação do quadril. A síndrome pode apresentar-se com ou sem dor e é particularmente comum em dançarinos.

Anatomia e fisiologia

A síndrome do estalido do quadril de causa externa pode ser o resultado de um trato iliotibial (TIT) encurtado ou do músculo glúteo máximo deslizando sobre o trocanter maior do fêmur. Ao tocar os pés no solo a partir de um pulo, corrida, subida ou agachamento, esses tendões são forçados sobre a proeminência óssea do trocanter maior. Isso pode causar inflamação de músculo e de tendão.

A síndrome do estalido de causa interna pode ser causada pelo estalido do tendão do iliopsoas sobre a eminência iliopectínea do quadril. Em casos mais raros, a laceração da cartilagem (lacerações labiais) ou de corpos livres na articulação do quadril também pode causar estalido.

Causas da lesão

Trato iliotibial ou músculos glúteos encurtados. Músculo iliopsoas enrijecido. Laceração labial.

Sinais e sintomas

Sensação de estalido no quadril. Pode ou não se apresentar com dor (a qual é normalmente relatada como um desconforto).

Complicações caso negligenciada

A síndrome do estalido do quadril pode ocasionar irritação e possível ruptura da bolsa subjacente quando deixada sem tratamento. O músculo inflamado torna-se rígido e pode causar estresse em outros músculos também.

Tratamento imediato

Programa RGCEE. Anti-inflamatório.

Reabilitação e prevenção

A reabilitação da síndrome do estalido do quadril inicia-se com alongamento e fortalecimento dos músculos do quadril. Um equilíbrio da força e da flexibilidade de todos os músculos auxilia na prevenção dessa condição. O aquecimento adequado dos músculos do quadril é importante antes de iniciar qualquer atividade que envolva flexão ou extensão, para certificar-se de que os músculos estão adequadamente preparados para a atividade. Também é importante manter os níveis de condicionamento durante o repouso utilizando atividades que não agravem a área acometida.

Prognóstico a longo prazo

A síndrome do estalido do quadril raramente requer mais que o tratamento inicial e reabilitação para recuperação completa. Em casos muito raros, intervenções cirúrgicas podem ser necessárias para corrigir o problema.

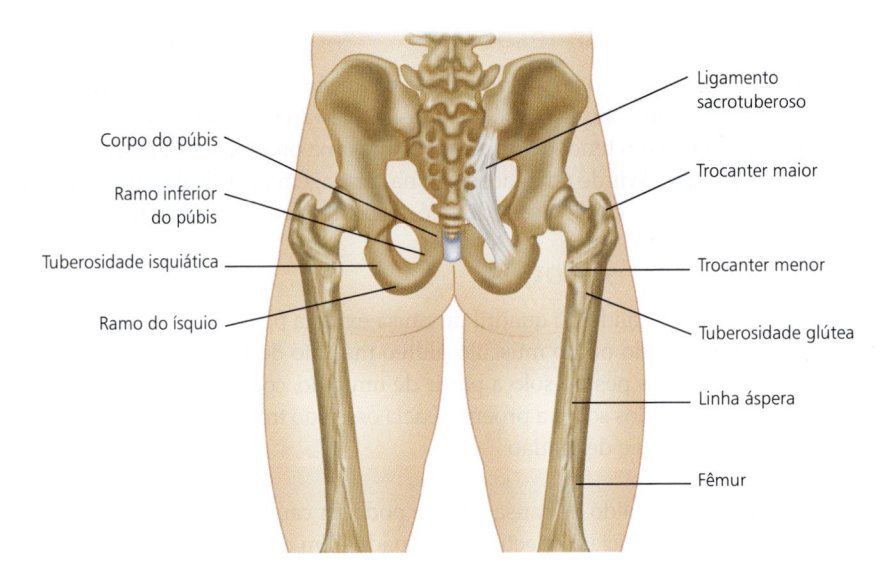

Figura 12.6: Cintura pélvica, vista posterior.

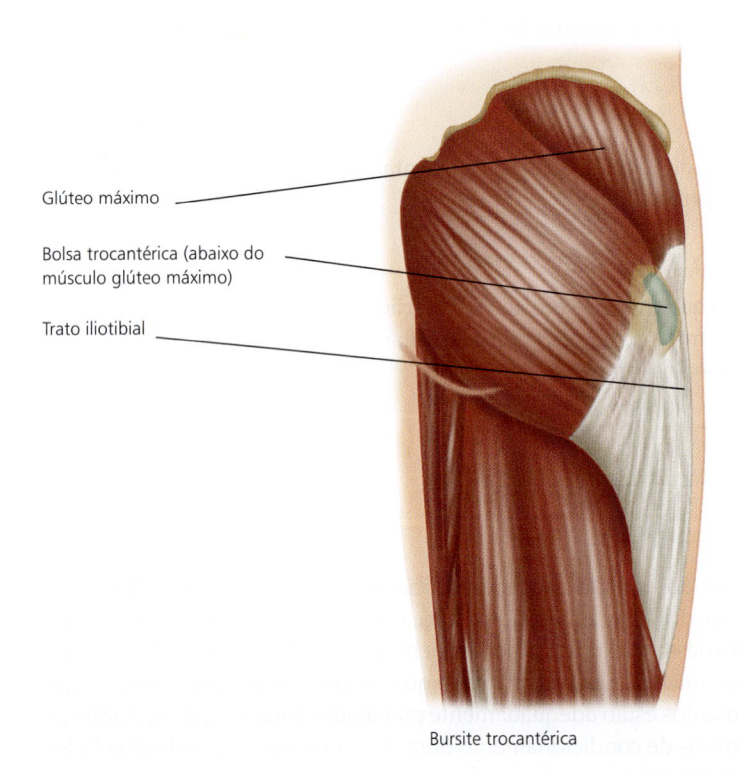

Figura 12.7: Bolsa trocantérica em relação ao trocanter maior, trato iliotibial (TIT) e glúteo máximo.

073: Bursite trocantérica

Exercícios de reabilitação

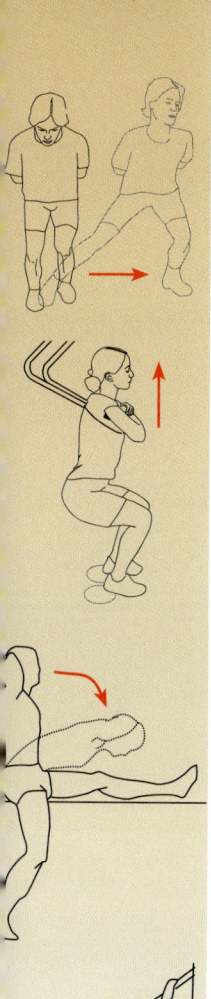

Breve resumo da lesão

Uma bolsa é um saco preenchido por líquido que atua como uma almofada para permitir o movimento suave entre duas superfícies ásperas. Ela ocorre comumente entre uma proeminência óssea e um tendão ou próxima às fixações dos tendões. A bursite trocantérica ocorre quando a bolsa sobre o trocanter maior do fêmur se apresenta irritada por estresses repetitivos sofridos durante atividades de corridas.

Anatomia e fisiologia

O trocanter maior é a proeminência óssea sobre a porção superior do fêmur em que alguns músculos do quadril e coxa se fixam. A bolsa trocantérica se localiza entre o glúteo máximo e a superfície posterolateral do trocanter maior. Há vários músculos que cruzam essa região e, como ocorrem atritos frequentes contra o osso, a bolsa pode se tornar inflamada. Uma vez que o trocanter maior está próximo da superfície, ele também é suscetível a lesões por impacto. Também é causada quando o movimento do trato iliotibial é limitado.

Causas da lesão

Atividades repetitivas do quadril, como corridas. Impacto ou outro traumatismo à bolsa sobre o trocanter maior. Movimento limitado do trato iliotibial.

Sinais e sintomas

Sensibilidade sobre a proeminência óssea da porção superior da coxa/quadril. Inchaço sobre a bolsa. Dor ao flexionar ou estender o quadril, como ao caminhar.

Complicações caso negligenciada

Quando deixada sem atendimento, a lesão pode ocasionar dor crônica no quadril. A bolsa pode se romper em virtude de irritação contínua de uma região já inflamada.

Tratamento imediato

Repouso das atividades causadoras da lesão. Gelo. Anti-inflamatório.

Reabilitação e prevenção

O repouso das atividades que agravam a bolsa é o primeiro passo na redução da dor e da inflamação. Após o repouso, aconselha-se uma reintrodução gradual das atividades. Interromper quaisquer atividades que ocasionem a recorrência da dor. Criar um equilíbrio de força e flexibilidade em todos os músculos do quadril auxilia na prevenção da bursite trocantérica. Aquecer os músculos do quadril adequadamente antes da atividade também é um passo importante na prevenção dessa lesão.

Prognóstico a longo prazo

A bursite geralmente não ocasiona qualquer deficiência a longo prazo se os programas de tratamento e reabilitação forem seguidos. A cirurgia é uma preocupação apenas em casos muito raros.

LESÕES DO QUADRIL, DA PELVE E DA VIRILHA

Lesões da coxa

13

Lesões no esporte – Uma abordagem anatômica

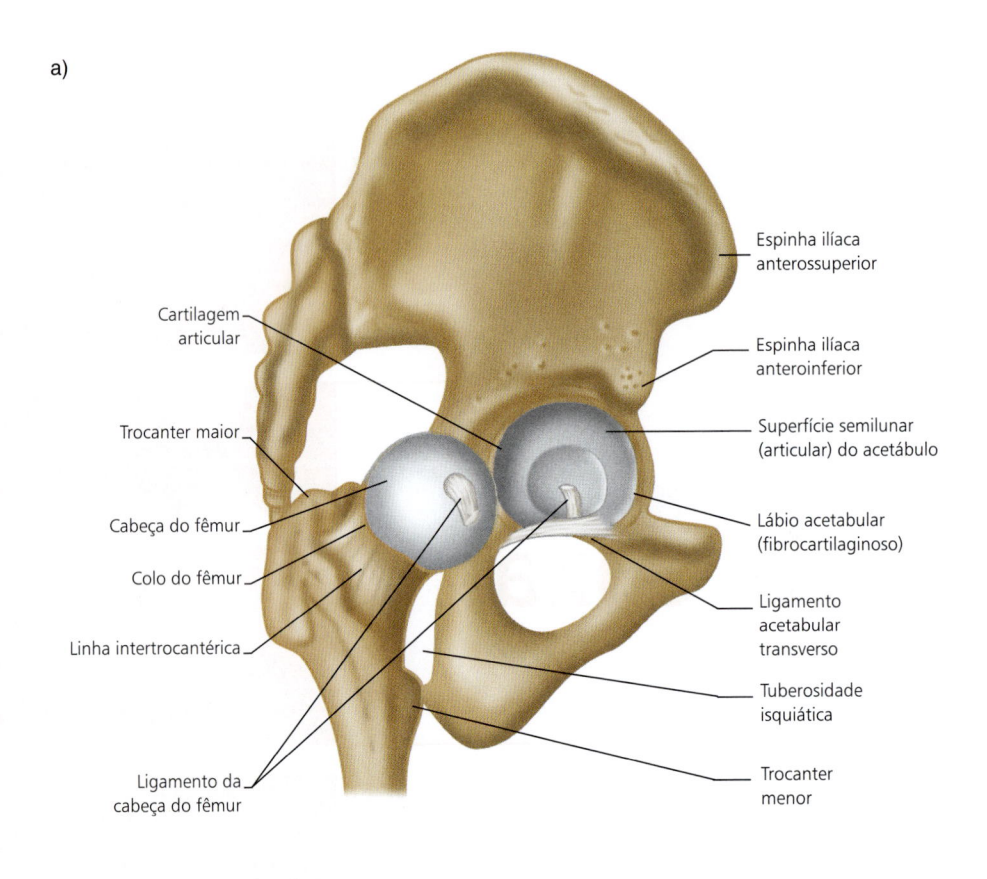

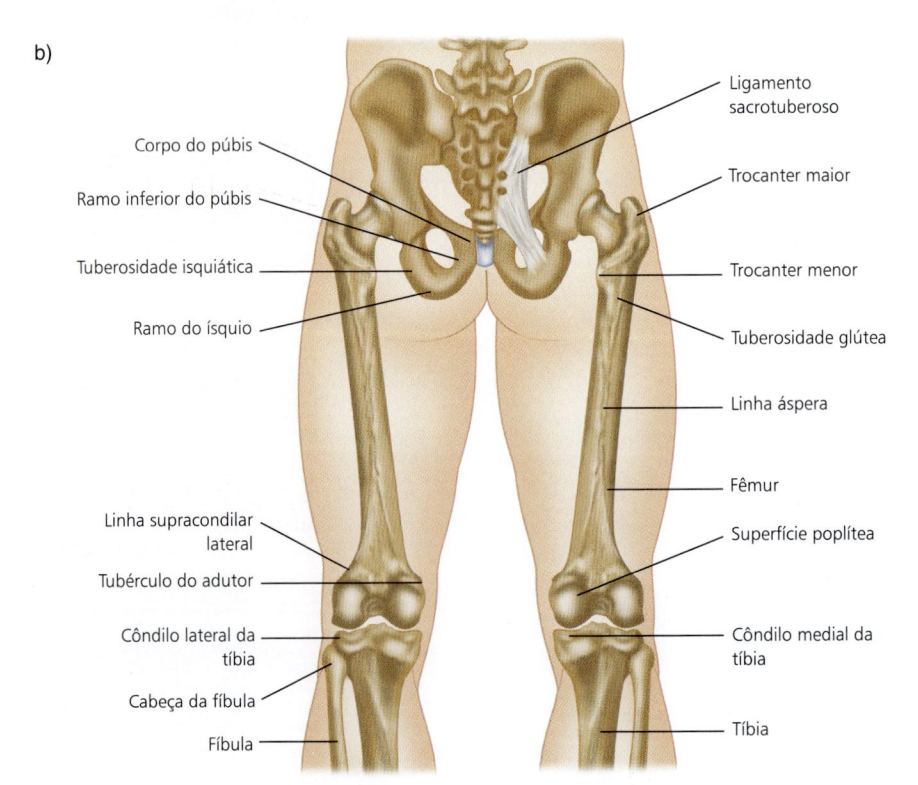

Figura 13.1: Articulação do quadril, a) membro inferior direito, vista lateral, b) da cintura pélvica ao membro inferior, vista posterior.

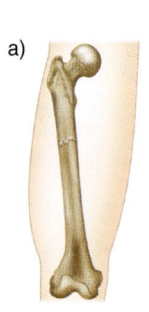

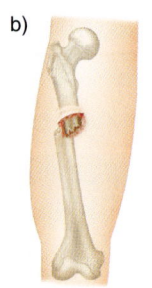

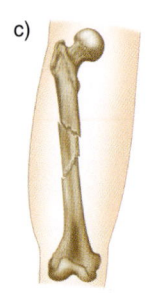

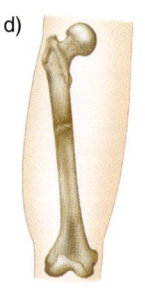

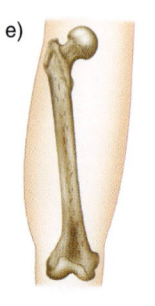

Fratura do fêmur
a) fechada
b) aberta
c) complicada
d) patológica
e) por estresse

074: Fratura do fêmur

Exercícios de reabilitação

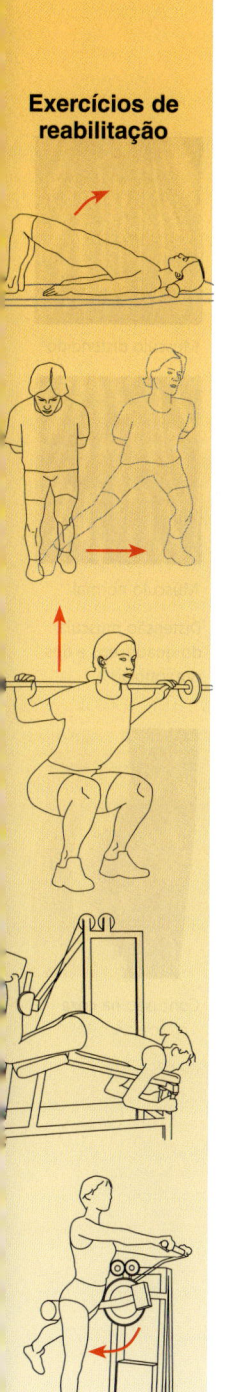

Breve resumo da lesão

É necessária uma força muito intensa para fraturar o fêmur, pois ele e a musculatura que o sustenta são bastante resistentes. Futebol americano, hóquei e outros esportes de alto impacto estão associados a fraturas do fêmur.

Anatomia e fisiologia

O fêmur, também denominado osso da coxa, é o osso mais pesado, mais longo e mais forte do corpo. Sua extremidade proximal possui uma cabeça semelhante a uma bola, que se articula com o osso pélvico no acetábulo e forma a articulação do quadril. Distalmente, encontram-se os côndilos lateral e medial, que se articulam com a tíbia para formar a articulação do joelho. Os músculos quadríceps, isquiotibiais, adutor e abdutor circundam o fêmur. As fraturas do fêmur geralmente ocorrem no colo femoral, pois o diâmetro deste é menor que o do restante do osso; além disso, o colo femoral é composto por osso esponjoso, cuja densidade óssea é relativamente baixa. Em geral, isso envolve um impacto violento ou uma força de aterrissagem excessiva a partir de uma queda em altura. O fêmur também pode ser fraturado ao longo da diáfise, o que geralmente é causado por um impacto violento de um veículo motorizado em um acidente ou por uma força abrupta aplicada através de todo o fêmur.

Causas da lesão

Impacto altíssimo sobre o fêmur, como em um acidente automobilístico, ou colisão agressiva no futebol americano. Alto impacto direcionado ao fêmur, como na aterrissagem de uma queda do alto. Impacto direto sobre a porção superior do quadril.

Sinais e sintomas

Dor intensa. Deformidade e possibilidade de diminuição do comprimento do membro inferior. Inchaço e hematoma. Incapacidade de mover a perna ou de sustentar peso.

Complicações caso negligenciada

Ocorrência de deficiência permanente se a lesão é deixada sem tratamento. A grande quantidade de sangue perdido devido a lesões internas aos músculos e artérias pode resultar em choque e morte.

Tratamento imediato

Gelo e imobilização. Procurar ajuda médica imediatamente.

Reabilitação e prevenção

As fraturas do fêmur envolvem uma extensa reabilitação em razão do tempo necessário para sua consolidação e para a reabilitação da musculatura acometida. É bastante provável que o osso necessite de reparo cirúrgico com uma placa, uma haste ou pinos, o que aumenta o tempo de reabilitação. Para a reabilitação, é comum o trabalho de um fisioterapeuta na amplitude de movimento e no fortalecimento dos músculos.

A prevenção de uma fratura de fêmur requer que se evitem atividades que possam resultar em alto impacto sobre essa região. O fortalecimento dos músculos quadríceps, isquiotibiais da coxa, adutores e abdutores também proporciona uma proteção extra do fêmur.

Prognóstico a longo prazo

A longo prazo, não haverá limitações caso haja tratamento imediato, reparo do fêmur e reabilitação para fortalecer os músculos de sustentação. A recuperação completa pode levar até nove meses.

LESÕES DA COXA

LESÕES DA COXA

Lesões no esporte – Uma abordagem anatômica

Figura 13.2: Quadríceps.

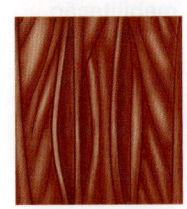

Labels: Tensor da fáscia lata; Trato iliotibial; Reto femoral (secção); Vasto lateral; Sartório; Vasto intermédio; Vasto medial; Tendão do quadríceps; Tendão patelar; Tíbia.

Músculo distendido

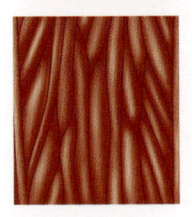

Músculo normal

Distensão muscular do quadríceps e dos isquiotibiais

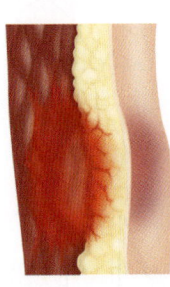

Contusão na coxa

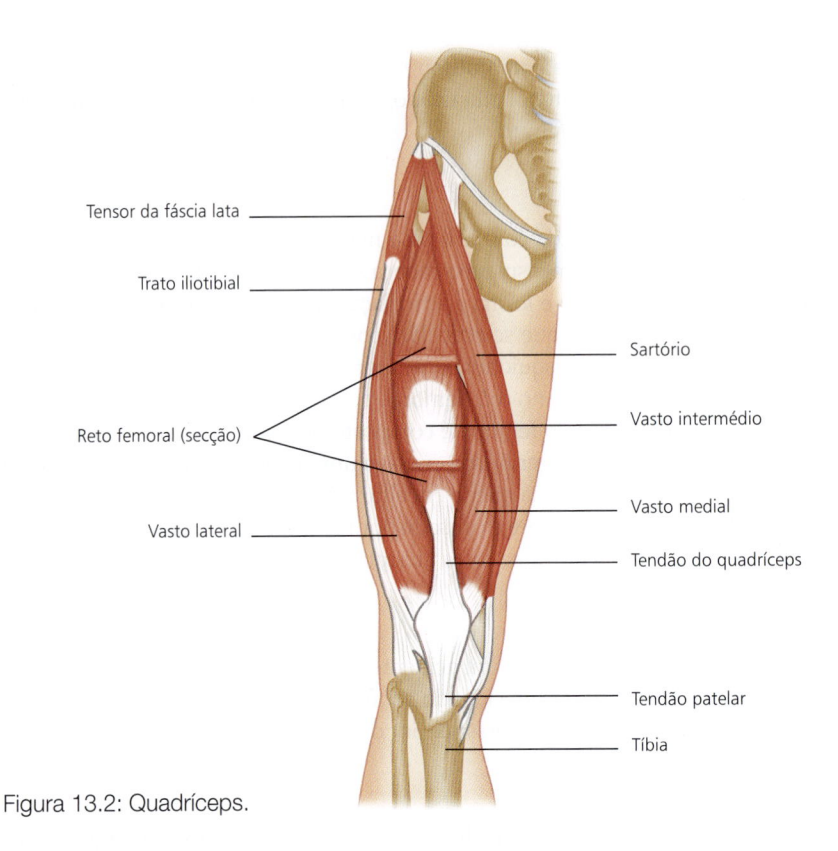

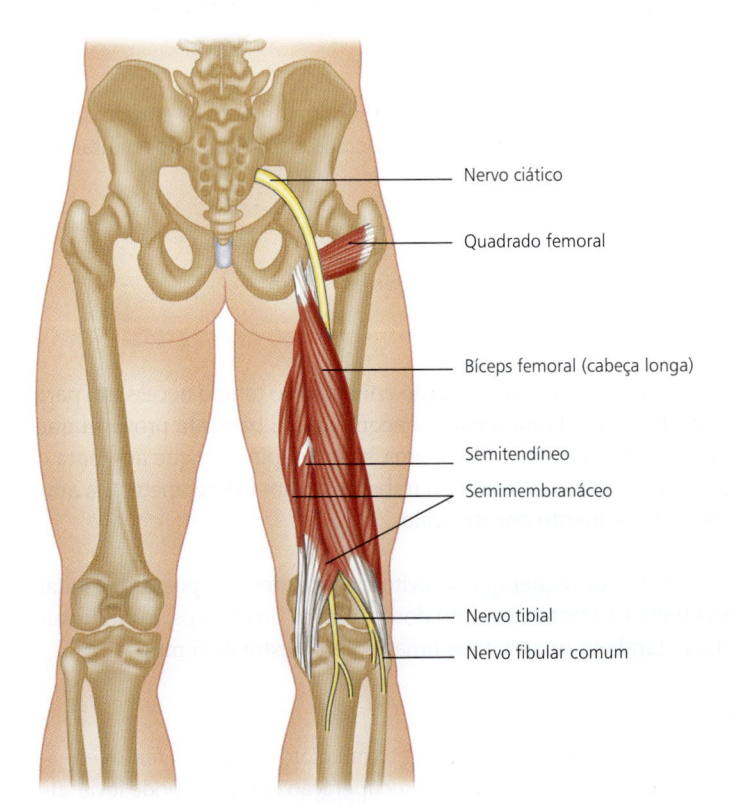

Figura 13.3: Músculos isquiotibiais.

Labels: Nervo ciático; Quadrado femoral; Bíceps femoral (cabeça longa); Semitendíneo; Semimembranáceo; Nervo tibial; Nervo fibular comum.

075: Distensão muscular do quadríceps

Exercícios de reabilitação

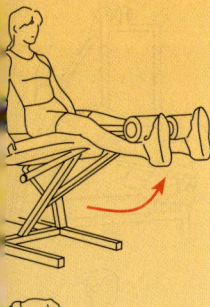

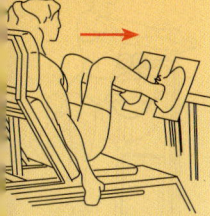

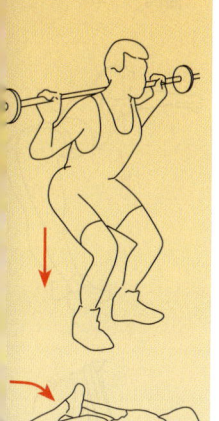

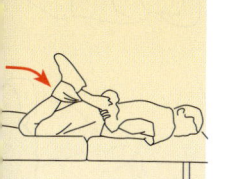

Breve resumo da lesão

A distensão muscular, que é um alongamento vigoroso ou laceração do músculo ou tendão em um músculo de sustentação de peso, como o quadríceps, é dolorosa e de repouso difícil. Os quadríceps estão envolvidos na sustentação das estruturas do quadril e do joelho para manter o peso corporal. A distensão do quadríceps pode ser o resultado de uma contração intensa desse músculo ou de um estresse incomum imposto a ele. Como com outras distensões, ela é classificada em três graus, sendo a lesão de 3º grau a laceração mais grave.

Anatomia e fisiologia

O quadríceps é um músculo composto por quatro partes; vasto lateral, vasto medial, vasto intermédio e reto femoral. A distensão pode ocorrer em qualquer um desses músculos, porém o reto femoral é o que é afetado com mais frequência. Em virtude da força gerada nas atividades como corridas curtas e rápidas, saltos e treinamento com pesos, o músculo pode sofrer microlacerações, mas quando ele é excessivamente estirado sob uma carga, como ocorre nos esportes de alto impacto, como futebol americano e hóquei, ele também pode desinserir-se de sua fixação ou lacerar-se por completo.

Causas da lesão

Contração ou estiramentos intensos do quadríceps.

Sinais e sintomas

1º Grau: levemente sensível e dolorosa, pouco ou nenhum inchaço, força muscular total.
2º Grau: dor e sensibilidade mais acentuadas, inchaço moderado e possível contusão, perda notória de força.
3º Grau (laceração completa): dor extrema, deformidade do músculo, inchaço, hematoma e impossibilidade de contrair o músculo.

Complicações caso negligenciada

Uma laceração de 1º ou de 2º grau deixada sem tratamento pode continuar a lacerar-se e acabar se agravando. Uma laceração de 3º grau deixada sem tratamento pode resultar em perda da mobilidade e perda grave da flexibilidade no músculo.

Tratamento imediato

Programa RGCEE. Anti-inflamatórios. Imobilização em casos graves. A seguir, aquecer e massagear para promover fluxo sanguíneo e cicatrização.

Reabilitação e prevenção

Após o período de repouso necessário, as atividades devem ser reiniciadas com cautela, de modo a evitar as atividades que causem dor. Alongamento e fortalecimento do quadríceps serão necessários. Garantir o equilíbrio de força entre o quadríceps e os músculos isquiotibiais é importante para prevenir lesões. Para evitar distensões, devem-se utilizar técnicas de aquecimento adequadas, bem como um aumento gradual da intensidade dos esforços.

Prognóstico a longo prazo

As distensões do quadríceps raramente resultam em dor ou deficiência a longo prazo. O tratamento cirúrgico só é necessário nos raros casos em que uma laceração completa não responde à imobilização e ao repouso.

LESÕES DA COXA

076: Distensão muscular dos isquiotibiais

Breve resumo da lesão

A distensão muscular dos isquiotibiais é um estiramento ou laceração dos músculos localizados na parte posterior da coxa. Trata-se de uma lesão muito comum, especialmente em atividades que envolvem corrida rápida e curta ou acelerações explosivas. Uma causa comum da distensão é o desequilíbrio muscular entre os isquiotibiais e o quadríceps, em que este é muito mais forte.

Anatomia e fisiologia

Os isquiotibiais são três músculos que trabalham em conjunto para estender o quadril e flexionar o joelho, e correspondem aos flexores do cotovelo na porção superior do braço. Durante uma corrida, os isquiotibiais diminuem a velocidade da perna no final de seu balanço para a frente e impedem que o tronco se flexione na articulação do quadril. Os três músculos são: o bíceps femoral, o semitendíneo e o semimembranáceo. Qualquer um destes três músculos pode ser distendido. Geralmente, ocorrem lacerações menores no ventre do músculo mais próximo do joelho. Lacerações completas ou rupturas incluem avulsões musculares do ponto de fixação dos músculos. A aplicação de força excessiva contra os músculos, especialmente durante uma contração excêntrica (quando o músculo é alongado contra a força), pode provocar estiramento, lacerações ou até uma ruptura completa.

Causas da lesão

Desequilíbrio da força entre os músculos isquiotibiais e o quadríceps. Estiramento vigoroso do músculo, especialmente durante uma contração. Carga excessiva sobre o músculo.

Sinais e sintomas

Na região posterior da coxa, há dor e sensibilidade, que podem ser leves em lesões de 1º grau, mas debilitantes em lesões do 3º grau. Pode acometer a capacidade de andar, causando desde uma claudicação até a incapacidade para sustentar peso. Ocorre inchaço nas lesões de 2º e 3º grau.

Complicações caso negligenciada

Dor e rigidez nos isquiotibiais irão piorar se não houver tratamento. A rigidez desses músculos pode ocasionar problemas na região lombar e nos quadris. Distensões não tratadas podem continuar a progredir para uma ruptura completa.

Tratamento imediato

1º Grau: Gelo, anti-inflamatórios.
1º e 2º Graus: Programa RGCEE, anti-inflamatórios, procurar ajuda médica na suspeita de uma ruptura completa ou caso o paciente seja incapaz de andar sem ajuda. A seguir, aquecer e massagear para promover fluxo sanguíneo e cicatrização.

Reabilitação e prevenção

Alongamentos após o desaparecimento da dor inicial ajudam a acelerar a recuperação e evitar recorrências futuras. O fortalecimento dos músculos isquiotibiais para equilibrá-los com o quadríceps também é importante. Ao reiniciar as atividades, o aquecimento apropriado deve ser enfatizado e seguido por um aumento gradual da intensidade do esforço.

Prognóstico a longo prazo

As distensões dos músculos que tenham passado por uma reabilitação completa raramente deixam quaisquer sequelas. Rupturas completas podem necessitar de cirurgia para reparo e reabilitação a longo prazo.

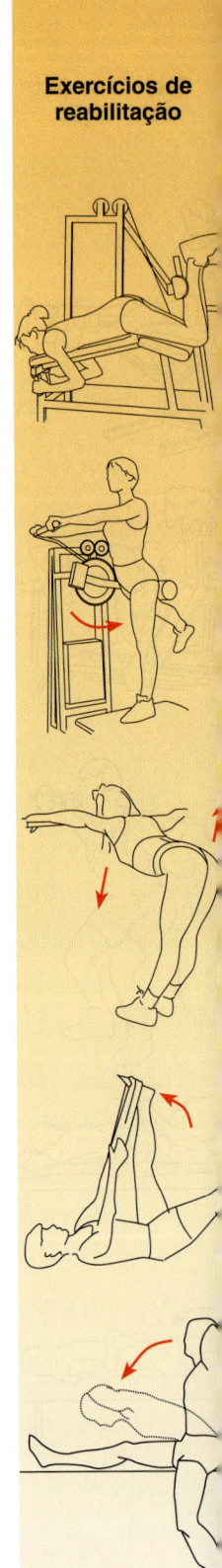

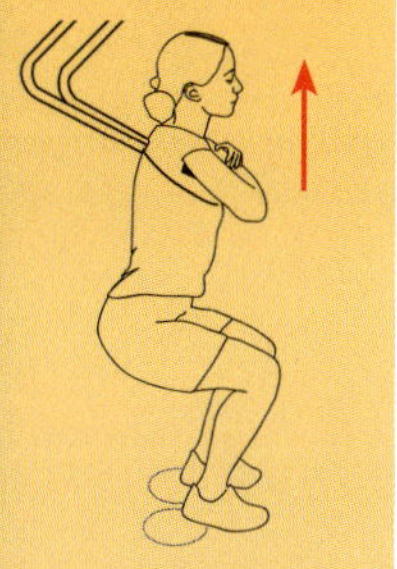

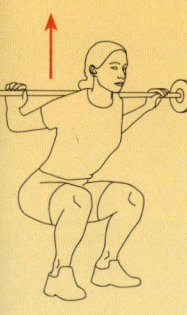

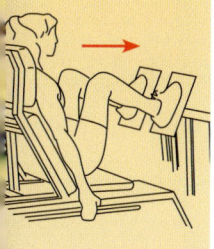

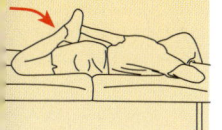

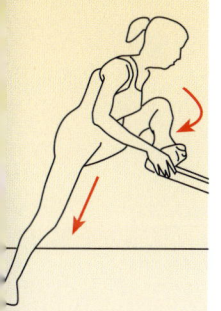

077: Contusão da coxa

Breve resumo da lesão

A contusão da coxa consiste em um traumatismo profundo dos músculos isquiotibiais ou do quadríceps. Ela causa dor e limitação da flexibilidade no músculo e está associada sobretudo a esportes de alto impacto, como futebol americano ou hóquei; porém, qualquer atividade que possa levar a uma batida ou queda sobre essa área pode causar uma contusão.

Anatomia e fisiologia

A musculatura da coxa inclui o quadríceps – que compreende o vasto lateral, o vasto medial, o vasto intermédio e o reto femoral – e os músculos isquiotibiais – que compreendem o bíceps femoral, o semitendíneo e o semimembranáceo. Um impacto a qualquer um desses músculos comprime o músculo entre a força de impacto e o fêmur. Como consequência, isso causa a formação de tecido cicatricial, que reduz a função muscular. O inchaço e o traumatismo devido a um hematoma provocam pressão sobre as fibras do músculo circunjacente, reduzindo a sua flexibilidade.

Causas da lesão

Impacto ao músculo a partir de uma superfície contundente, como o solo, um capacete, os pés etc.

Sinais e sintomas

Dor e sensibilidade na área lesionada. Inchaço e dor à palpação podem estar presentes. Dor na sustentação do peso e no alongamento do músculo.

Complicações caso negligenciada

Quando as contusões da coxa são deixadas sem tratamento, pode ocorrer miosite ossificante, que é caracterizada pela formação de depósitos de cálcio ou pela ossificação no tecido muscular. Rupturas musculares também podem ocorrer se a contusão for negligenciada e a atividade não for interrompida.

Tratamento imediato

Repouso e gelo. Anti-inflamatórios. A seguir, aquecer e massagear para promover fluxo sanguíneo e cicatrização.

Reabilitação e prevenção

Cessada a dor, é importante recuperar a flexibilidade e a força no músculo lesionado. Alongamentos cuidadosos melhoram a flexibilidade e ajudam a evitar a formação de tecido cicatricial. Durante a cicatrização do músculo, trabalhar os músculos adjacentes em nível tolerável pode ajudar a acelerar a recuperação pelo aumento do fluxo sanguíneo e limitação da formação de cicatriz. Utilizar equipamento de proteção adequado durante as atividades e evitar impacto à coxa auxiliam na prevenção dessas contusões.

Prognóstico a longo prazo

O tratamento apropriado de uma contusão da coxa assegura a não existência de complicações futuras. A flexibilidade e a força devem retornar ao normal após a reabilitação do músculo lesionado.

Exercícios de reabilitação

LESÕES DA COXA

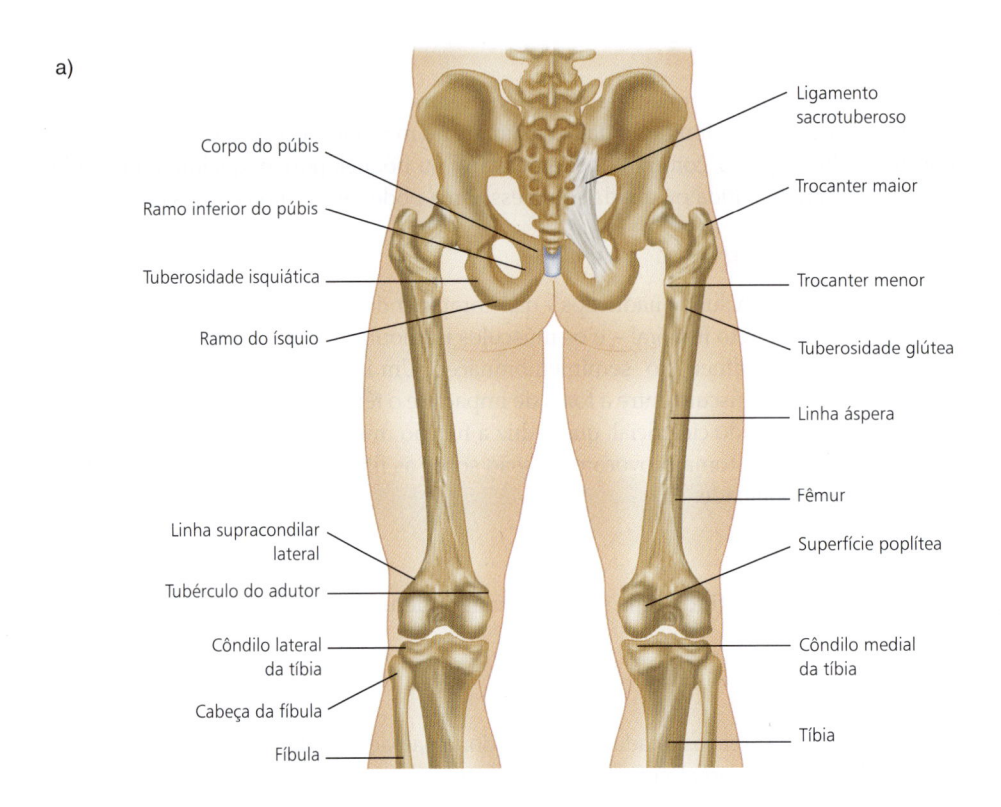

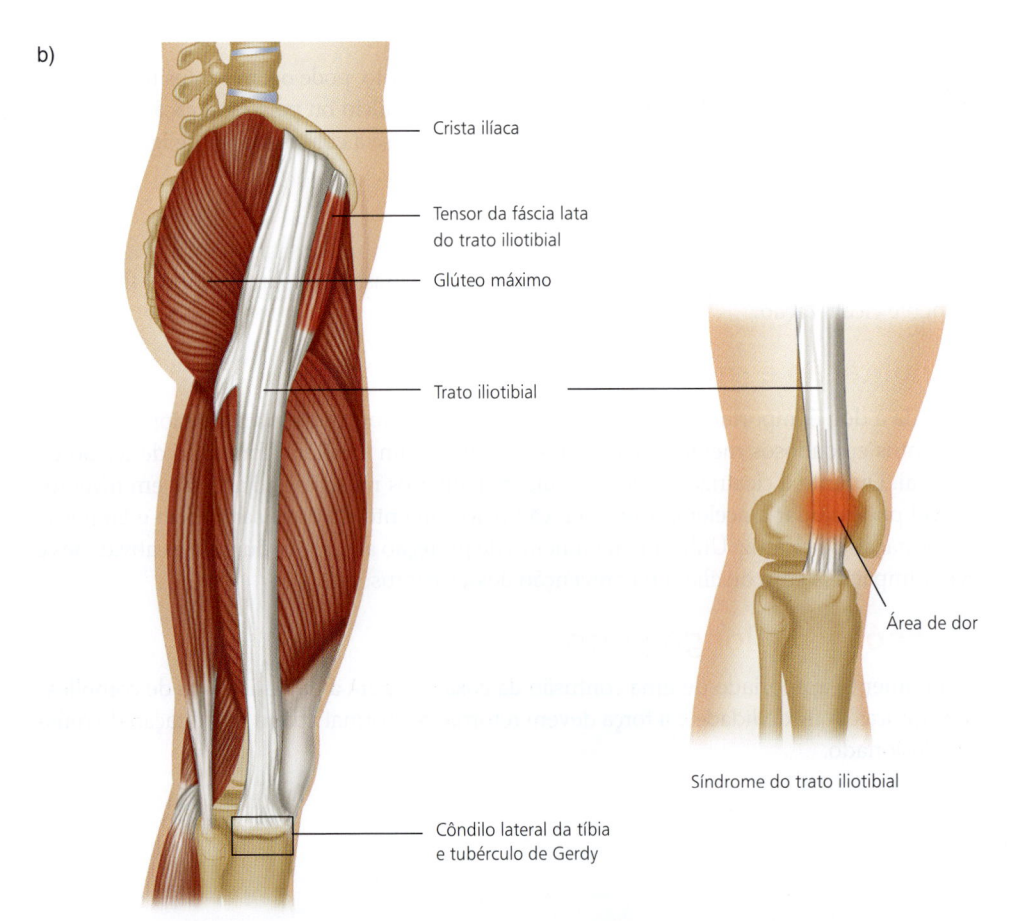

Figura 13.4: a) Cíngulo do membro inferior e membro inferior, vista posterior, b) anatomia do trato iliotibial.

078: Síndrome do trato iliotibial

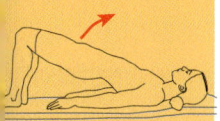

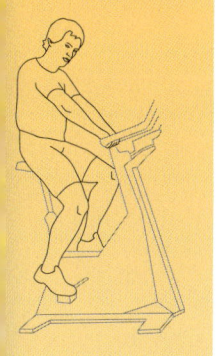

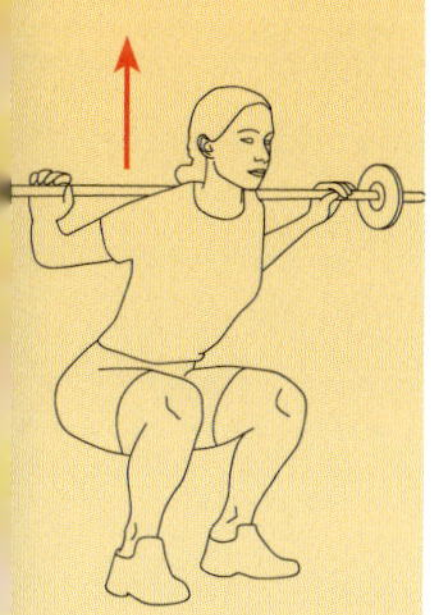

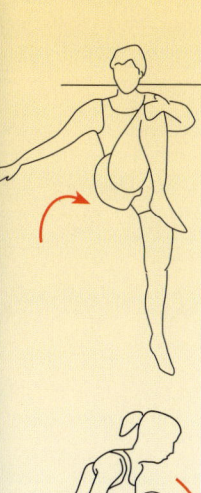

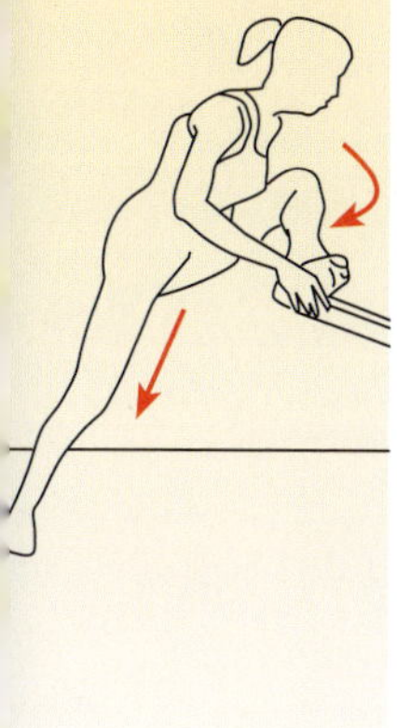

Breve resumo da lesão

A síndrome do trato iliotibial (TIT) é uma compressão ou um atrito excessivo do TIT que pode ocorrer em dois níveis: sobre o trocanter maior na articulação do quadril ou sobre o côndilo lateral na articulação do joelho. Esse atrito causa inflamação, que pode chegar a ser muito dolorosa quando os joelhos e o quadril se flexionam ou se estendem, visto que o TIT passa por essas proeminências ósseas.

Anatomia e fisiologia

O trato iliotibial é uma faixa de tecido não elástica constituída de colágeno que se estende da pelve até abaixo do joelho. Acima, ele está fixado à crista ilíaca, na qual se funde ao tensor da fáscia lata e ao músculo glúteo máximo, e desce para fixar-se à tuberosidade lateral da tíbia na porção proximal lateral deste osso. As fibras profundas fixam-se à linha áspera do fêmur na face lateral da coxa. O tensor da fáscia lata flexiona, abduz e rotaciona medialmente a articulação do quadril, além de estabilizar o joelho. Quando o trato iliotibial torna-se inflamado por causa do atrito sobre o osso, há ocorrência de dor e rigidez, que podem acarretar uma bursite.

Causas da lesão

Compressão ou atrito do trato iliotibial. Flexões e extensões repetitivas do quadril e do joelho quando o tensor da fáscia lata está contraído, como em corridas. Tensor da fáscia lata e trato iliotibial rígidos. Desequilíbrios musculares.

Sinais e sintomas

Dor no joelho sobre o côndilo lateral. Dor à flexão e extensão do joelho.

Complicações caso negligenciada

O trato iliotibial e o tensor da fáscia lata acompanhante tornam-se rígidos devido à dor e à inflamação. Quando a condição é negligenciada, pode levar à dor crônica no joelho e/ou no quadril.

Tratamento imediato

Programa RGCEE. Anti-inflamatórios. A seguir, aquecer e massagear para promover fluxo sanguíneo e cicatrização.

Reabilitação e prevenção

Aumentar a flexibilidade, quando a dor permite, ajuda a acelerar a recuperação. Após o desaparecimento da dor, o aumento da força e da flexibilidade de todos os músculos da coxa e do quadril a fim de desenvolver o equilíbrio auxilia na prevenção de complicações futuras. Identificar e corrigir quaisquer erros na maneira de correr também ajuda a evitar uma recorrência da lesão.

Prognóstico a longo prazo

A síndrome do trato iliotibial pode ser tratada com sucesso sem efeitos prolongados. A inflamação e a dor podem retornar quando a atividade é reiniciada e correções técnicas devem ser realizadas para evitar problemas futuros.

Lesões no esporte – Uma abordagem anatômica

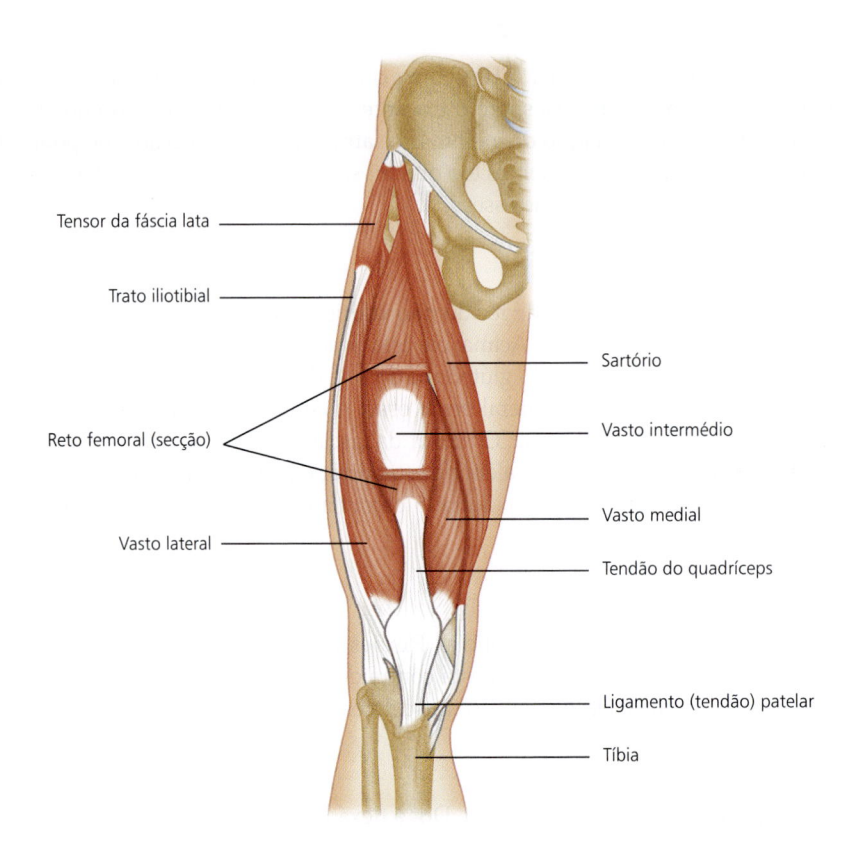

Tensor da fáscia lata
Trato iliotibial
Reto femoral (secção)
Vasto lateral
Sartório
Vasto intermédio
Vasto medial
Tendão do quadríceps
Ligamento (tendão) patelar
Tíbia

Figura 13.5: Anatomia do quadríceps.

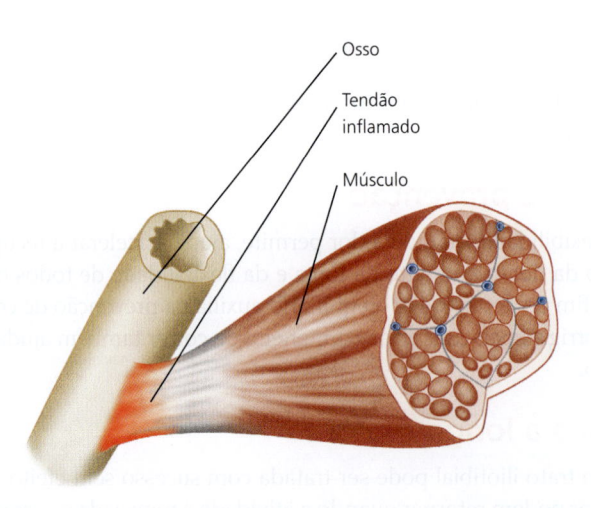

Osso
Tendão inflamado
Músculo

Tendinite do quadríceps

079: Tendinite do quadríceps

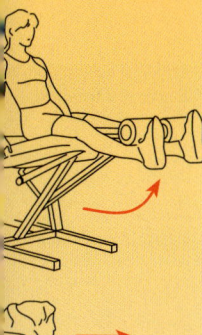

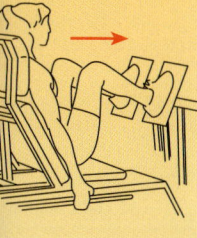

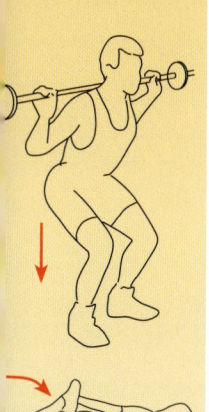

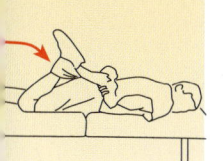

Breve resumo da lesão

A tendinite do quadríceps, como outras versões de tendinite, envolve uma inflamação do tendão, que pode resultar de estresses repetitivos aplicados ao quadríceps ou por estresse excessivo antes de o músculo estar condicionado. A dor é sentida imediatamente abaixo da patela, sobretudo ao estender o joelho.

Anatomia e fisiologia

O tendão do quadríceps fixa-se à patela e a reveste, tornando-se o ligamento patelar, situado abaixo da patela, e fixando-se à tíbia. A patela percorre o sulco do fêmur à medida que o joelho se flexiona e se estende, o que significa que o tendão passa sobre esse osso também. Um estresse repetitivo pode causar inflamação do tendão, especialmente sob contração, como ocorre durante a aceleração ou a desaceleração. Lacerações menores também podem ocorrer no tendão quando o estresse imposto é maior do que o tendão pode suportar.

Causas da lesão

Estresse repetitivo ao tendão, por exemplo, correr ou saltar. Aceleração e desaceleração repetitivas, por exemplo, transpor barreiras ou futebol americano. Lesão não tratada do quadríceps.

Sinais e sintomas

Dor imediatamente abaixo da patela. Saltar, correr, ajoelhar ou descer escadas pode agravar a dor.

Complicações caso negligenciada

Os músculos quadríceps podem ficar inflamados e, sem tratamento, o tendão torna-se fraco. Isso pode acarretar a ruptura do tendão. Uma alteração no modo de marchar ou de aterrissar pode levar a outras lesões também.

Tratamento imediato

Repouso e gelo. Anti-inflamatórios. Modificação do treinamento.

Reabilitação e prevenção

A reabilitação deve incluir exercícios de alongamento e de fortalecimento para o quadríceps. Atividades como a natação podem ser úteis na redução do estresse sobre o tendão durante a fase de reabilitação. O retorno à atividade normal deve ser adiado até que a dor desapareça completamente e a força seja restaurada. Manter o quadríceps flexível e forte ajuda a prevenir essa condição.

Prognóstico a longo prazo

Uma recuperação completa sem deficiências a longo prazo ou efeitos prolongados pode ser esperada na maior parte dos casos de tendinite. A cirurgia é necessária apenas em casos extremamente raros.

Lesões do joelho 14

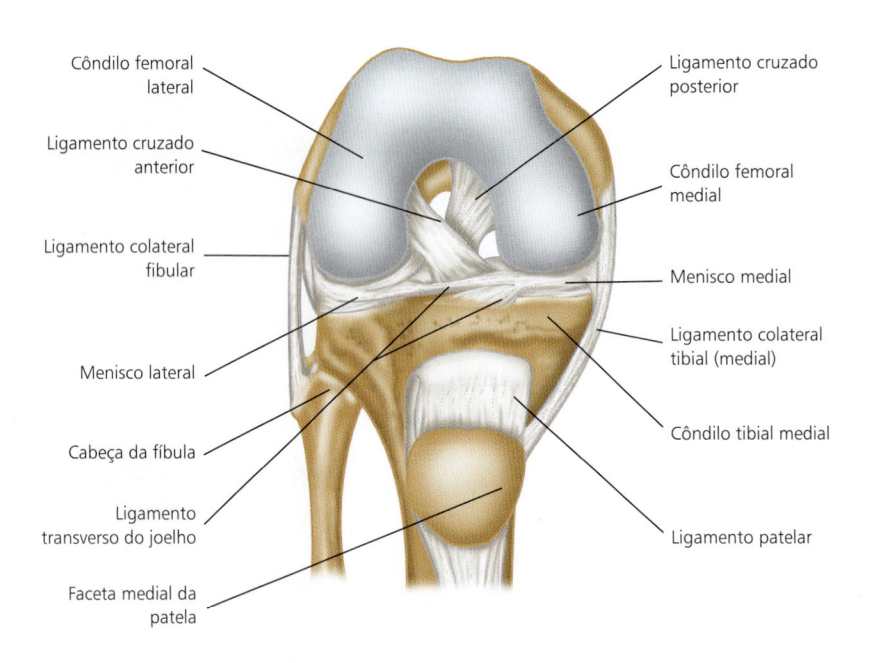

Figura 14.1: Articulação do joelho, perna direita, vista anterior.

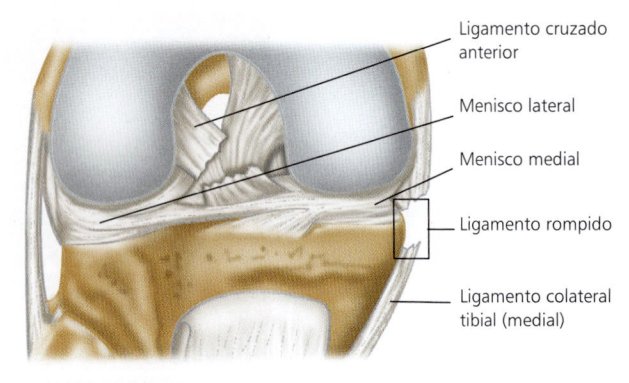

Laceração do menisco

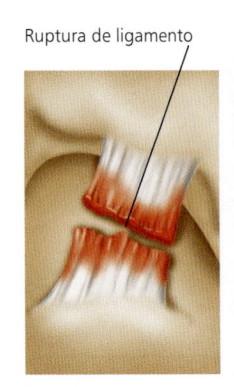

080: Lesão do ligamento colateral medial

Exercícios de reabilitação

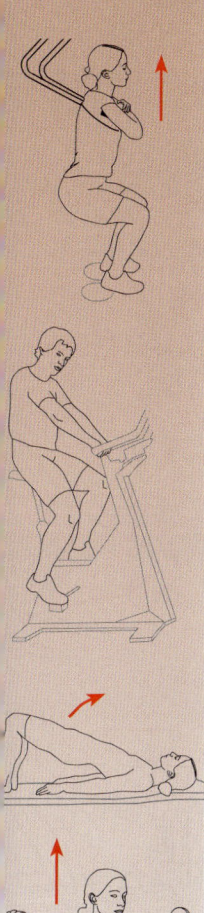

Breve resumo da lesão

Os ligamentos são constituídos de tecido conjuntivo elástico e fibroso que conecta os ossos uns aos outros e promove sustentação e estabilidade à articulação. Uma entorse do ligamento colateral medial envolve laceração ou alongamento desse ligamento e, em geral, é causada por uma força aplicada na face externa da articulação do joelho, como em uma "entrada" violenta durante uma partida de futebol americano.

Anatomia e fisiologia

O ligamento colateral medial (tibial) é um dos quatro ligamentos que sustentam o joelho. É constituído por uma faixa ampla e plana de aproximadamente 12 cm de comprimento situada na região medial do joelho que se estende do epicôndilo medial do fêmur ao côndilo medial da tíbia. Algumas fibras se fundem ao menisco medial. Esse ligamento tem por finalidade manter unida a articulação do joelho em sua superfície medial (interna). Uma força aplicada na face externa do joelho faz com que a sua porção medial se abra, alongando o ligamento colateral medial. A quantidade de alongamento determina se o ligamento sofre um simples estiramento ou lacera-se parcial ou completamente.

Causas da lesão

Uma força aplicada na face lateral da articulação do joelho.

Sinais e sintomas

Dor sobre a porção medial do joelho. Inchaço e dor à palpação. Instabilidade no joelho e dor na sustentação de peso.

Complicações caso negligenciada

Quando não tratada, a lesão do ligamento, em casos raros, pode se autorreparar, mas também poderia causar uma lesão ligamentar mais grave. A dor e a instabilidade no joelho podem não desaparecer. A atividade ininterrupta sobre o joelho lesionado pode ocasionar lesões em outros ligamentos devidas à presença de instabilidade.

Tratamento imediato

Programa RGCEE. Imobilização. Anti-inflamatório.

Reabilitação e prevenção

Dependendo da gravidade da lesão, um simples repouso e a reintrodução gradual à atividade podem ser suficientes. Para lesões mais graves, a utilização de uma órtese pode ser necessária durante a fase de fortalecimento da reabilitação e durante o período inicial do retorno à atividade. As lesões mais graves podem requerer imobilização gessada por um período estendido e repouso da atividade. À medida que a amplitude de movimento e a força forem recuperadas, bicicletas ergométricas e outros equipamentos podem ser utilizados para facilitar o retorno à atividade. Garantir força adequada dos músculos da coxa e condicionamento antes de iniciar qualquer atividade que possibilite impactos no joelho auxilia na prevenção desses tipos de lesões.

Prognóstico a longo prazo

O ligamento costuma cicatrizar-se sem apresentar limitações, embora, em alguns casos, ocorra afrouxamento residual na porção medial do joelho. O tratamento cirúrgico é necessário para a reparação dos ligamentos em casos raros, como, por exemplo, naqueles em que o traumatismo que causou a lesão ligamentar também resulte em uma laceração do menisco.

081: Ruptura do ligamento cruzado anterior

Breve resumo da lesão

O ligamento cruzado anterior (LCA) é um dos quatro ligamentos do joelho. Ele mantém o joelho unido a partir da porção anterior. Esse ligamento geralmente é lesionado em esportes em que há muitas mudanças de direção e possibilidades de impacto. O futebol americano, o lacrosse e outros jogos de movimentação rápida, que necessitam de mudanças abruptas, frequentemente resultam em ruptura do LCA. O mecanismo mais comum para essa lesão é a rotação do joelho com o pé fixo em contato com o solo. A dor aguda no momento da lesão acompanhada por aumento de volume na articulação do joelho pode ser sinal de laceração do LCA.

Anatomia e fisiologia

O ligamento cruzado anterior se estende para cima de maneira oblíqua, lateralmente e para trás da área intercondilar anterior da tíbia à superfície medial do côndilo femoral lateral. Esse ligamento previne o deslocamento posterior do fêmur sobre a tíbia e também auxilia na limitação da hiperextensão do joelho. Quando o pé está em contato com o solo, fixando a tíbia no local, e o joelho é energicamente rotacionado, o estresse pode causar uma laceração no LCA. Isso pode variar desde uma laceração mínima de poucas fibras até uma laceração completa. O LCA também pode ser lacerado em consequência de um forte impacto no joelho; geralmente, outros ligamentos e o menisco também estão envolvidos.

Causas da lesão

Rotação vigorosa do joelho quando o pé está em contato com o solo. Algumas vezes, um golpe com muita força ao joelho, em especial quando o pé se encontra apoiado sobre o solo.

Sinais e sintomas

Dor imediata que pode desaparecer. Inchaço na articulação do joelho. Instabilidade no joelho, especialmente com a tíbia.

Complicações caso negligenciada

Caso não tratada, essa lesão pode não cicatrizar adequadamente. A instabilidade da articulação pode levar à lesão em outros ligamentos. Dor crônica e instabilidade podem levar a limitações futuras.

Tratamento imediato

Programa RGCEE (encaminhamento imediato a um profissional de medicina esportiva). Imobilização.

Reabilitação e prevenção

Quando a estabilidade e a força são restauradas e a dor cessa, a reintrodução gradual das atividades, como exercícios em bicicleta ergométrica, pode ser iniciada. Exercícios de amplitude de movimento e fortalecimento são parte importante da reabilitação. Natação e outros exercícios sem sustentação de peso podem ser utilizados até que o retorno da força esteja normal. O fortalecimento dos músculos quadríceps, isquiotibiais e da panturrilha auxiliará na proteção do ligamento cruzado anterior. O condicionamento adequado, antes de iniciar atividades de alto impacto, também promoverá proteção.

Prognóstico a longo prazo

As lesões do LCA que envolvem uma laceração completa geralmente necessitam de cirurgia para reconstituir o ligamento; lesões mínimas, por sua vez, em sua maioria podem cicatrizar sem cirurgia. O retorno à atividade completa pode ser um processo prolongado, no qual algumas atividades tenham de ser limitadas.

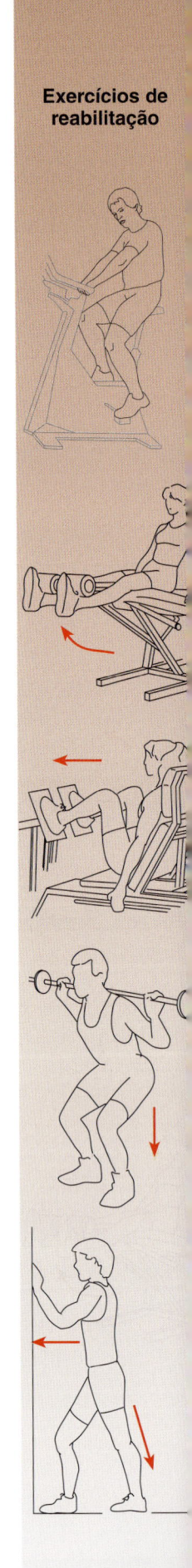

082: Laceração do menisco

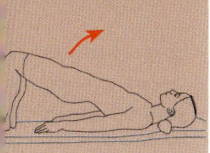

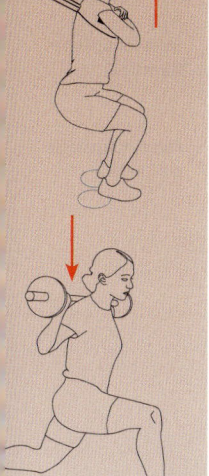

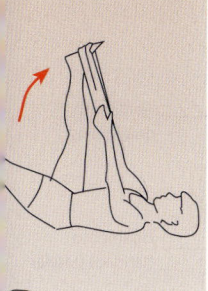

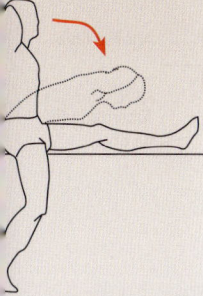

Breve resumo da lesão

Os meniscos são discos de fibrocartilagem que amortecem a articulação do joelho. A laceração dos meniscos pode ocorrer com uma rotação vigorosa do joelho ou acompanhar outras lesões, como rupturas ligamentares. A tríade infeliz é quando um golpe lateral ao joelho causa laceração do ligamento colateral medial, do ligamento cruzado anterior e do menisco.

Anatomia e fisiologia

O menisco é composto de duas partes, o menisco medial e o lateral. O menisco medial repousa sobre o platô medial da tíbia, e o menisco lateral localiza-se sobre o platô lateral. Cada menisco tem o formato de C e promove amortecimento e proteção às extremidades do fêmur e da tíbia, atuando como absorventes de choque. O menisco auxilia na distribuição homogênea do peso por toda a articulação. Uma rotação vigorosa do joelho, especialmente quando flexionado, pode causar laceração do menisco. Isso ocorre com frequência em esportes que necessitam de alterações rápidas de direção com o pé em contato com o solo. O menisco medial é lesionado com mais frequência do que o lateral, principalmente porque este está mais fixado à tíbia de maneira mais segura, e, portanto, é menos móvel.

Causas da lesão

Rotação vigorosa da articulação do joelho, observada com mais frequência quando o joelho também se encontra flexionado. Pode ser acompanhada por rupturas ligamentares.

Sinais e sintomas

Dor na articulação do joelho. Algum aumento de volume do joelho pode ser observado. Sensação de insegurança com falseio ou bloqueio do joelho.

Complicações caso negligenciada

Quando ocorre laceração do menisco, este fica solto na articulação, podendo causar desgaste prematuro das cartilagens que recobrem as extremidades ósseas. Esse desgaste pode favorecer o aparecimento de artrose e a formação de líquido na articulação do joelho.

Tratamento imediato

Programa RGCEE. Anti-inflamatório.

Reabilitação e prevenção

Após o tratamento de uma laceração do menisco, é importante fortalecer os músculos circunjacentes ao joelho para evitar a recorrência da lesão. Quadríceps e isquiotibiais fortalecidos auxiliam na sustentação do joelho e previnem a rotação, que pode vir a causar uma laceração. Os músculos também devem ser alongados regularmente, uma vez que músculos encurtados também podem causar problemas no joelho. Após o tratamento cirúrgico da laceração do menisco, a sustentação de peso deve ser encorajada até um ponto tolerável, mas, como em qualquer reinício de atividade, ela deve ser realizada gradualmente.

Prognóstico a longo prazo

Uma laceração meniscal geralmente requer cirurgia artroscópica para ser reparada. A cirurgia envolve remoção das extremidades meniscais laceradas, mas mantém o corpo principal do menisco intacto. Portanto, após o tratamento cirúrgico a maior parte das lacerações de menisco cicatriza completamente sem limitações a longo prazo.

Exercícios de reabilitação

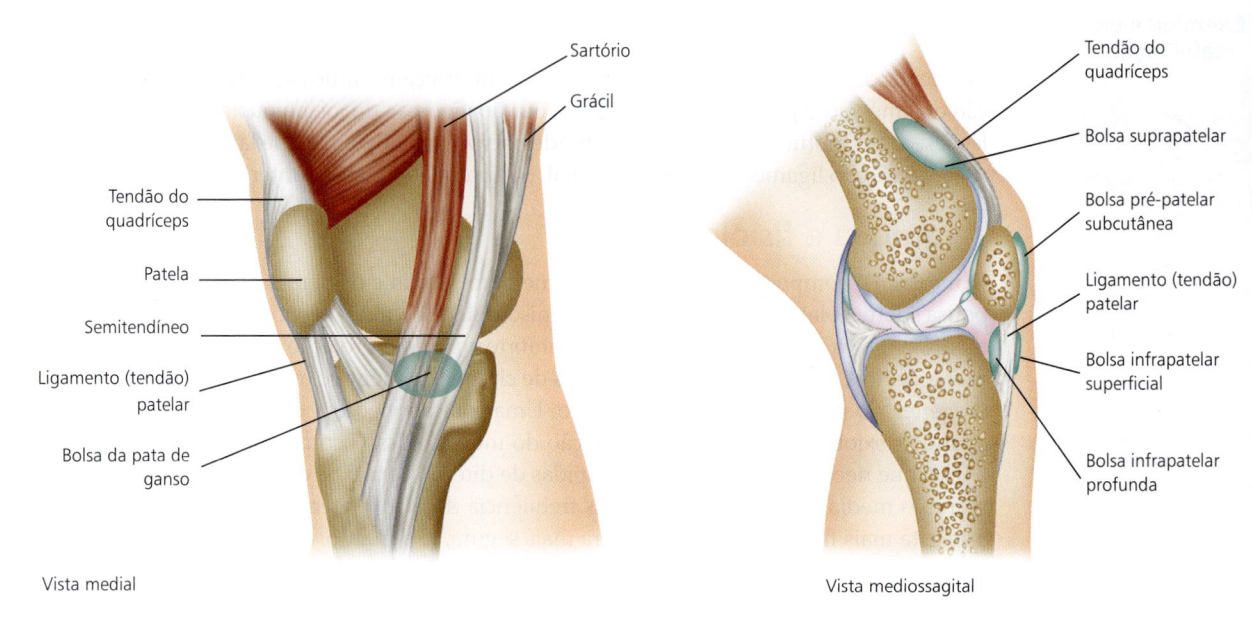

Figura 14.2: Articulação do joelho.

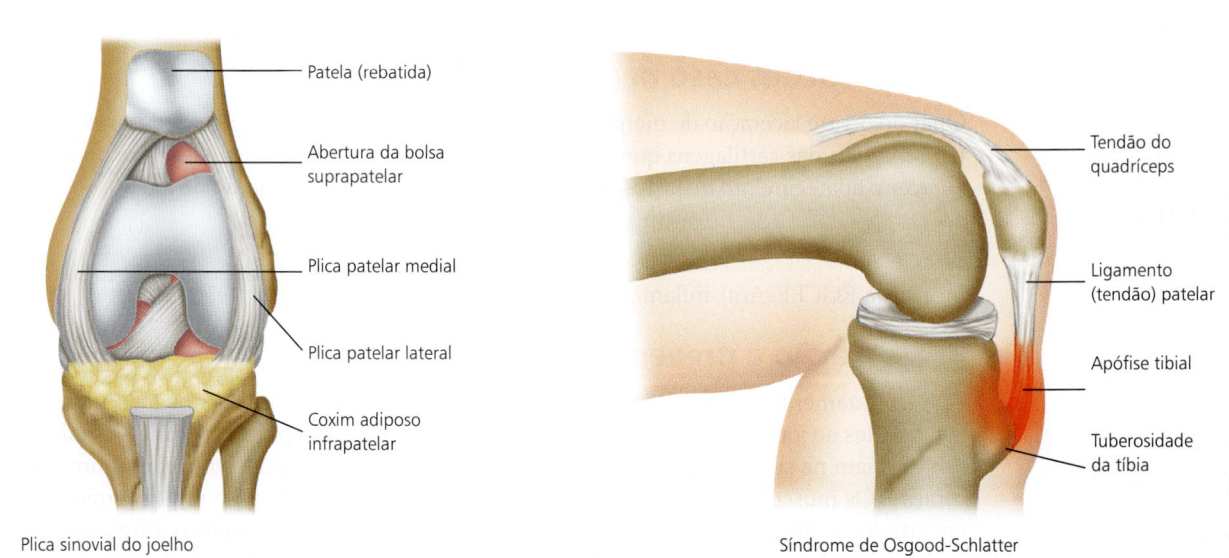

083: Bursite

Exercícios de reabilitação

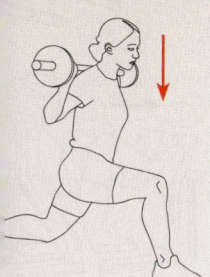

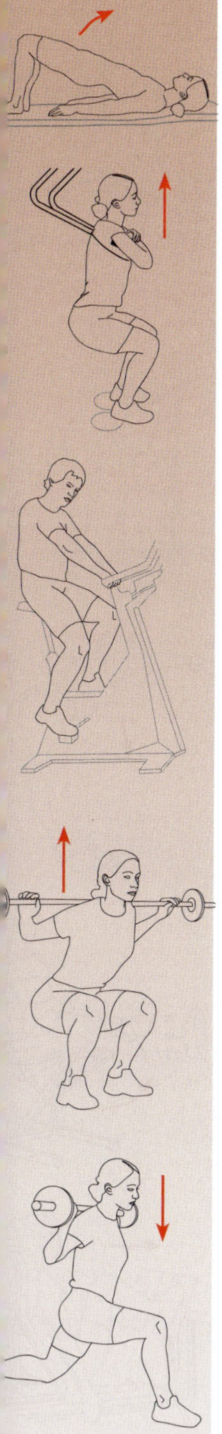

Breve resumo da lesão

A bursite pode ser uma condição dolorosa, especialmente quando localizada na articulação do joelho envolvida na sustentação do peso. Como a função da bolsa é amortecer a articulação na qual pode haver atrito, a inflamação resulta em dor na maior parte das atividades com sustentação do peso, flexão ou extensão. A articulação do joelho possui uma média de quatorze bolsas.

Anatomia e fisiologia

A bolsa é um saco preenchido por um líquido viscoso. A bolsa profunda localizada na região anterior do joelho, denominada bolsa suprapatelar, é a maior no corpo. Ela está localizada entre o fêmur e o tendão do quadríceps. Três outras bolsas principais do joelho são a bolsa pré-patelar subcutânea, localizada entre a pele e a superfície anterior da patela, a bolsa infrapatelar superficial, localizada entre a pele e o ligamento (tendão) patelar, e a bolsa infrapatelar profunda, localizada entre a tuberosidade tibial e o ligamento (tendão) patelar. Finalmente, a bolsa da pata de ganso está localizada na face interna inferior da articulação do joelho, onde os músculos sartório, grácil e semitendíneo se inserem, constituindo o tendão da pata de ganso. A bolsa pré-patelar é a mais comumente lesionada devido a sua localização superficial. Ajoelhar-se repetidamente ou sofrer impacto na patela pode lesionar essa bolsa. As bolsas infrapatelares se tornam mais comumente inflamadas durante saltos e pousos provenientes de atrito repetitivo do ligamento (tendão) patelar. A bolsa da pata de ganso geralmente está menos envolvida em lesões, mas estas podem resultar da sustentação de carga na face interna do joelho, como observado em marchas inadequadas ou utilização de tênis gastos ou de tamanho inapropriado.

Causas da lesão

Pressão repetitiva ou traumatismo à bolsa. Atrito repetitivo entre a bolsa e o tendão ou osso.

Sinais e sintomas

Dor e sensibilidade. Inchaço leve devido à produção de líquido na bolsa. Dor e rigidez ao ajoelhar-se ou descer escadas.

Complicações caso negligenciada

Caso a bolsa seja rompida e libere seu líquido, o amortecimento natural será perdido. A formação de líquido também causa perda de mobilidade na articulação.

Tratamento imediato

Programa RGCEE. Anti-inflamatório.

Reabilitação e prevenção

O fortalecimento dos músculos ao redor do joelho auxilia na sustentação da articulação, e o aumento da flexibilidade também alivia parte da pressão exercida pelos tendões sobre a bolsa. Repousos frequentes, quando é necessário ajoelhar-se ou agachar-se, também auxiliam na prevenção dessa condição. Identificar quaisquer problemas subjacentes, como equipamento ou movimentos inadequados, é importante durante a reabilitação para evitar a recorrência da lesão.

Prognóstico a longo prazo

A bursite raramente é uma preocupação a longo prazo se tratada de modo apropriado. Ocasionalmente, a drenagem do líquido articular é necessária.

LESÕES DO JOELHO

084: Plica do joelho (sinovial)

Breve resumo da lesão

A plica sinovial é uma membrana fibrosa fina remanescente do desenvolvimento do joelho do feto. A plica dividiu o joelho em três compartimentos separados durante o desenvolvimento fetal mas, depois, tornou-se uma parte da estrutura do joelho à medida que os compartimentos se tornaram uma cavidade protetora. A plica pode sofrer inflamação em razão do atrito ou pinçamento entre a patela e o fêmur. Isso é comum quando o joelho é flexionado e colocado sob estresse.

Anatomia e fisiologia

Quando um feto está se desenvolvendo, seu joelho é dividido em três compartimentos. Ao atingir o desenvolvimento completo, esses compartimentos se tornam uma grande cavidade revestida por uma membrana sinovial. Grande parte dos indivíduos permanece com algum remanescente destas divisões, a plica, deixada como uma membrana fina. Elas geralmente estão localizadas na face medial do joelho e se estendem da fossa suprapatelar até ao longo da borda patelar medial. Essas plicas raramente causam problemas por si mesmas. Quando ocorre atrito ou pinçamento entre o fêmur e a patela, a plica sinovial pode se tornar inflamada e espessa, causando mais atrito e criando assim um círculo vicioso.

Causas da lesão

Traumatismo ao joelho flexionado. Estresse repetitivo, especialmente na sustentação de peso medial, por exemplo, ciclismo.

Sinais e sintomas

Dor. Dor à palpação na plica sinovial.

Complicações caso negligenciada

Quando não tratada, a plica sinovial permanece inflamada e limita a atividade de flexão do joelho. A dor também pode causar uma alteração na marcha ou corrida que pode ocasionar outras lesões por uso excessivo.

Tratamento imediato

Reduzir atividades. Programa RGCEE. Anti-inflamatório.

Reabilitação e prevenção

O fortalecimento dos músculos quadríceps e posteriores da coxa diminui a pressão sobre a plica sinovial. O aumento da flexibilidade dos músculos também auxilia no alívio da pressão que pode estimular a condição. A utilização de material esportivo adequado, especialmente de calçados de corrida, pode eliminar a irritação ao proporcionar um bom alinhamento para o joelho.

Prognóstico a longo prazo

Uma vez que houve remissão da dor, um retorno à atividade normal pode ser alcançado. Muito raramente, cirurgia artroscópica é necessária para remover a plica. Nenhum efeito adverso foi observado na remoção da plica sinovial e um retorno completo à atividade pode ser esperado.

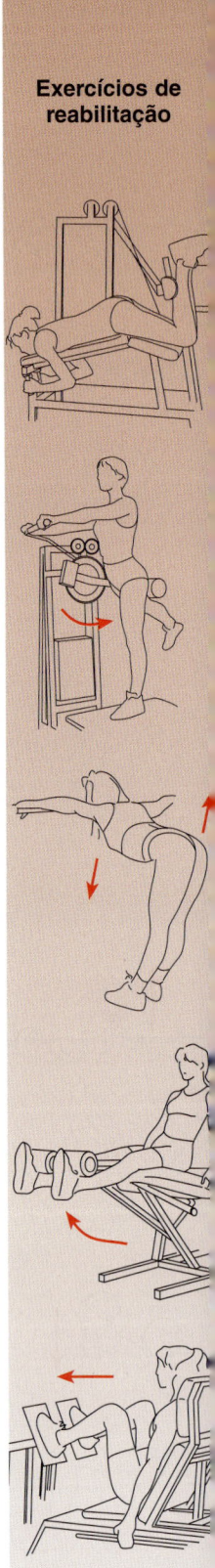

Exercícios de reabilitação

085: Doença de Osgood-Schlatter

Exercícios de reabilitação

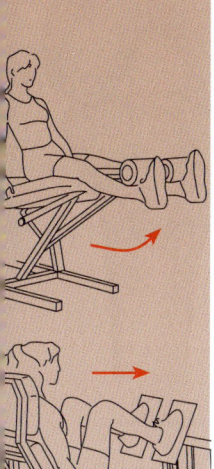

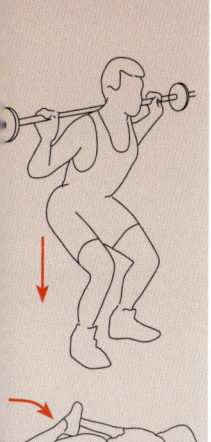

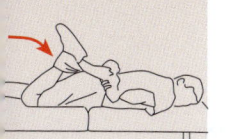

Breve resumo da lesão

A doença de Osgood-Schlatter é uma lesão por tração da apófise tibial devido à tração que o ligamento (tendão) patelar exerce sobre a tuberosidade tibial, situada imediatamente abaixo do joelho. É uma condição que acomete jovens adolescentes ativos e é mais prevalente no sexo masculino (especialmente em garotos entre 10 e 15 anos de idade) que no sexo feminino; tem uma ocorrência ligeiramente mais elevada no joelho esquerdo que no direito. Quando o quadríceps está encurtado, ou quando há flexão e extensão repetitivos, esse estresse pode causar inflamação e dor. Uma condição semelhante, a doença de Larsen-Johansson, resulta em dor e sensibilidade sobre o polo inferior (extremidade) da patela, porém é tratada de modo semelhante ao da doença de Osgood-Schlatter.

Anatomia e fisiologia

O ligamento (tendão) patelar se fixa à patela e continua em direção descendente para se ligar à articulação do joelho na tuberosidade tibial. Os ossos de um esqueleto em desenvolvimento não são tão duros quanto os ossos maduros. Portanto, a força do ligamento ao tracionar a tíbia pode causar pequenas fraturas por avulsão, ocasionando inflamação e dor. O corpo pode tentar reparar e proteger essa área formando mais osso, resultando em uma proeminência óssea bem abaixo do joelho, que promove o estalido tibial característico. Essa condição é encontrada em adolescentes que estão no estirão de crescimento, visto que o comprimento dos ossos frequentemente excede o crescimento dos músculos, causando tensão muscular, o que aplica uma força adicional aos tendões em suas inserções. Durante as atividades que envolvem corridas, saltos e chutes, o quadríceps deve contrair e relaxar continuamente, o que estressa o ponto de fixação na tíbia.

Causas da lesão

Quadríceps encurtado devido ao estirão de crescimento. Lesão anterior do joelho. Contrações repetitivas do músculo quadríceps.

Sinais e sintomas

Dor, pior na extensão completa e durante o agachamento, cessando no repouso. Inchaço sobre a tuberosidade tibial, situada abaixo do joelho. Vermelhidão e inflamação imediatamente abaixo do joelho.

Complicações caso negligenciada

Quando não tratada, a condição continua a causar dor e inflamação e pode acarretar perda muscular no quadríceps. Em casos raros, a síndrome de Osgood-Schlatter pode levar a uma fratura por avulsão completa da tíbia.

Tratamento imediato

Programa RGCEE. Anti-inflamatório.

Reabilitação e prevenção

A maior parte dos casos da doença de Osgood-Schlatter responde bem ao repouso e, a seguir, a um programa de alongamento e fortalecimento do quadríceps. É importante limitar as atividades que causem dor e que tendem a agravar a condição durante a recuperação. Aumentos graduais na intensidade dos esforços e técnicas de aquecimento apropriadas ajudam a prevenir essa condição.

Prognóstico a longo prazo

Essa condição tende a corrigir-se ao ser completado o estirão do crescimento. A dor e a inflamação desaparecem e raramente existem efeitos a longo prazo. Casos raros podem necessitar de injeções de corticosteroides para auxiliar na recuperação.

LESÕES DO JOELHO

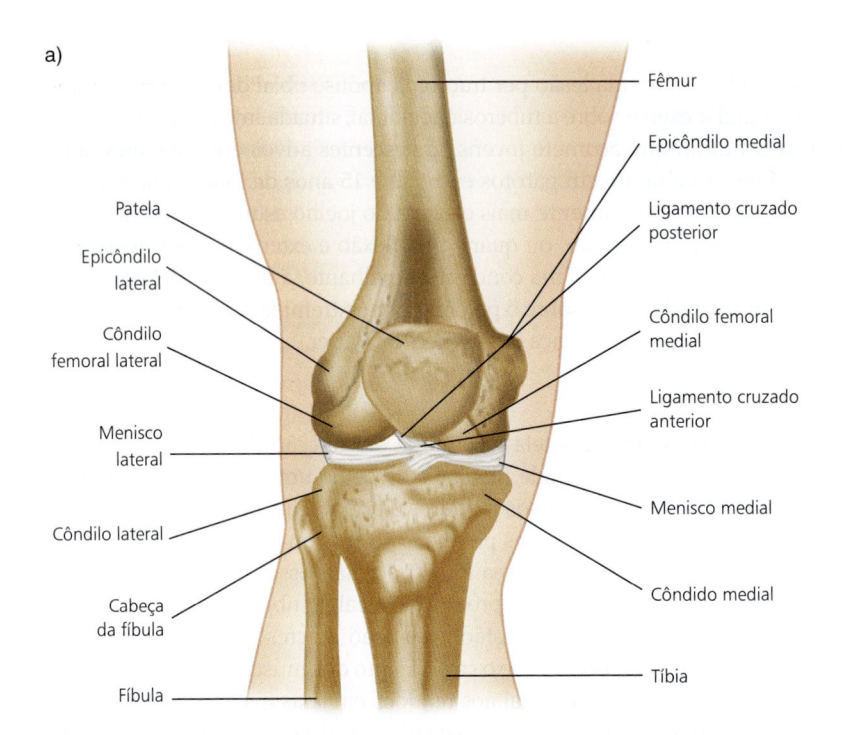

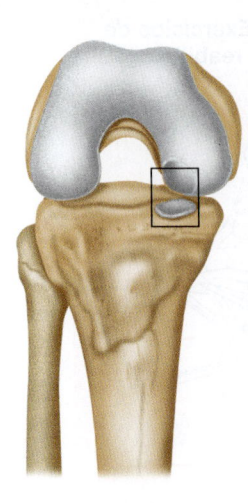

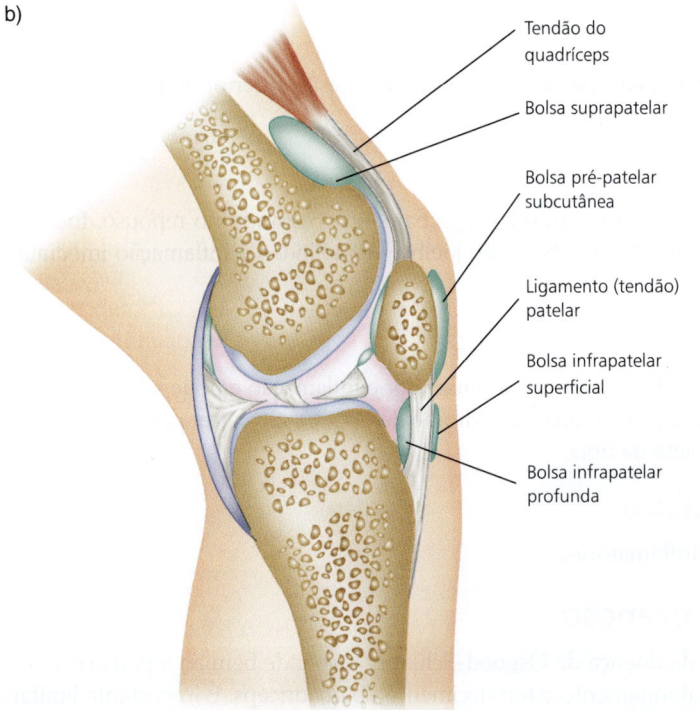

Figura 14.3: Articulação do joelho, a) vista anterior, b) vista mediossagital.

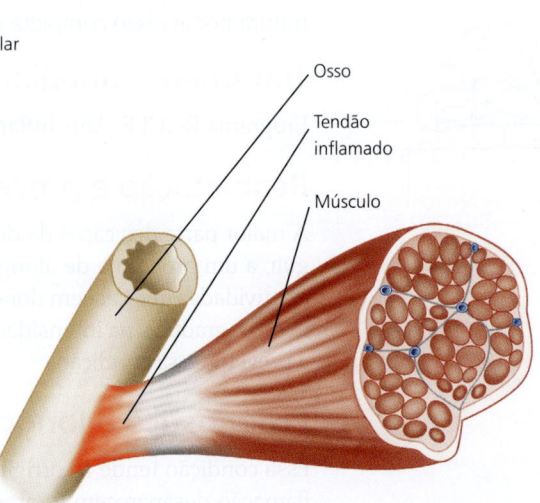

086: Osteocondrite dissecante

Exercícios de reabilitação

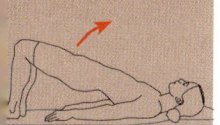

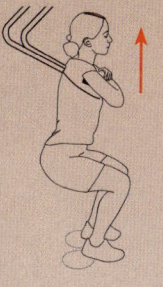

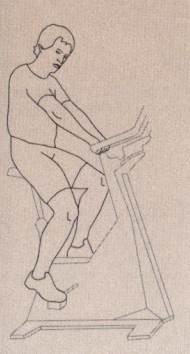

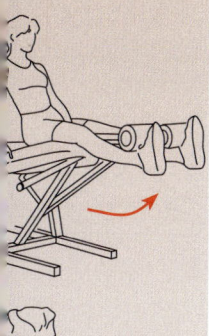

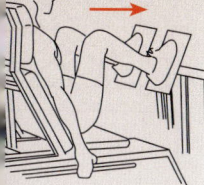

Breve resumo da lesão

A osteocondrite dissecante (corpos livres na articulação) ocorre quando um fragmento de osso adjacente à superfície articular de uma articulação é privado de sua irrigação sanguínea, ocasionando necrose avascular. Isso faz com que a cartilagem se torne friável e uma parte (ou partes) dela pode se fragmentar. Quando a cartilagem entra na articulação, pode causar dor e inflamação. Embora seja encontrada em várias articulações, essa condição está mais comumente associada ao joelho, e é encontrada sobretudo em rapazes entre 10 e 20 anos de idade.

Anatomia e fisiologia

Os ossos são revestidos por cartilagem em suas extremidades. Essa cartilagem protege os ossos do desgaste excessivo. Quando a irrigação sanguínea a essa área é perdida devido a uma lesão anterior, ou a outra condição, a cartilagem torna-se dura e friável. Impacto ou desgaste repetitivo pode fazer com que ela quebre. Caso as partes quebradas permaneçam ligadas ao osso, geralmente não há problemas. Quando elas se soltam na articulação, a sensação de instabilidade e um "clique" ou travamento na articulação podem ser observados. Isso provoca desgaste prematuro da articulação.

Causas da lesão

Perda de irrigação sanguínea na extremidade do osso que afeta a cartilagem. Impacto à articulação causando uma laceração ou quebra da cartilagem na extremidade óssea. Atrito repetitivo fazendo com que a cartilagem se torne friável e quebre.

Sinais e sintomas

Sensibilidade, dor difusa e inchaço, especialmente durante a atividade. Rigidez no repouso. Estalido ou fraqueza na articulação. Travamento momentâneo na articulação quando o fragmento ósseo se desloca e flutua livremente no seu interior.

Complicações caso negligenciada

Sem tratamento, os corpos livres continuam a causar lesões à superfície interna da articulação e, eventualmente, podem levar à osteoartrite degenerativa. Eles também podem provocar laceração ou "formação de sulcos" em outra cartilagem da articulação.

Tratamento imediato

Repouso e encaminhamento a um profissional de medicina esportiva. Imobilização. Antiinflamatório. Diagnóstico positivo confirmado por radiografia.

Reabilitação e prevenção

Fortalecer os músculos ao redor da articulação acometida ajuda a sustentá-la durante as atividades. Limitar o tempo dedicado às atividades com movimentos repetitivos da articulação também pode ser necessário. O tratamento de outras lesões da articulação pode evitar que a irrigação sanguínea seja afetada. As atividades que causam dor devem ser limitadas, retornando-se gradualmente para um programa completo.

Prognóstico a longo prazo

Quando a cartilagem partida não se solta do osso, ela mesma pode se recuperar. Entretanto, se ficar livre na articulação, cirurgia para tratamento das lesões pode ser necessário. Em atletas mais jovens, a recuperação total e o retorno às atividades podem ser esperados. Em atletas mais velhos, pode predispor para o desenvolvimento de osteoartrite degenerativa.

087: Síndrome patelofemoral

Breve resumo da lesão

Dor na patela, especialmente após estar sentado por muito tempo ou descer uma ladeira correndo, pode ser o resultado de uma condição denominada síndrome patelofemoral. A dor pode ser causada pelo movimento incorreto da patela sobre o fêmur ou pelo encurtamento dos tendões. A cartilagem articular sob a patela pode se tornar inflamada, assim como ocasionar outra condição, denominada condromalácia patelar. Esta patologia é observada mais comumente no sexo feminino.

Anatomia e fisiologia

A patela é um osso sesamoide pequeno situado no interior do tendão do músculo quadríceps femoral e forma a face anterior da articulação do joelho. A patela está fixada sobre o tendão do quadríceps e abaixo no ligamento (tendão) patelar, e articula-se com o sulco patelofemoral entre os côndilos femorais para formar a articulação patelofemoral. O ângulo formado entre duas linhas, correspondentes ao músculo do quadríceps e ao ligamento (tendão) patelar, é denominado ângulo Q. Quando a patela se move para fora de seu trajeto normal, mesmo que ligeiramente, pode causar irritação e dor. Tendões encurtados também promovem pressão sobre a patela causando inflamação.

Causas da lesão

Movimentos incorretos na corrida ou calçados inadequados. Em portadores de ângulo Q aumentado, fraqueza ou encurtamento do quadríceps. Luxações crônicas da patela.

Sinais e sintomas

Dor sobre e sob a patela, que piora após estar sentado por muito tempo ou ao descer escadas. Estalidos ou rangidos podem ser sentidos na flexão do joelho. Dor incômoda na porção central do joelho.

Complicações caso negligenciada

A inflamação dessa condição, quando não tratada, pode piorar e causar lesões permanentes às estruturas circundantes. Quando o tendão se torna inflamado, eventualmente ele pode se romper. A cartilagem sob a patela pode tornar-se desgastada e causar dor.

Tratamento imediato

Repouso, que pode ser obtido simplesmente pela redução da intensidade e duração das atividades esportivas. Gelo e anti-inflamatório.

Reabilitação e prevenção

A reabilitação se inicia com a restauração da força e do comprimento correto do quadríceps. Ao retomar as atividades após o término da dor, aumentos graduais na intensidade do esforço, limitação de estresse repetitivo sobre o joelho e técnicas de aquecimento apropriadas contribuem para que a dor não retorne.

Restaurar a força e o comprimento normais dos músculos quadríceps e isquiotibiais, bem como evitar o uso excessivo auxiliam na prevenção da síndrome patelofemoral. Um bom aquecimento antes do treino também é útil.

Prognóstico a longo prazo

Com tratamento correto, raramente ocorrem efeitos duradouros. Caso a condição não responda ao tratamento, intervenção cirúrgica pode ser necessária.

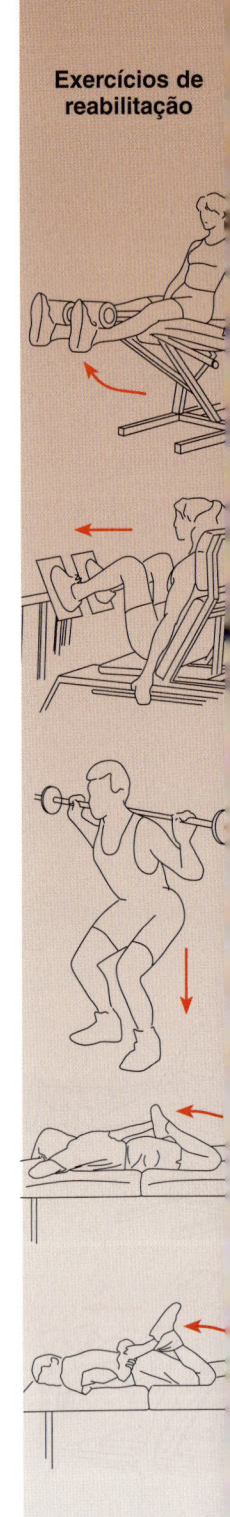

088: Tendinite patelar (joelho do saltador)

Exercícios de reabilitação

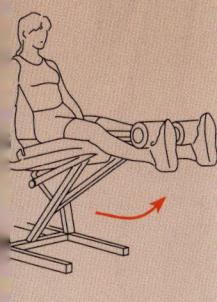

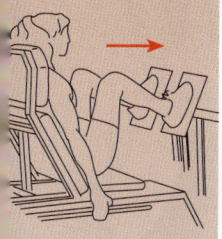

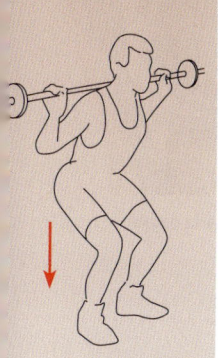

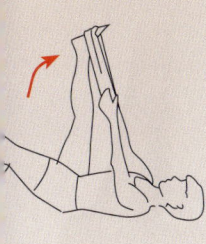

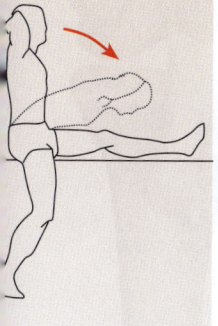

Breve resumo da lesão

Atividades que requeiram saltos repetitivos, como no basquetebol e no voleibol, podem levar à tendinite no ligamento (tendão) patelar, também denominada joelho do saltador. Com o tempo, a força imposta ao tendão pode ocasionar inflamação e dor. A dor geralmente é sentida imediatamente sob a patela.

Anatomia e fisiologia

A tendinite patelar acomete as junções ósseo-tendinosas do tendão do quadríceps, no local em que se liga ao polo superior da patela, e também no ligamento (tendão) patelar, que se encontra fixado no polo inferior da patela e na tuberosidade tibial. A dor concentra-se no ligamento (tendão) patelar, mas também pode ocorrer na inserção do ligamento (tendão) patelar na tuberosidade tibial. O ligamento patelar está envolvido na extensão da perna, e também é a primeira área a sofrer o choque quando se aterrissa de um salto. Ele é forçado a alongar-se à medida que o quadríceps se contrai para diminuir a flexão do joelho. Esse estresse repetitivo pode provocar um traumatismo no tendão, o que levará à inflamação. A flexão e a extensão repetitivas do joelho também impõem estresse nesse tendão caso ele não percorra o trajeto correto.

Causas da lesão

Atividades repetitivas de saltos e pousos. Atividades que envolvam corridas e chutes. Lesões menores não tratadas no tendão da patela.

Sinais e sintomas

Dor e inflamação do tendão patelar, especialmente quando envolvem atividades de extensão repetitivas ou contrações musculares excêntricas do joelho ou de ajoelhar-se. Inchaço e sensibilidade ao redor do tendão.

Complicações caso negligenciada

Como na maior parte das tendinites, a inflamação não tratada provoca irritação adicional, o que causa mais inflamação e cria um círculo vicioso. Eventualmente, isso pode levar à ruptura do tendão. Lesões ao redor dos tecidos também podem ocorrer.

Tratamento imediato

Programa RGCEE. Anti-inflamatório.

Reabilitação e prevenção

O alongamento do quadríceps, dos músculos posteriores da coxa e da panturrilha auxilia no alívio da pressão sobre o tendão patelar. Durante a reabilitação, é importante identificar as condições que causam a lesão. O aquecimento e o condicionamento adequados podem auxiliar na prevenção do início dessa condição. Uma faixa de sustentação colocada abaixo do joelho pode ser necessária para o suporte inicial do tendão durante o começo do retorno à atividade. A prevenção dessa condição requer fortalecimento do quadríceps e um bom equilíbrio de forças entre os músculos subjacentes ao joelho.

Prognóstico a longo prazo

A recuperação completa sem efeitos prolongados pode ser esperada com um tratamento adequado. Ocasionalmente, ela pode retornar devido ao enfraquecimento do tendão, sobretudo em atletas mais velhos.

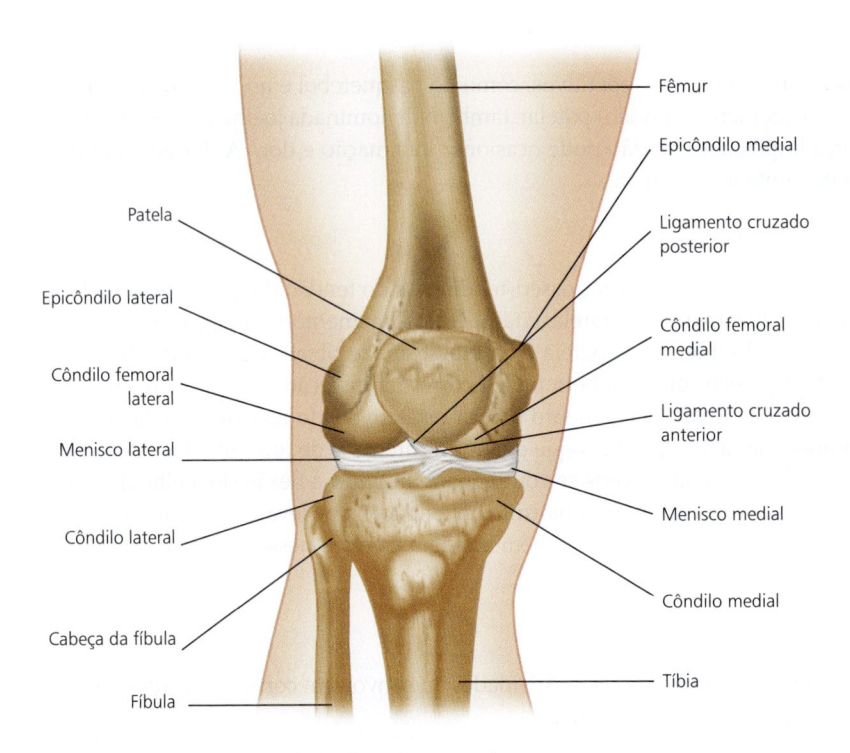

Figura 14.4: Articulação do joelho, vista anterior.

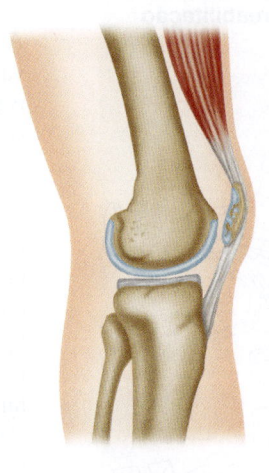

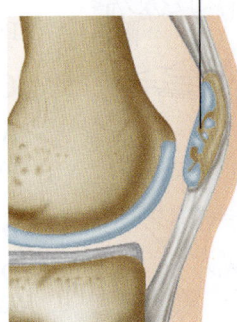

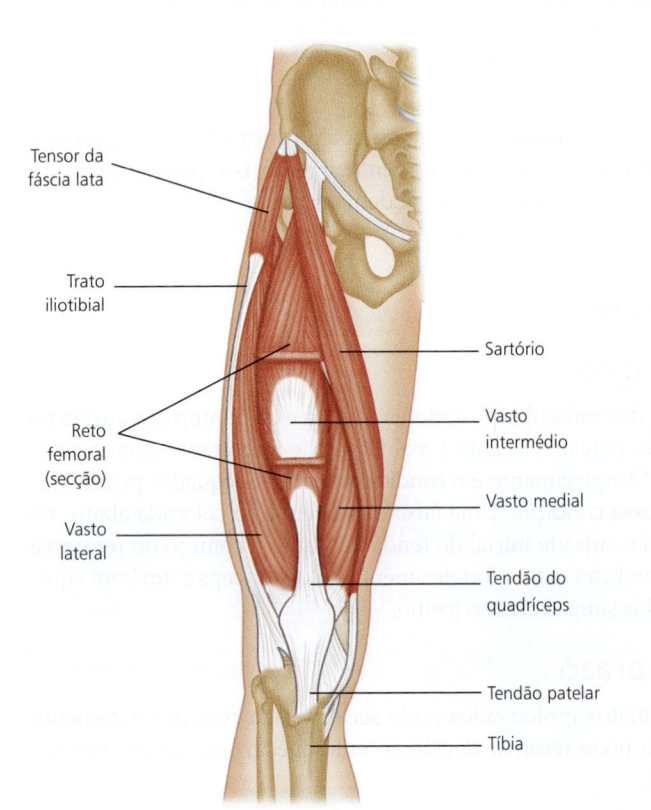

Figura 14.5: Quadríceps.

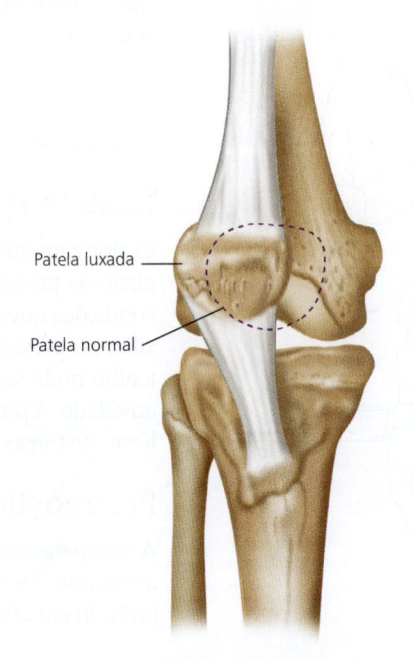

089: Condromalácia da patela (joelho do corredor)

Exercícios de reabilitação

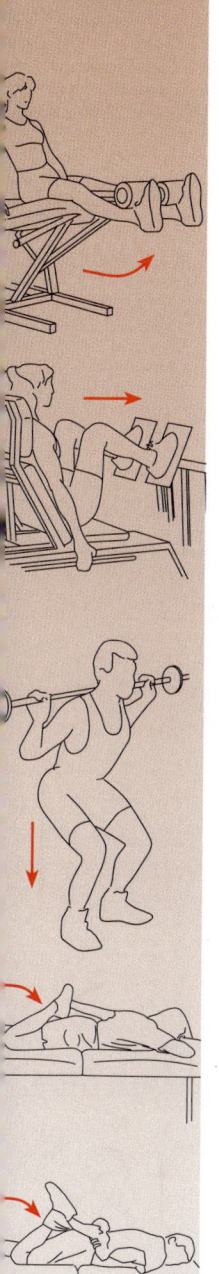

Breve resumo da lesão

Geralmente, o amolecimento e a degeneração da cartilagem articular da patela em atletas é o resultado de uso excessivo, traumatismo ou forças anormais sobre o joelho. Em adultos mais velhos, ela pode ser causada por uma artrite degenerativa. Dor sob a patela e uma sensação de rangido quando o joelho é estendido são possíveis sinais dessa condição.

Anatomia e fisiologia

A porção inferior da patela é protegida pela cartilagem articular (hialina), que é constituída por fibras de colágeno e água. A cartilagem pode se tornar lesionada e amolecida devido a pequenos traumatismos repetitivos decorrentes de uso excessivo ou sustentação anormal de carga sobre o joelho. Essa degeneração torna a superfície irregular ao invés de lisa, como costuma ser, o que causa inflamação e dor. A condromalácia é geralmente descrita em quatro estágios progressivos, desde amolecimento da cartilagem até defeitos cartilaginosos completos e exposição óssea subcondral.

Causas da lesão

Pequenos traumatismos repetitivos à cartilagem devidos ao uso excessivo. Desalinhamento da patela. Fratura ou luxação prévia da patela.

Sinais e sintomas

Dor que piora após permanecer-se sentado por muito tempo, ao utilizar escadas ou levantar-se de uma posição estabelecida. Dor à palpação sobre a patela. Rangido ou sensação incômoda quando o joelho é estendido.

Complicações caso negligenciada

A cartilagem que degenera e se torna irregular pode causar cicatrizes na superfície óssea contra a qual ela sofreu atrito. Isso, por sua vez, causa mais inflamação. A cartilagem também pode ser lacerada quando está irregular, lançando corpos livres na articulação.

Tratamento imediato

Repouso e gelo. Anti-inflamatório.

Reabilitação e prevenção

A limitação da atividade até a remissão da dor e a reintrodução gradual à atividade são importantes. O fortalecimento e o alongamento do quadríceps contribuem para o alívio da pressão sobre a patela. As atividades que aumentam a dor, como flexão profunda do joelho, devem ser evitadas. Deve-se evitar estresses anormais sobre o joelho e manter os músculos posteriores da coxa e o quadríceps fortes e flexíveis para prevenir essa condição.

Prognóstico a longo prazo

A condromalácia patelar comumente responde bem a terapia e a medicamento anti-inflamatório. Em casos raros, a cirurgia poderá ser necessária para corrigir o desalinhamento da patela.

090: Subluxação da patela

Breve resumo da lesão

A subluxação ou deslocamento da patela geralmente ocorre durante a desaceleração. A patela desliza parcialmente para fora do seu sulco no fêmur, mas não limita a mobilidade. Dor e inchaço podem acompanhar essa condição. Os atletas que apresentam desequilíbrio muscular ou deformidades estruturais, como patela alta, possuem uma chance mais elevada de subluxar a patela.

Anatomia e fisiologia

A patela é um pequeno osso sesamoide triangular situado no interior do quadríceps e forma a porção anterior da articulação do joelho. Está ligada acima, ao tendão do quadríceps e, abaixo, ao ligamento (tendão) patelar. Está articulada com o sulco patelofemoral entre os côndilos femorais para formar a articulação patelofemoral. A patela desliza sobre o sulco quando o joelho é flexionado. Caso o músculo externo do quadríceps, o vasto lateral, seja mais forte que o músculo interno, o vasto medial, esse desequilíbrio pode causar uma tração desigual na patela, forçando-a para fora do sulco normal. O côndilo femoral lateral e o osso patelar medial podem ficar contundidos. Quando ocorrem contrações musculares enérgicas como mudança de direção com os pés fixados ao solo ou ao aterrissar de um salto.

Causas da lesão

Desequilíbrio de força entre o grupo de quadríceps externo e o interno. Impacto no lado da patela. Rotação do joelho.

Sinais e sintomas

Sensação de pressão na região da patela. Dor e inchaço atrás da patela. Dor ao flexionar ou estender o joelho.

Complicações caso negligenciada

Subluxações repetidas podem causar pequenas fraturas na patela, lacerações na cartilagem e estresse sobre os tendões. A falha no tratamento de subluxações pode levar a subluxações crônicas.

Tratamento imediato

Programa RGCEE. Anti-inflamatório.

Reabilitação e prevenção

Durante a reabilitação, atividades que não agravem a lesão devem ser preferidas, como natação ou ciclismo, ao invés de corrida. O fortalecimento do vasto medial e o alongamento do vasto lateral auxiliam na correção do desequilíbrio muscular que pode causar essa condição. Uma órtese para manter a patela no lugar pode ser necessária no retorno inicial da atividade. Para prevenir subluxações, é importante manter os músculos ao redor do joelho fortes e flexíveis e evitar impactos à patela.

Prognóstico a longo prazo

As subluxações respondem bem a repouso, reabilitação e anti-inflamatórios. Raramente, pode ser necessário cirurgia para prevenir a recorrência de subluxações devidas ao desalinhamento ou afrouxamento das estruturas de sustentação.

Lesões da perna

15

Lesões no esporte – Uma abordagem anatômica

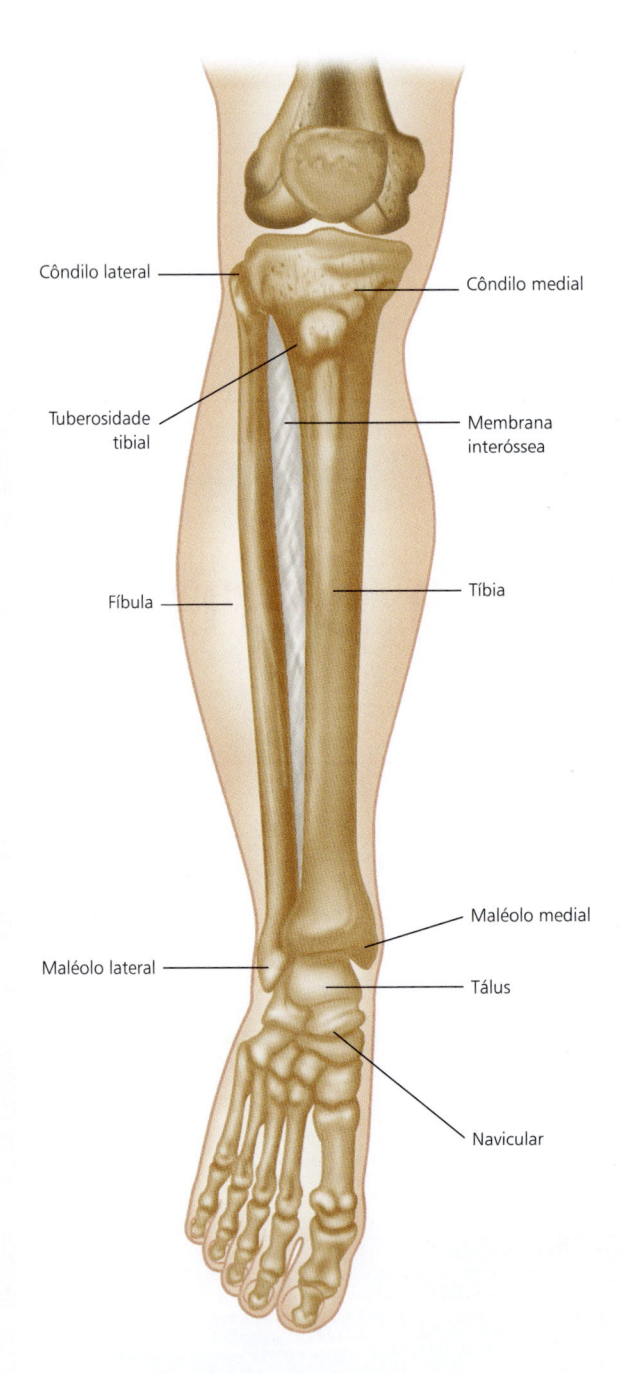

Figura 15.1: Tíbia e fíbula da perna direita, vista anterior.

091: Fraturas (tíbia, fíbula)

Exercícios de reabilitação

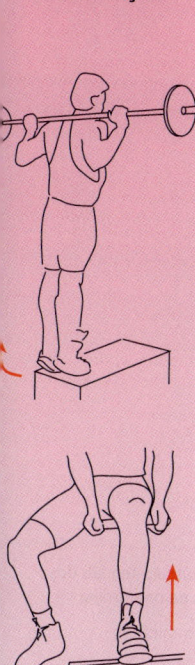

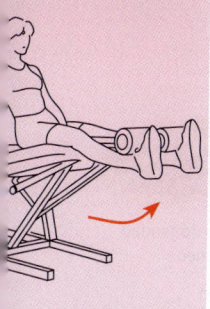

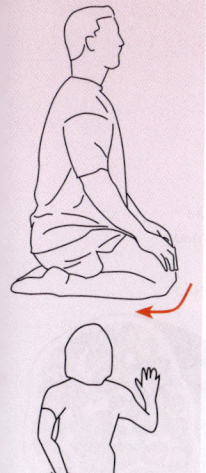

Breve resumo da lesão

A maior parte dos ossos humanos possui uma camada externa de tecido ósseo chamada de osso cortical, a qual por ser compacta, apresenta baixa porosidade. O osso cortical torna a estrutura óssea mais rígida e capaz de suportar grandes estresses. Quando a camada óssea externa é interrompida ou fissurada, a falha óssea é denominada fratura. O osso pode ser parcial ou completamente fraturado.

Anatomia e fisiologia

A tíbia (osso da canela) é o maior e mais medial osso da perna. Na extremidade proximal, os côndilos lateral e medial articulam-se com a extremidade distal do fêmur para formar a articulação do joelho. A tuberosidade tibial é uma área irregular na superfície anterior da tíbia. A fíbula localiza-se na face lateral e paralela à tíbia, e é fina como uma vara. A fíbula não é um osso de sustentação de peso e não tem função na articulação do joelho, ao passo que a tíbia é o único osso de sustentação do peso na perna. Ambos os ossos se encontram no tornozelo. Embora cada osso possa ser fraturado isoladamente, é comum que eles sejam fraturados ao mesmo tempo. A maior parte das fraturas envolve as extremidades proximal (próximo ao joelho) ou distal (próximo ao tornozelo) do osso. Em virtude da fina cobertura da pele e de outros tecidos sobre a tíbia, essas fraturas são muitas vezes expostas, o que significa que as extremidades dos ossos fraturados rompem a pele.

Causas da lesão

Força direta (impacto) aplicada ao longo do corpo do osso ou carga extrema sobre o osso, como no pouso de uma alta queda. Forças rotacionais ou indiretas sobre os ossos, por exemplo, faltas no futebol americano. Torção, especialmente quando o osso está sob uma carga ou quando o pé está fixado.

Sinais e sintomas

Dor, incapacidade de caminhar ou sustentar peso e, frequentemente, incapacidade de mover a perna. Uma deformidade visível pode estar presente no local da fratura ou a fratura pode estar aberta (ver acima). Inchaço e dor à palpação.

Complicações caso negligenciada

A falta de consolidação da fratura é uma complicação a longo prazo de uma fratura não tratada. Lesão dos vasos sanguíneos a partir de uma fratura pode ocasionar hemorragia e inchaço, bem como problemas circulatórios no pé. O envolvimento de algum nervo pode provocar sérios problemas, como pé caído ou perda da sensibilidade na perna e no pé.

Tratamento imediato

Imobilizar a perna. Controlar qualquer hemorragia que possa estar presente em uma fratura aberta. Procurar cuidados médicos imediatamente.

Reabilitação e prevenção

Após a consolidação da fratura, é necessário readquirir a força e a flexibilidade dos músculos da perna. Atividades de amplitude de movimento podem ser necessárias para o joelho e para o tornozelo, dependendo da localização da fratura e do tempo de imobilização que for necessário. Quando a fratura estiver consolidada, um reinício gradual da atividade deve ser observado para evitar uma recorrência da lesão. O fortalecimento da panturrilha e dos músculos tibiais anteriores auxiliam na proteção da tíbia e da fíbula.

Prognóstico a longo prazo

Se tratada adequadamente até a completa consolidação, uma fratura não deve apresentar problemas futuros. Em alguns casos, pode ser necessário tratamento cirúrgico utilizando uma haste ou pinos a fim de manter os ossos no lugar durante a consolidação. Cirurgia pode também ser necessária em casos em que a lesão do vaso sanguíneo ou nervo é grave.

LESÕES DA PERNA

LESÕES DA PERNA

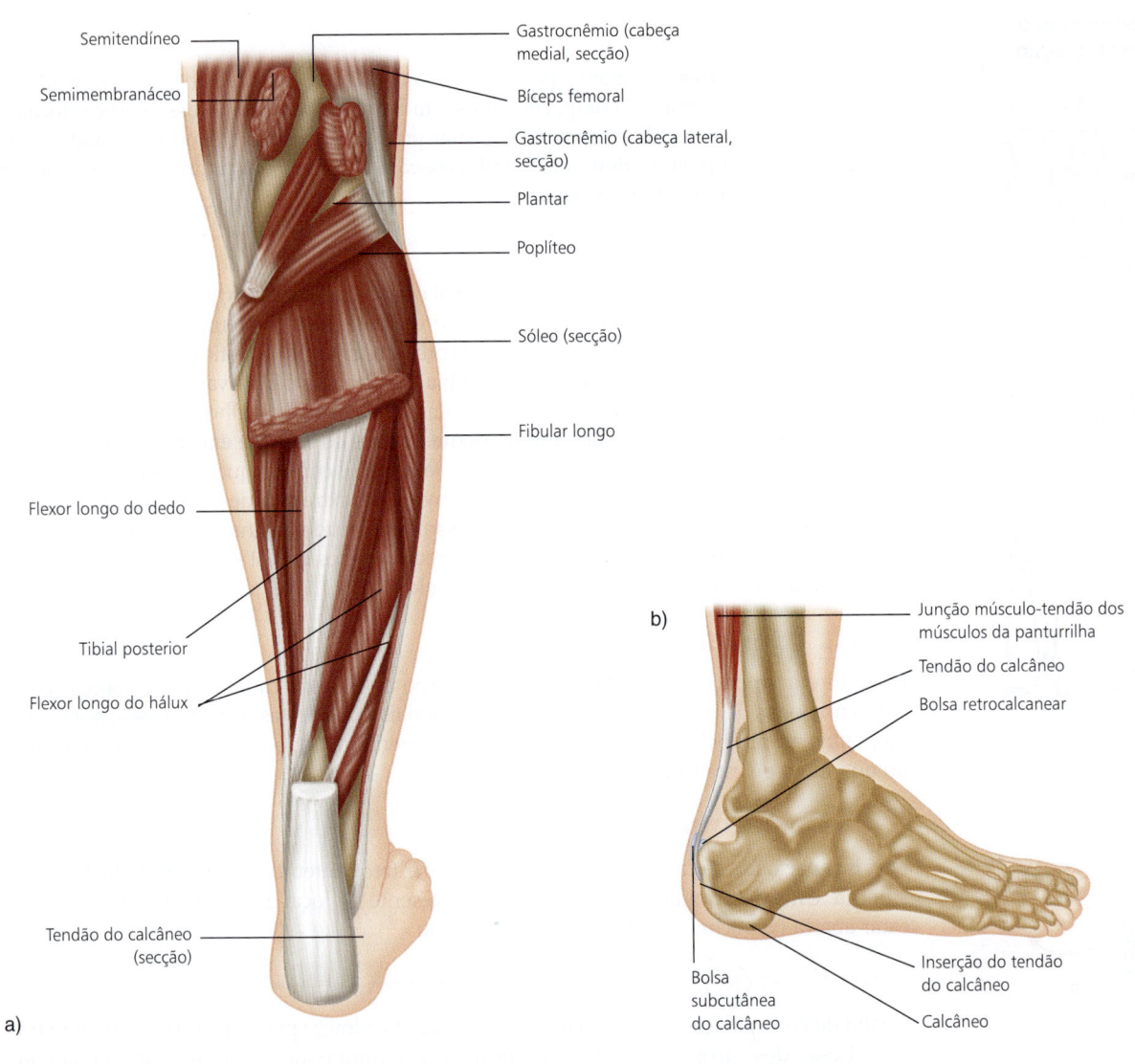

Lesões no esporte – Uma abordagem anatômica

Figura 15.2: a) Músculos da panturrilha, perna direita, vista posterior, b) tendão do calcâneo.

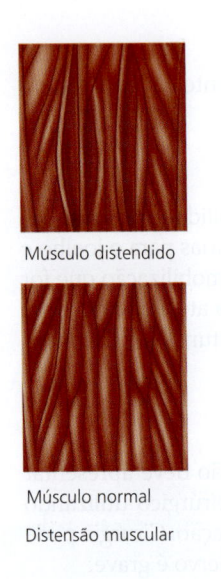

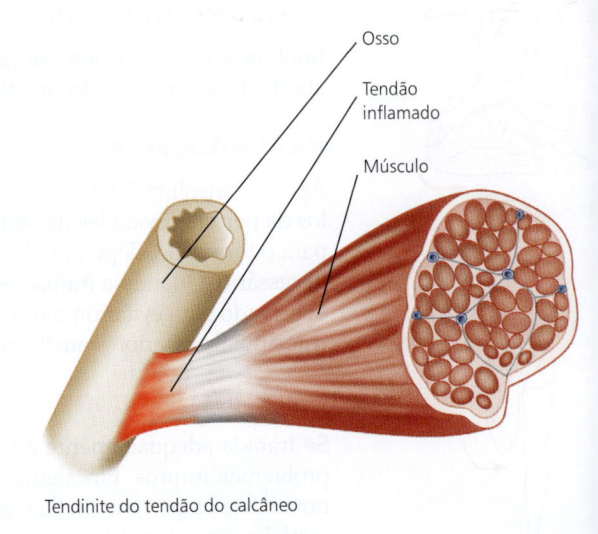

Músculo distendido

Músculo normal

Distensão muscular

Tendinite do tendão do calcâneo

092: Distensão muscular da panturrilha

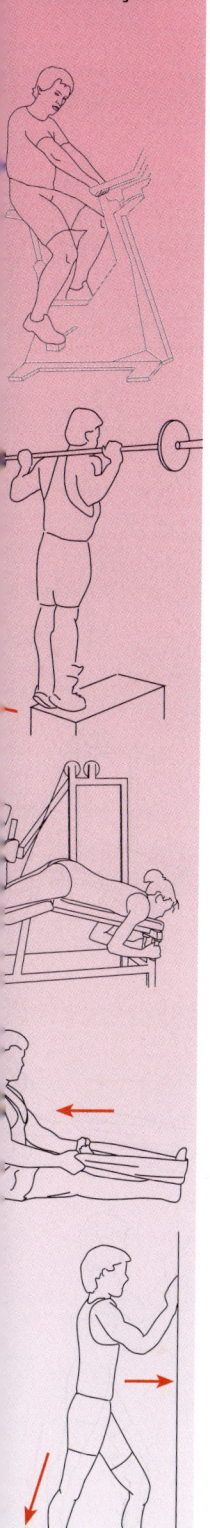

Breve resumo da lesão

Deixar de realizar um aquecimento adequado pode causar distensões musculares. Os músculos da panturrilha são utilizados durante uma corrida rápida, ao saltar, mudar de direções ou ao erguer-se de um agachamento completo. Geralmente, esses são movimentos explosivos que requerem contrações vigorosas dos músculos da panturrilha, o que pode levar a uma distensão muscular. As distensões musculares podem resultar do posicionamento incorreto do pé durante uma atividade ou de uma contração excêntrica além da resistência do músculo.

Anatomia e fisiologia

Os músculos da panturrilha incluem o gastrocnêmio, o plantar e o sóleo, que, em conjunto, são denominados tríceps sural. Esses músculos se fixam ao pé pelo tendão do calcâneo. A fossa poplítea na parte posterior do joelho é formada inferiormente pelos ventres dos músculos gastrocnêmio e plantar, lateralmente pelo tendão do bíceps femoral e medialmente pelos tendões do semimembranáceo e do semitendíneo. Os músculos da panturrilha são responsáveis por estender os pés e por permitir a posição em pé. Ao correr ou mudar de direção, esses músculos devem contrair-se vigorosamente. Essa contração pode causar laceração do músculo no ponto de origem do tendão na junção musculotendinosa. Uma contração excêntrica, ou seja, uma contração enquanto o músculo se alonga, como ao aterrissar de um salto, também pode causar uma laceração caso o músculo esteja fadigado ou não esteja forte o bastante para suportar essa solicitação.

Causas da lesão

Contração enérgica dos músculos gastrocnêmio ou sóleo. Contração excêntrica vigorosa. Posição inadequada do pé ao iniciar corrida rápida.

Sinais e sintomas

Dor na região da panturrilha, geralmente em sua porção média. Dor ao posicionar-se em pé sobre a ponta dos dedos e, algumas vezes, dor ao flexionar o joelho. Inchaço ou hematoma na panturrilha.

Complicações caso negligenciada

Qualquer distensão muscular deixada sem tratamento pode levar a uma ruptura completa. O músculo da panturrilha é utilizado durante a manutenção da posição em pé e na caminhada, portanto, a dor pode tornar-se incapacitante. Uma claudicação ou uma alteração na marcha por causa dessa lesão pode levar a uma lesão em outras áreas.

Tratamento imediato

Programa RGCEE. Anti-inflamatório. Aquecer e massagear a área para melhorar o fluxo sanguíneo e a cicatrização.

Reabilitação e prevenção

Quando a dor cessa, um programa de alongamento leve pode facilitar a cicatrização. O fortalecimento e o alongamento auxiliam na prevenção de uma futura lesão. O aquecimento adequado antes das atividades auxilia a proteger o músculo de lacerações. Músculos fortes e elásticos resistem melhor às distensões e se recuperam mais rapidamente.

Prognóstico a longo prazo

As distensões musculares, quando tratadas de forma adequada com repouso e terapia, raramente apresentam quaisquer efeitos de longa duração. Em casos raros de ruptura total do músculo, pode ser necessário tratamento cirúrgico.

093: Ruptura do tendão do calcâneo

Breve resumo da lesão

As lesões do tendão do calcâneo podem ser muito dolorosas e levam algum tempo para cicatrizar. Esse tendão localiza-se na parte posterior da perna, inserido no calcâneo. Uma lesão nesse tendão pode ser debilitante devido ao seu envolvimento na marcha e até mesmo no equilíbrio, durante a sustentação de peso. Atividades "explosivas", como corridas rápidas e saltos, e aquelas que envolvem empurrões contra uma resistência, como os homens de linha do futebol americano e no treinamento com peso, contribuem acentuadamente para essa lesão.

Anatomia e fisiologia

O tendão do calcâneo é o maior tendão do corpo humano, medindo 15 cm de comprimento e 2 cm de espessura. Ele se origina a partir da junção musculotendínea dos músculos da panturrilha e se insere no aspecto posterior do calcâneo. O tendão é separado do calcâneo pela bolsa retrocalcaneal e da pele pela bolsa subcutânea do calcâneo. Ele traciona o pé para baixo, estendendo-o quando os músculos da panturrilha se contraem. A lesão do calcâneo pode ser classificada em três graus.
1º Grau: Alongamento ou laceração mínima do tendão (menos de 25% do tendão).
2º Grau: Envolve uma maior quantidade de fibras (geralmente 25 a 75%).
3º Grau: Ruptura completa do tendão.

Causas da lesão

Contração vigorosa e abrupta dos músculos da panturrilha; especialmente quando o músculo e o tendão estão frios ou inflexíveis. Força excessiva aplicada ao pé, forçando-o para flexão plantar.

Sinais e sintomas

Dor no tendão do calcâneo que, em lesões de 1º grau, não passa de um desconforto leve, mas, em lesões de 3º grau, chega a ser forte e debilitante. Podem também ocorrer inchaço e dor à palpação, além de dor ao ficar nas pontas dos pés. Rigidez na área da panturrilha e do calcanhar após o repouso.

Complicações caso negligenciada

Uma laceração mínima pode se tornar uma ruptura completa quando não tratada. Bursite e tendinite podem ocorrer a partir de um tendão inflamado em atrito sobre o calcanhar.

Tratamento imediato

Programa RGCEE. Anti-inflamatório. Calor e massagem para promover o fluxo sanguíneo e a cicatrização. Imobilização e auxílio médico nas rupturas completas.

Reabilitação e prevenção

Repouso e um retorno gradual à atividade são importantes e devem ser realizados. O alongamento e o fortalecimento dos músculos da panturrilha são importantes para a reabilitação e prevenção de uma recorrência. O aquecimento adequado dos músculos da panturrilha antes de todas as atividades, sobretudo daquelas que envolvem contrações enérgicas, como corridas rápidas, é essencial na prevenção de rupturas no tendão.

Prognóstico a longo prazo

Em virtude do menor suprimento sanguíneo dos tendões, eles demoram mais para cicatrizar do que os músculos, mas, com repouso e reabilitação, o tendão do calcâneo pode retornar à função normal. Rupturas completas ocasionalmente necessitam de reparo cirúrgico.

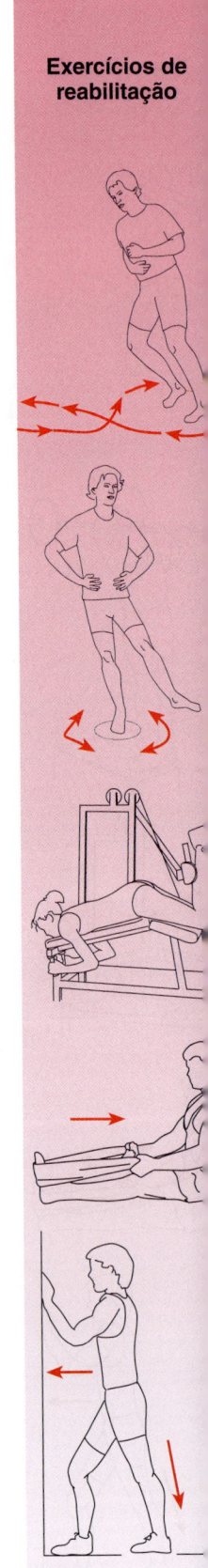

094: Tendinite do tendão do calcâneo

Exercícios de reabilitação

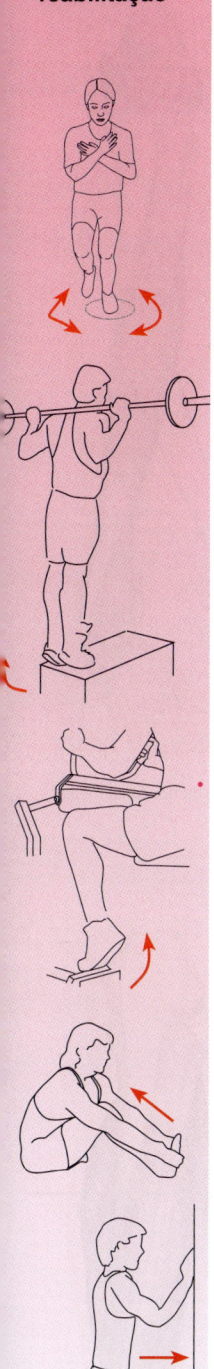

Breve resumo da lesão

A inflamação no tendão do calcâneo pode ser muito dolorosa, especialmente porque todo o peso do corpo é sustentado por essa estrutura e o calçado frequentemente exerce pressão contra essa área. O estresse repetitivo ao tendão pode levar à inflamação, que causa irritação adicional, provocando mais inflamação. Atividades como basquetebol, corrida, voleibol e outros esportes que envolvem corridas e saltos podem ocasionar essa tendinite.

Anatomia e fisiologia

O tendão do calcâneo é o maior tendão do corpo humano, com cerca de 15 cm de comprimento e 2 cm de espessura. Ele se origina a partir da junção musculotendínea dos músculos da panturrilha e se insere na face posterior do calcâneo. O tendão é separado do calcâneo pela bolsa tendínea calcânea e da pele pela bolsa subcutânea do calcâneo. O tendão fica localizado na parte posterior do calcanhar, o que significa que ele se desloca sobre o osso conforme o músculo se contrai e alonga. Contração repetitiva dos músculos da panturrilha e calçados inapropriados ou pronação excessiva dos pés podem levar à inflamação do tendão.

Causas da lesão

Estresse repetitivo nas atividades de corrida e salto. Calçado inapropriado ou padrão anormal de aterrissagem do pé durante a corrida. Lesões não tratadas da panturrilha ou do tendão do calcâneo.

Sinais e sintomas

Dor e sensibilidade no tendão. Inchaço pode estar presente. Contração da musculatura da panturrilha causa dor; corridas e saltos podem ser difíceis.

Complicações caso negligenciada

A inflamação pode levar à deterioração do tendão e eventual ruptura quando não tratada. A inflamação pode ocasionar enrijecimento do tendão e do músculo fixado a ele, o que pode levar a uma laceração.

Tratamento imediato

Repouso, redução ou interrupção da atividade causadora. Gelo. Anti-inflamatórios. Aplicar calor e massagem para promover o fluxo sanguíneo e a cicatrização.

Reabilitação e prevenção

Após um período de repouso, que geralmente dura de 5 a 10 dias, pode-se iniciar exercícios de alongamento e fortalecimento. O calor pode ser utilizado sobre o tendão antes da atividade para aquecê-lo de maneira adequada. O aquecimento apropriado, aliado a exercícios de fortalecimento e alongamento para os músculos da panturrilha, auxilia na prevenção da tendinite do tendão do calcâneo.

Prognóstico a longo prazo

A tendinite raramente apresenta efeitos duradouros quando tratada de forma adequada. Podem ser necessários desde 5 dias a várias semanas para que a tendinite cicatrize, mas raramente é requerida cirurgia para repará-la.

LESÕES DA PERNA

LESÕES DA PERNA

Lesões no esporte – Uma abordagem anatômica

a)
- Côndilo lateral
- Côndilo medial
- Tuberosidade tibial
- Membrana interóssea
- Fíbula
- Tíbia
- Maléolo medial
- Maléolo lateral
- Tálus
- Navicular
- Cuneiforme medial

b)

- Músculo tibial anterior
- Área de dor

Síndrome da dor tibial medial

Figura 15.3: Porção inferior da perna; a) vista anterior, b) músculo tibial anterior.

- Fíbula
- Tíbia
- Extensor longo do hálux
- Extensor longo dos dedos
- Tibial anterior
- Fáscia profunda da perna
- Compartimento anterior

Síndrome do compartimento anterior

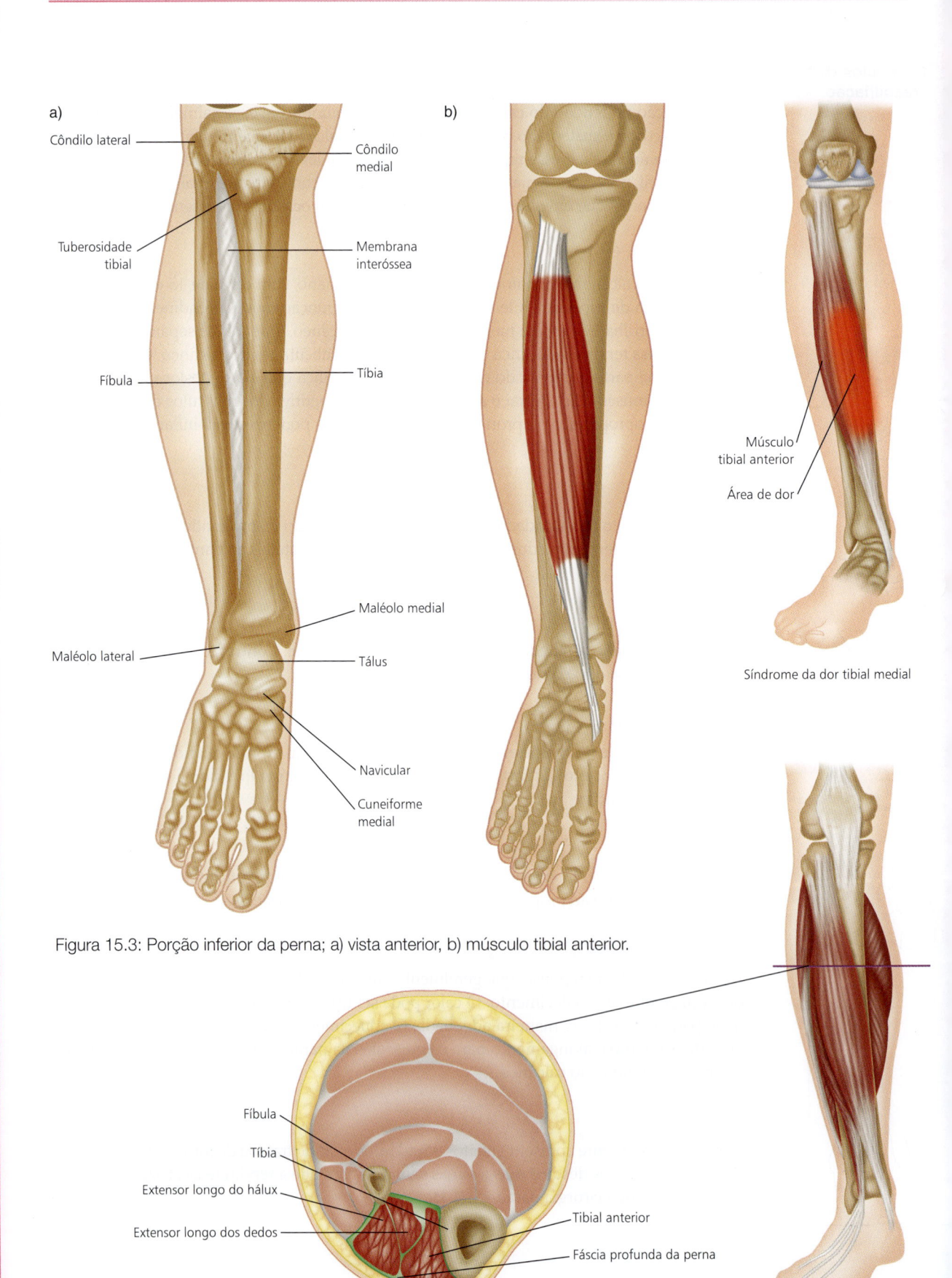

095: Síndrome da dor tibial medial (canelite)

Exercícios de reabilitação

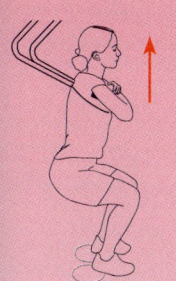

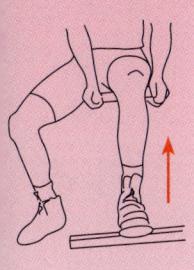

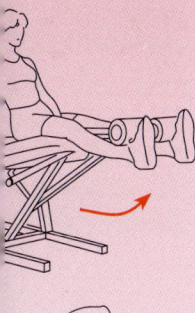

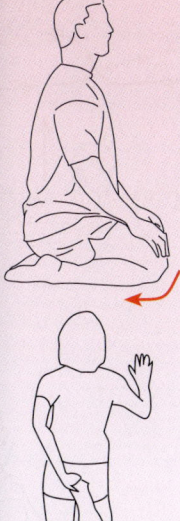

Breve resumo da lesão

Canelite é uma queixa comum entre corredores e outros atletas que começaram a correr há pouco tempo. Na verdade, trata-se de um termo utilizado para cobrir toda a dor na área anterior da perna. Há várias causas possíveis. A síndrome da dor tibial medial, causa mais comum de dor na canela, refere-se à dor sentida a partir da irritação dos tendões que envolvem a perna e suas respectivas fixações aos ossos. Mudanças na duração, na frequência ou na intensidade da corrida podem ocasionar essa condição.

Anatomia e fisiologia

O músculo tibial anterior origina-se a partir do côndilo lateral da tíbia e se insere nas superfícies medial e plantar do osso cuneiforme medial. O tibial anterior é responsável pela dorsiflexão e inversão do pé, além de ser bastante utilizado durante a corrida para elevar o dedo a cada passo. Quando o músculo e o tendão tornam-se inflamados e irritados por uso excessivo ou movimento inadequado, causam dor na porção anterior da perna. Impactos repetitivos sobre a perna, como em corridas, também podem levar à dor na canela.

Causas da lesão

Estresse repetitivo no músculo tibial anterior provocando inflamação. Força repetitiva de impacto sobre a tíbia, como em corridas e saltos.

Sinais e sintomas

Dor incômoda na perna. A dor é pior em atividade. Sensibilidade na face interna da tíbia com possibilidade de inchaço discreto.

Complicações caso negligenciada

Sem tratamento, a canelite pode causar dor intensa e ocasionar interrupção das atividades de corrida. A inflamação pode acarretar outras lesões, incluindo a síndrome do compartimento.

Tratamento imediato

Programa RGCEE. Anti-inflamatório. A seguir, aquecer e massagear para promover o fluxo sanguíneo e a cicatrização.

Reabilitação e prevenção

É importante realizar atividades de baixo impacto, como natação ou ciclismo, para manter os níveis de condicionamento durante a recuperação. O alongamento do músculo anterior da tíbia auxilia na recuperação. Para evitar que essa condição se desenvolva, tente alternar dias com atividade de alto impacto com dias de menor impacto. Também é importante fortalecer os músculos da porção inferior da perna para auxiliar na absorção do choque de atividades que envolvam impacto.

Prognóstico a longo prazo

A síndrome da dor tibial medial pode ser tratada com sucesso sem efeitos a longo prazo. Apenas em casos raros essa condição não responde ao repouso e à reabilitação, ocasionando inflamação e dor crônicas. A cirurgia pode ser necessária nesses casos.

096: Fratura por estresse

Breve resumo da lesão
Atividades de impacto repetitivo, como corridas e saltos, podem causar pequenas fraturas no osso denominadas fraturas por estresse. Elas ocorrem com maior frequência no osso de sustentação do peso, a tíbia. Atletas com menor densidade óssea, devida a questões dietéticas ou predisposição genética, são mais suscetíveis, assim como atletas que treinam em superfícies duras por longas distâncias e duração. Mulheres são mais suscetíveis a essa lesão que homens devido a condições de deficiência na densidade óssea, como ciclos menstruais irregulares ou ausentes, distúrbios da alimentação ou osteoporose.

Anatomia e fisiologia
A tíbia (osso da canela) é o maior e mais medial dos ossos da perna. Na extremidade proximal, os côndilos medial e lateral articulam-se com a extremidade distal do fêmur para formar a articulação do joelho. A tuberosidade tibial é uma área irregular sobre a superfície anterior da tíbia. A tíbia é o osso de sustentação do peso e, portanto, absorve uma grande quantidade de força de impacto durante atividades de corrida e salto. A força é transferida até a porção superior do osso. Os ossos são constantemente reparados e remodelados, levando à privação de cálcio de uma área do osso para construir outra, originando uma região frágil. Quando o impacto é transferido na porção superior da diáfise e encontra uma região frágil, devida à deficiência de cálcio ou a uma fratura por estresse anterior, o osso sofrerá uma fratura discreta. Com o tempo, isso ocasiona uma fratura mais grave. Músculos fatigados também contribuem para possíveis fraturas por estresse. Os músculos têm por função absorver uma parte do impacto ao longo dos ossos, mas um músculo fatigado é um mau absorvente de impacto.

Causas da lesão
Estresse repetitivo no osso por meio de atividades de impacto como corrida ou salto. Baixa densidade óssea. Fadiga muscular ocasionando menor absorção de choque pelos músculos.

Sinais e sintomas
Dor na sustentação de peso, que piora na atividade e diminui com o repouso. A dor é mais forte na fase inicial da atividade, cessando no meio e retornando na fase final. Dor à palpação pontual e possível inchaço.

Complicações caso negligenciada
Quando sem tratamento, uma fratura por estresse pode se tornar uma fratura completa e levar a complicações como hemorragia e comprometimento nervoso. A dor de uma fratura por estresse não tratada pode ocasionar uma interrupção completa da atividade e lesões futuras aos tecidos circunjacentes.

Tratamento imediato
Programa RGCEE. Anti-inflamatório. Caso se observe qualquer instabilidade na perna ou haja incapacidade de sustentar o peso, um profissional de medicina esportiva deve ser consultado.

Reabilitação e prevenção
Durante a fase de recuperação, é importante manter os níveis de condicionamento físico utilizando-se atividades de baixo ou nenhum impacto, como natação ou ciclismo. O fortalecimento dos músculos da perna auxilia na absorção adicional do impacto. O aquecimento adequado e a utilização de técnicas de treinamento cruzado para limitar o impacto no osso auxiliam na prevenção de fraturas por estresse.

Prognóstico a longo prazo
As fraturas por estresse geralmente se consolidam completamente com o repouso. O retorno precoce à atividade pode causar uma recorrência. A intervenção cirúrgica somente é necessária em casos muito raros.

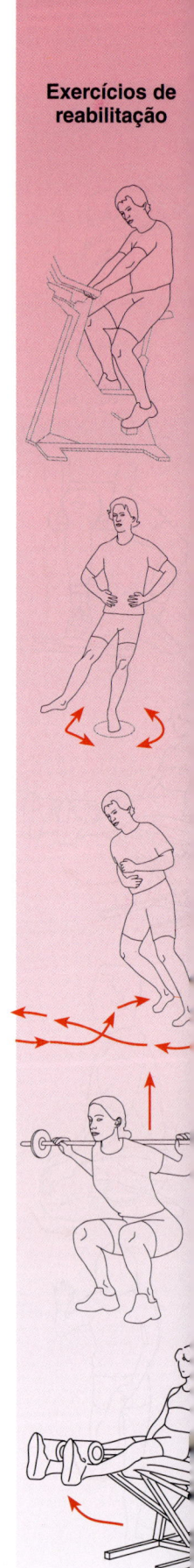

097: Síndrome do compartimento anterior

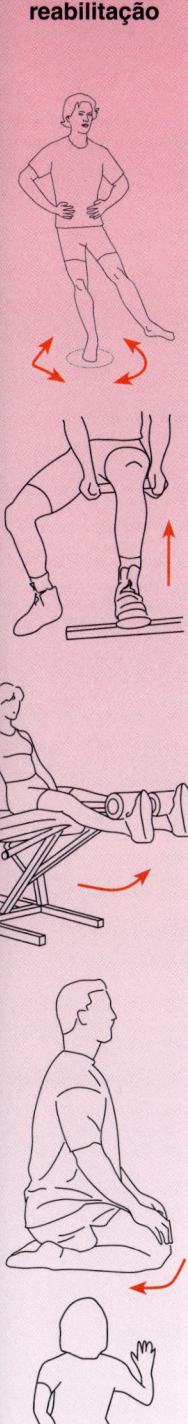

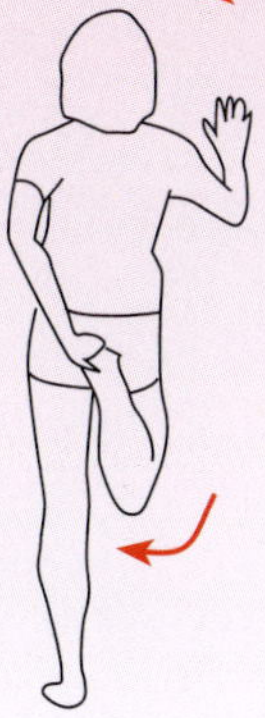

Breve resumo da lesão

A síndrome do compartimento anterior é, na maior parte das vezes, uma lesão crônica, e não aguda. Corredores e outros atletas envolvidos em atividades que requerem muita flexão e extensão repetitivas dos pés são mais suscetíveis. O inchaço ou aumento do músculo na face anterior da perna causa essa condição. Dor, especialmente ao andar na ponta dos pés, sensibilidade diminuída e fraqueza no pé podem ocorrer nesses casos. Praticamente, qualquer lesão que envolva hemorragia ou formação de edema pode ocasionar a síndrome do compartimento.

Anatomia e fisiologia

Os músculos são envolvidos por uma fáscia, um revestimento fibroso um tanto inflexível que cobre o músculo e o osso. Isso cria um compartimento para o músculo, com o osso formando um lado e a fáscia cobrindo os outros lados. Na porção inferior da perna, os dois ossos, tíbia e fíbula, criam um compartimento mais rígido. O músculo tibial anterior fica em contato com a tíbia e é revestido pela fáscia. Isso deixa um pequeno espaço para expansão ou inchaço muscular. Quando um inchaço intramuscular aumentado está presente, como resultado de traumatismo ou uso excessivo, ele cria pressão no interior do compartimento, o que pode impedir o fluxo sanguíneo e a função dos tecidos dentro do compartimento do músculo.

Causas da lesão

Aguda: Traumatismo ou laceração do músculo tibial anterior que causa hemorragia e/ou inchaço.
Crônica: Uso excessivo do músculo causando inflamação, inchaço e pressão no compartimento. Crescimento rápido do músculo antes que a fáscia possa se expandir (como observado na utilização de esteroides anabolizantes).

Sinais e sintomas

Dor na face lateral da perna. Piora com exercícios. Sensibilidade diminuída na região dorsal do pé, sobre o segundo dedo. Fraqueza e formigamento podem ser observados nos pés.

Complicações caso negligenciada

A pressão no compartimento pode levar à lesão permanente do nervo e do vaso sanguíneo quando deixada sem tratamento. A causa subjacente da condição provavelmente continuará a provocar irritação e inchaço caso não seja tratada.

Tratamento imediato

Repouso, gelo e elevação (sem compressão). Anti-inflamatório. A massagem pode ser utilizada para alongar a fáscia.

Reabilitação e prevenção

Alongar os músculos da face anterior da perna auxilia no alívio de parte da pressão e no alongamento do músculo. A massagem para alongar a fáscia também pode ser útil para acelerar a recuperação. O fortalecimento gradual e um bom programa de flexibilidade ajudam a prevenir essa condição. Evitar o traumatismo direto na região da perna previne a síndrome do compartimento aguda.

Prognóstico a longo prazo

Quando tratada antes que a lesão aos nervos e vasos sanguíneos seja grave, a taxa de recuperação é muito boa. A síndrome do compartimento anterior aguda ou crônica grave pode requerer intervenção cirúrgica para aliviar a pressão no compartimento.

Lesões do tornozelo

16

LESÕES DO TORNOZELO

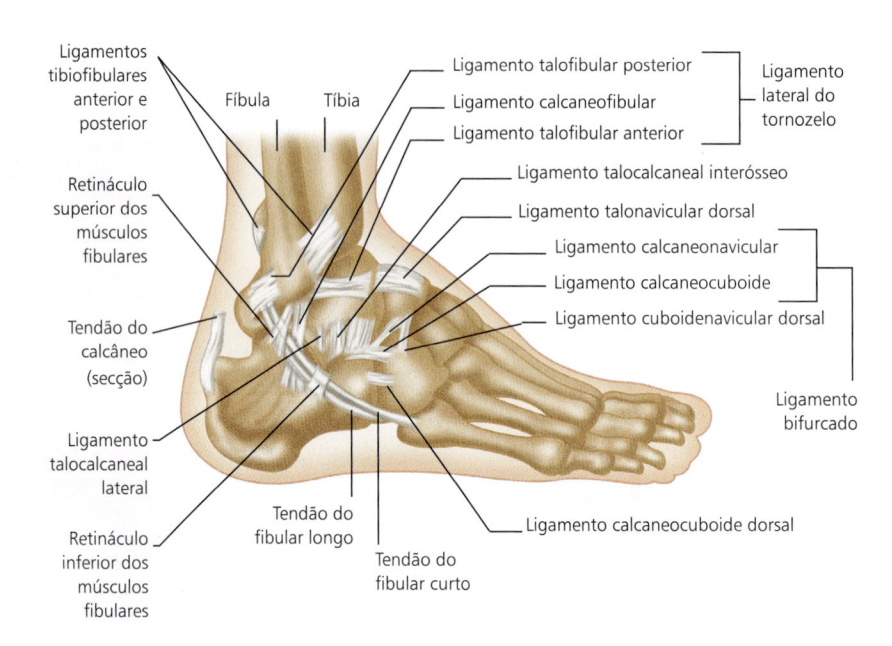

Lesões no esporte – Uma abordagem anatômica

Figura 16.1: Tornozelo direito, vista lateral.

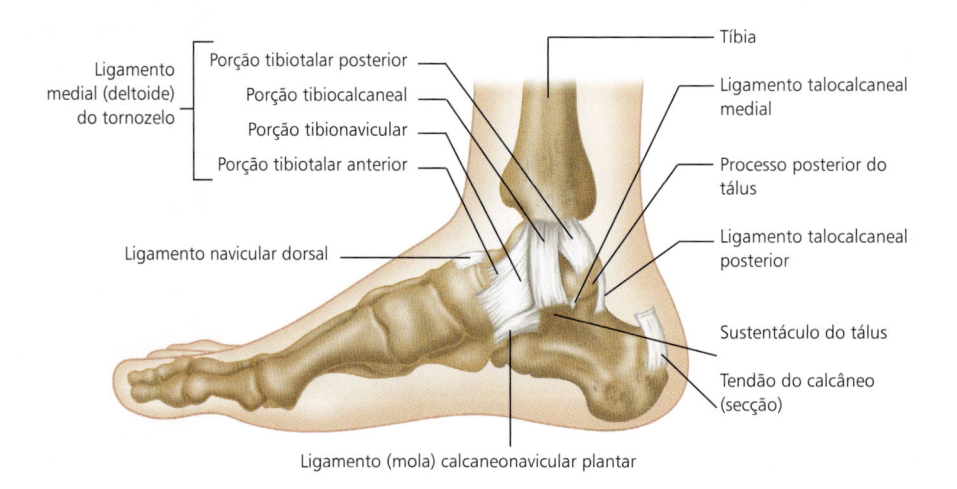

Figura 16.2: Tornozelo direito, vista medial.

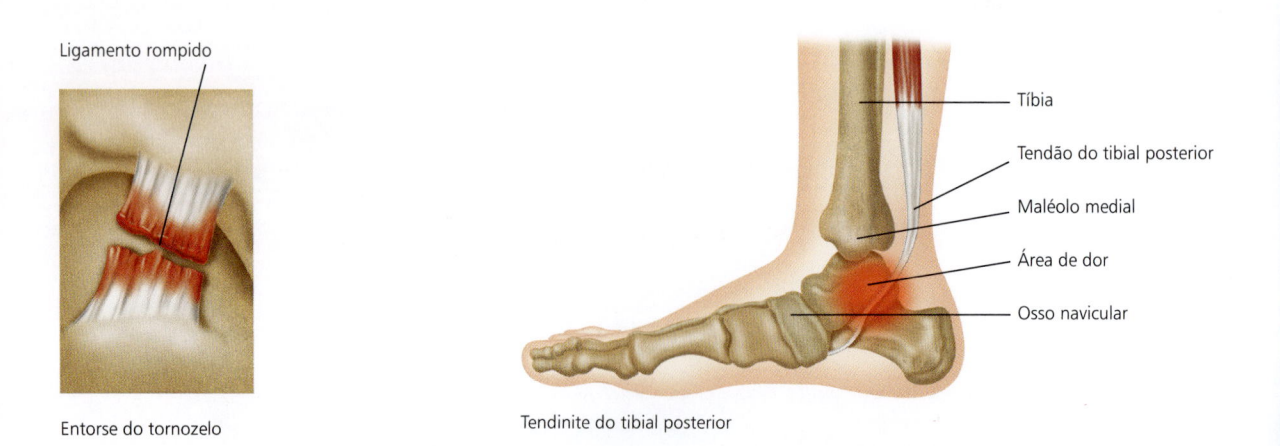

Entorse do tornozelo

Tendinite do tibial posterior

098: Entorse do tornozelo

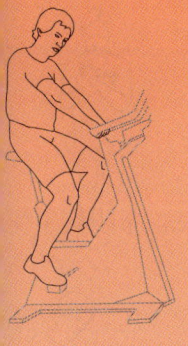

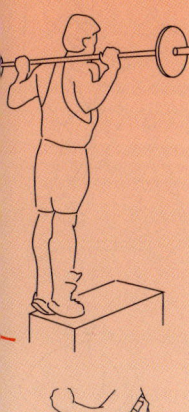

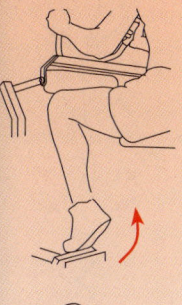

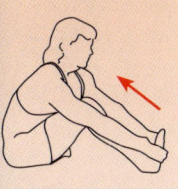

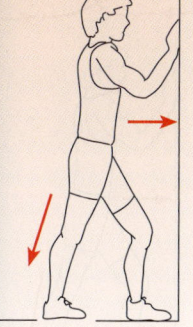

Breve resumo da lesão

Qualquer indivíduo envolvido em atividades esportivas pode vir a sofrer uma entorse do tornozelo, ou seja, uma lesão aguda de um ou de todos os ligamentos que sustentam a estrutura do tornozelo. A laceração ou estiramento dos ligamentos pode ocorrer quando o pé é rotacionado medial ou lateralmente ou girado de maneira vigorosa. Essa lesão é causada com frequência por esportes de alto impacto que envolvem saltos e corridas rápidas ou sobre superfícies irregulares ou desiguais. Basquetebol, futebol americano, hóquei e caminhada em trilhas são alguns dos esportes comumente associados às entorses do tornozelo.

Anatomia e fisiologia

As entorses laterais do tornozelo geralmente ocorrem quando um estresse é aplicado a essa articulação quando ela está posicionada em flexão e inversão plantar, lesionando o ligamento talofibular anterior. O maléolo medial pode atuar com um fulcro para, posteriormente, incluir o ligamento calcaneofibular caso o estresse persista. Os tendões fibulares podem absorver parte dessa distensão. Entorses mediais do tornozelo são menos comuns, em virtude da força do ligamento deltoide e da estrutura óssea do tornozelo. Os ligamentos são estirados além de sua amplitude normal, podendo ocorrer algumas lacerações das fibras. A torção ou rotação vigorosa do tornozelo, como ao aterrissar sobre a lateral do pé, pode estirar os ligamentos além do ponto de alongamento.

Causas da lesão

Rotação repentina do pé. Rotação ou força imposta ao pé, geralmente estressando o lado lateral do tornozelo.

Sinais e sintomas

Entorses de 1º grau: Ocasionam pouco ou nenhum inchaço, dor leve e rigidez na articulação.
Entorses de 2º grau: Em geral, apresentam mais inchaço e rigidez, dor moderada a forte, dificuldade na sustentação do peso e alguma instabilidade na articulação.
Entorses de 3º grau: Provocam inchaço e dores intensas, incapacidade de sustentação do peso, instabilidade na articulação e perda da função articular.

Complicações caso negligenciada

A dor crônica e a instabilidade na articulação do tornozelo podem ocorrer quando a entorse não é tratada. A perda de força, de flexibilidade e, possivelmente, de função também podem ocorrer. Episódios de recidiva da lesão na articulação também são muito prováveis.

Tratamento imediato

Programa RGCEE. Entorses de 2º e 3º graus podem necessitar de imobilização e de atendimento médico imediato.

Reabilitação e prevenção

O fortalecimento dos músculos da perna é importante para prevenir entorses futuras. As atividades de equilíbrio auxiliam no aumento da propriocepção (ciência do corpo de seu movimento e de sua posição) e reforçam os ligamentos enfraquecidos. Exercícios de flexibilidade que reduzem a rigidez e melhoram a mobilidade do tornozelo também são necessários. A imobilização com ataduras durante o retorno inicial à atividade pode ser necessária, mas não deve substituir o desenvolvimento do fortalecimento e da flexibilidade.

Prognóstico a longo prazo

Com reabilitação e fortalecimento adequados, o atleta não deve apresentar quaisquer limitações. Um discreto aumento na probabilidade de nova lesão no tornozelo afetado pode ocorrer. Os atletas que continuam a apresentar limitações no tornozelo podem necessitar de outras intervenções médicas, incluindo, em casos raros, tratamentos cirúrgicos.

099: Fratura do tornozelo

Breve resumo da lesão

A articulação do tornozelo é uma das articulações mais lesionadas no corpo humano. A maior parte dos atletas já sofreu pelo menos uma entorse leve no tornozelo. Embora fraturas do tornozelo não ocorram todos os dias, elas são mais frequentes que outras fraturas. Como os tornozelos estão envolvidos em todas as atividades que incluem saltos e corridas, eles são muito vulneráveis a lesões. Correr ou saltar sobre superfícies desiguais ou irregulares pode levar às fraturas do tornozelo. Esportes de alto impacto, como futebol americano e rúgbi, em que pode haver a possibilidade de rotação enérgica do tornozelo, também apresentam uma alta incidência de fraturas do tornozelo.

Anatomia e fisiologia

A articulação do tornozelo é uma articulação em dobradiça e compreende a tíbia, a fíbula e o tálus. O tornozelo é composto pela tíbia distal, pelo maléolo medial, pelo maléolo lateral da fíbula e pelo tálus. Esses ossos são mantidos juntos por diversos ligamentos. Na fratura do tornozelo, qualquer um ou todos esses ossos e ligamentos podem estar envolvidos. As fraturas do tornozelo geralmente envolvem as extremidades da tíbia e/ou da fíbula e costumam estar associadas a algum estiramento e laceração dos ligamentos.

Causas da lesão

A rotação ou torção vigorosa do tornozelo pode causar fraturas nas extremidades ósseas. Geralmente ocorre um impacto enérgico na face medial ou lateral do tornozelo enquanto o pé está em contato com o solo.

Sinais e sintomas

Dor ao toque. Inchaço e despigmentação. Incapacidade para sustentar o peso do corpo. Pode estar presente uma deformidade na articulação do tornozelo.

Complicações caso negligenciada

Uma fratura do tornozelo não tratada pode resultar em consolidação incorreta ou incompleta dos ossos. A não interrupção de caminhadas ou corridas sobre o tornozelo lesionado pode resultar em danos adicionais aos ligamentos, vasos sanguíneos e nervos que atravessam a articulação.

Tratamento imediato

Interromper a atividade. Imobilizar a articulação e colocar gelo. Buscar atendimento médico.

Reabilitação e prevenção

Durante o período de imobilização do tornozelo, é importante manter os níveis de condicionamento elevados com exercícios para a parte superior do corpo e treinamento com peso. Quando forem liberados, atividades com o tornozelo, fortalecimento e alongamento dos músculos da perna são essenciais para uma recuperação rápida. A imobilização do tornozelo com uma órtese pode ser necessária para fornecer sustentação durante o retorno inicial à atividade. Panturrilha e músculos anteriores mais fortalecidos auxiliam a sustentar o tornozelo e a prevenir ou diminuir a incidência de lesões. Evitar ao máximo as corridas e saltos sobre superfícies desiguais.

Prognóstico a longo prazo

Embora os indivíduos com fratura de tornozelo apresentem uma tendência a uma taxa discretamente maior de reincidência da lesão, o fortalecimento e a reabilitação adequados geralmente levam a uma recuperação completa. Fraturas expostas ou desalinhadas necessitam de tratamento cirúrgico, com colocação de pino para fixar o osso na posição anatômica durante a fase de consolidação óssea.

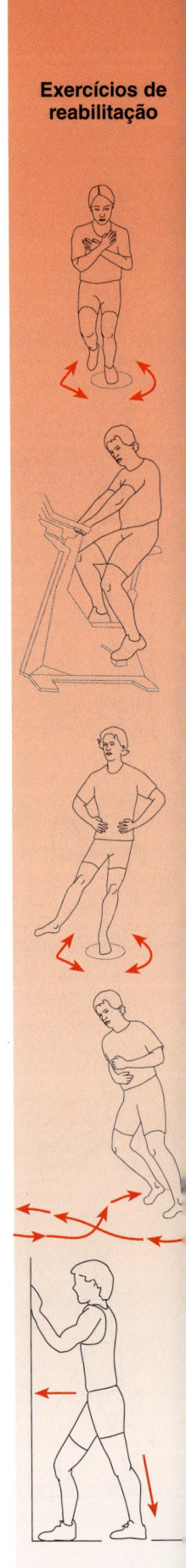

Exercícios de reabilitação

100: Tendinite do tibial posterior

Exercícios de reabilitação

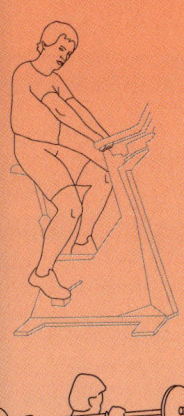

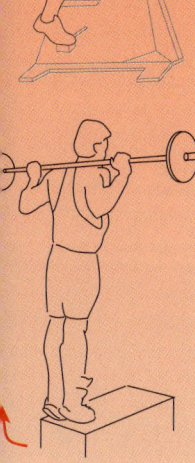

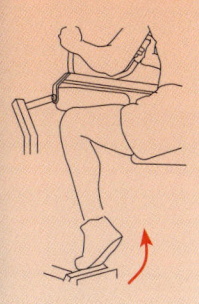

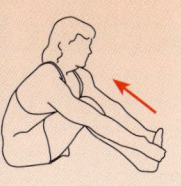

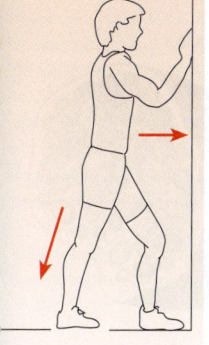

Breve resumo da lesão

Dor ao longo da face medial da porção inferior da perna, do tornozelo ou do pé pode ser causada por uma tendinite do tibial posterior. O tendão do músculo tibial posterior ajuda a manter o arco longitudinal do pé, o que significa que existe um nível de tensão e atrito no tendão. Quando ocorre uma queda do arco, o estresse sobre o tendão aumenta. Isso pode ocorrer com mecanismos de corrida incorretos, calçados inadequados ou lesões não tratadas.

Anatomia e fisiologia

O tendão do tibial posterior fica situado entre os músculos da panturrilha, passando atrás do maléolo medial (a proeminência óssea do tornozelo) e inserindo-se no osso navicular, no arco do pé. Esse tendão sustenta o arco e auxilia na inversão do pé. Caso o navicular se mova para fora do lugar, ele causará estresse e irritação ao tendão. Com o tempo, essa irritação torna-se uma tendinite, ou seja, uma inflamação do tendão.

Causas da lesão

Mecanismos de corrida inapropriados. Calçado inadequado. Lesão prévia localizada na face medial do tornozelo.

Sinais e sintomas

Dor e sensibilidade na porção interna da perna, do tornozelo e do pé. Dor ao caminhar ou correr. Algum inchaço pode ser observado sobre o tendão.

Complicações caso negligenciada

Quando não tratada, essa condição pode levar a um arco caído ou a uma ruptura completa do tendão. A dor pode causar uma mudança biomecânica na prática de futebol americano durante a corrida, ocasionando lesões em outras estruturas do pé e do tornozelo.

Tratamento imediato

Programa RGCEE. Anti-inflamatório.

Reabilitação e prevenção

Após a remissão da dor, é importante alongar e fortalecer os músculos para sustentar o tendão e acelerar a recuperação. Suportes para o arco plantar podem ser necessários até que ocorra a cicatrização do tendão e o fortalecimento dos músculos. É importante que a reintrodução à atividade seja gradual; além disso, praticar exercícios de aquecimento apropriados ajudam a prevenir a recorrência da lesão. Calçados adequados e correções de qualquer deficiência mecânica também ajudam a preveni-la.

Prognóstico a longo prazo

O tratamento adequado deve levar a uma recuperação completa. Quanto maior for o tempo de existência da condição sem tratamento, maior será o tempo necessário para sua recuperação. Em alguns casos, uma órtese pode ser necessária a fim de prevenir a recorrência da lesão.

LESÕES DO TORNOZELO

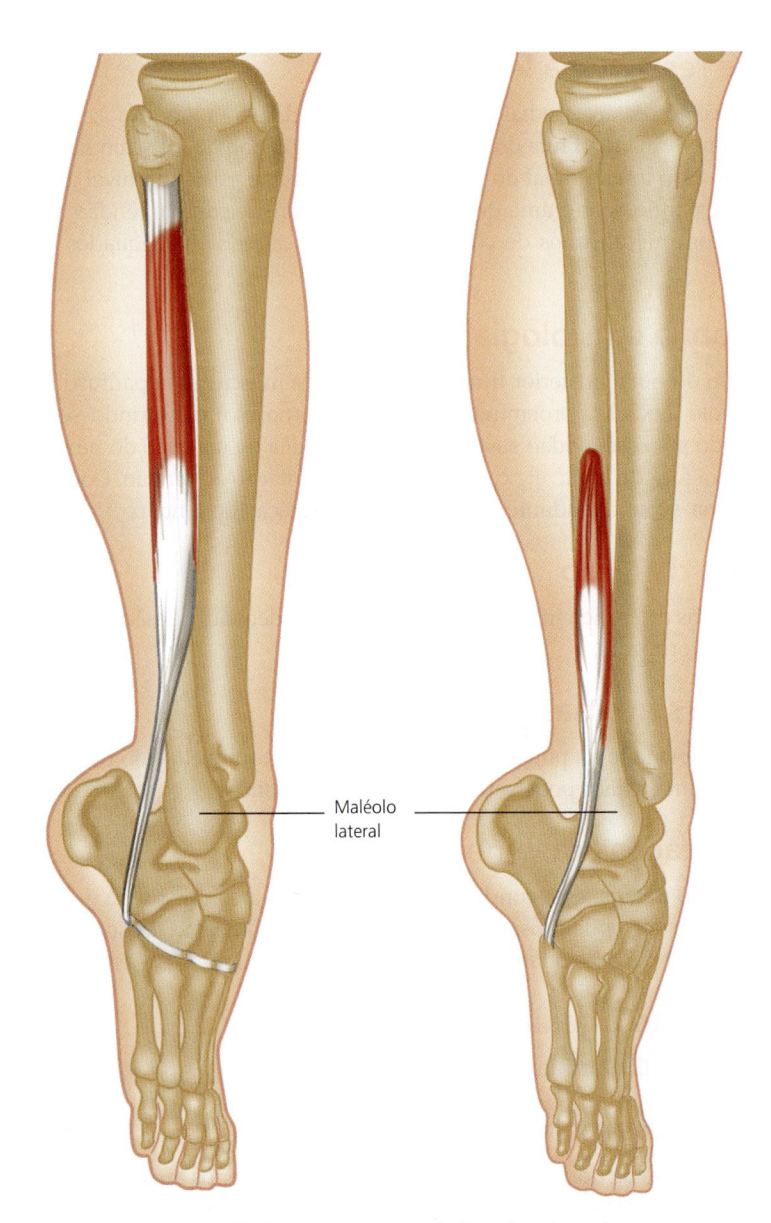

Figura 16.3: Músculo fibular longo e fibular curto, perna direita, vista lateral.

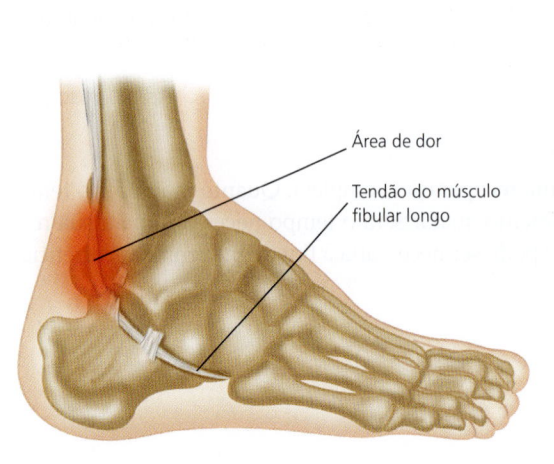

Maléolo lateral

Área de dor
Tendão do músculo fibular longo

Subluxação do tendão do fibular

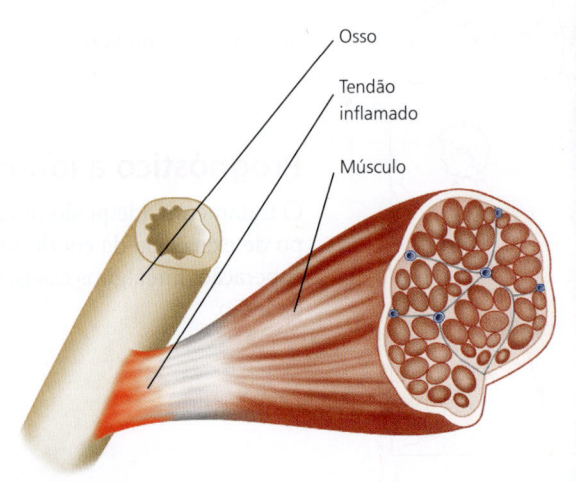

Osso
Tendão inflamado
Músculo

Tendinite do fibular

101: Subluxação do tendão fibular

Exercícios de reabilitação

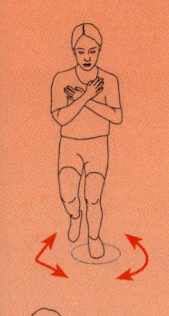

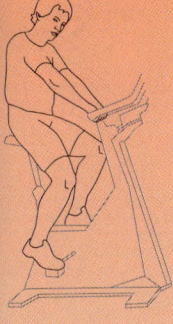

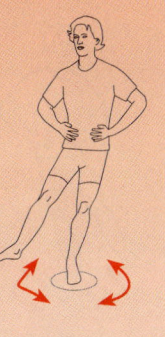

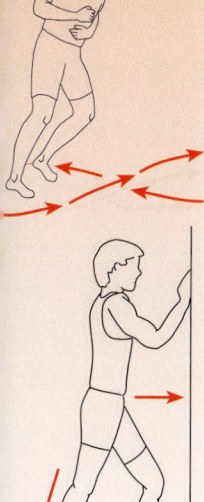

Breve resumo da lesão

A subluxação (ou deslocamento) do tendão fibular geralmente é uma condição crônica que se desenvolve após uma entorse ou uma fratura. O tendão se move para fora do sulco em que deveria estar localizado em virtude da lesão das estruturas de contenção destinadas a mantê-lo no lugar. Dor na face lateral do tornozelo e uma sensação de estalido podem ser sinais dessa condição. Corridas e saltos podem ocasionar estresse repetitivo ao tendão, especialmente quando luxado repetidamente.

Anatomia e fisiologia

Os tendões dos músculos fibulares longo e curto percorrem desde esses músculos até o pé, passando ao redor do maléolo lateral através de um sulco no osso. Eles são mantidos no sulco por uma bainha, que é reforçada por um feixe de ligamentos. Quando os ligamentos ou a bainha sofrem alguma lesão, ocorre perda da estabilidade dos tendões, permitindo o movimento para fora do sulco. Alguns indivíduos são predispostos a essa lesão, devido a um sulco raso ou inexistente onde os tendões se localizam. A subluxação do tendão fibular também pode ocorrer caso a ponta do maléolo lateral seja fraturada por causa de uma dorsiflessão forçada ou de um golpe direto.

Causas da lesão

Laceração ou estiramento dos ligamentos que sustentam os tendões, geralmente em razão de uma entorse ou de uma fratura do tornozelo. Estresses repetitivos aos tendões, causando inflamação e inchaço, e permitindo que os tendões deslizem para fora do sulco.

Sinais e sintomas

Dor e sensibilidade ao longo dos tendões. Sensação de estalido ou de crepitação na porção lateral do tornozelo. O inchaço pode ser observado ao longo da base da fíbula.

Complicações caso negligenciada

Os tendões fibulares tornam-se irritados quando sofrem luxação, o que causa inflamação. Essa inflamação pode acarretar a laceração ou ruptura completa dos tendões caso não sejam tratadas.

Tratamento imediato

Programa RGCEE. Anti-inflamatório. Possível imobilização, especialmente na luxação aguda.

Reabilitação e prevenção

O fortalecimento dos músculos da porção inferior da perna após a remissão da dor e o retorno à função normal auxiliam na sustentação dos tendões. Tratar as entorses do tornozelo de maneira adequada auxilia na prevenção da subluxação. Músculos da panturrilha e da canela fortalecidos ajudam a sustentar toda a estrutura do pé e do tornozelo, também prevenindo essa condição.

Prognóstico a longo prazo

Quando tratada imediatamente, a subluxação dos tendões fibulares geralmente responde bem às técnicas não cirúrgicas. Em alguns casos, a cirurgia pode ser requerida para reparar a bainha e os ligamentos que revestem o tendão a fim de restaurar sua estabilidade.

LESÕES DO TORNOZELO

102: Tendinite do fibular

Breve resumo da lesão
O músculo fibular está envolvido na estabilização do pé e promove suporte para o tornozelo, a fim de prevenir a rotação lateral da articulação. Quando o pé se encontra em pronação, pode ocorrer um estiramento do tendão fibular, que causa dor e inflamação. O tendão precisa realizar muito esforço para estabilizar o pé durante a pronação. Corredores que apresentam pronação excessiva frequentemente desenvolvem essa condição.

Anatomia e fisiologia
Os tendões dos músculos fibulares longo e curto se inserem no pé. Eles passam ao redor do maléolo lateral (a proeminência óssea na porção externa do tornozelo) e se fixam imediatamente atrás do hálux. Esses tendões e os músculos fibulares auxiliam na estabilização do pé e ajudam os músculos da sura a estendê-lo. Na pronação do pé, os tendões sofrem estiramento, impondo-se a eles um estresse adicional que leva à dor e inflamação. Corridas e saltos causam flexão repetitiva dos músculos fibulares e podem levar à inflamação dos tendões, especialmente na pronação excessiva.

Causas da lesão
Pronação excessiva do pé durante corrida ou salto. Lesão prévia do tornozelo levando a um trajeto anormal dos tendões.

Sinais e sintomas
Dor e sensibilidade ao longo dos tendões. A dor é mais forte no início da atividade e diminui à medida que a atividade continua. Aumento gradual da dor com o tempo.

Complicações caso negligenciada
A tendinite não tratada pode levar à ruptura completa dos tendões. A tendinite fibular pode ocasionar subluxações. A inflamação crônica também pode acarretar lesão aos ligamentos circunjacentes dos tendões.

Tratamento imediato
Repouso, especialmente de atividades que envolvem corridas ou saltos. Gelo. Anti-inflamatório.

Reabilitação e prevenção
O alongamento dos músculos da panturrilha e uma reintrodução gradual à atividade são importantes para a reabilitação. Durante o período de recuperação, é importante identificar e corrigir quaisquer problemas no pé ou na marcha que possam contribuir para a condição. A prevenção dessa condição requer que os músculos da perna sejam fortes e flexíveis para sustentar o pé e o tornozelo.

Prognóstico a longo prazo
Com tratamento adequado, a tendinite do fibular geralmente cicatriza por completo, sem nenhum efeito duradouro. Em casos raros, a tendinite pode não responder ao tratamento tradicional e requerer intervenção cirúrgica para aliviar a pressão que causa a inflamação. Em alguns casos, também pode ser necessário suporte ortopédico para o arco plantar.

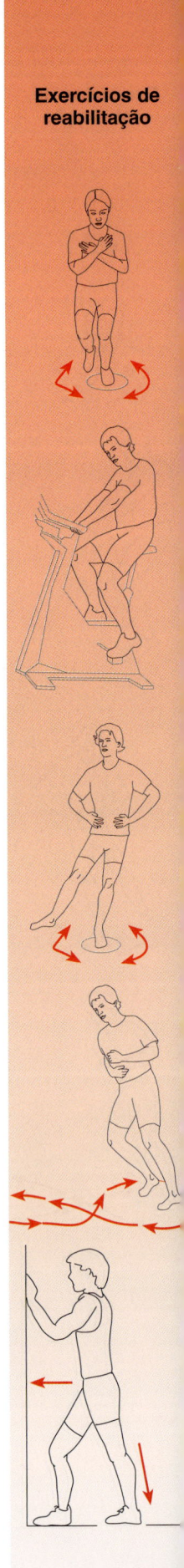

Capítulo 16 – Lesões do tornozelo

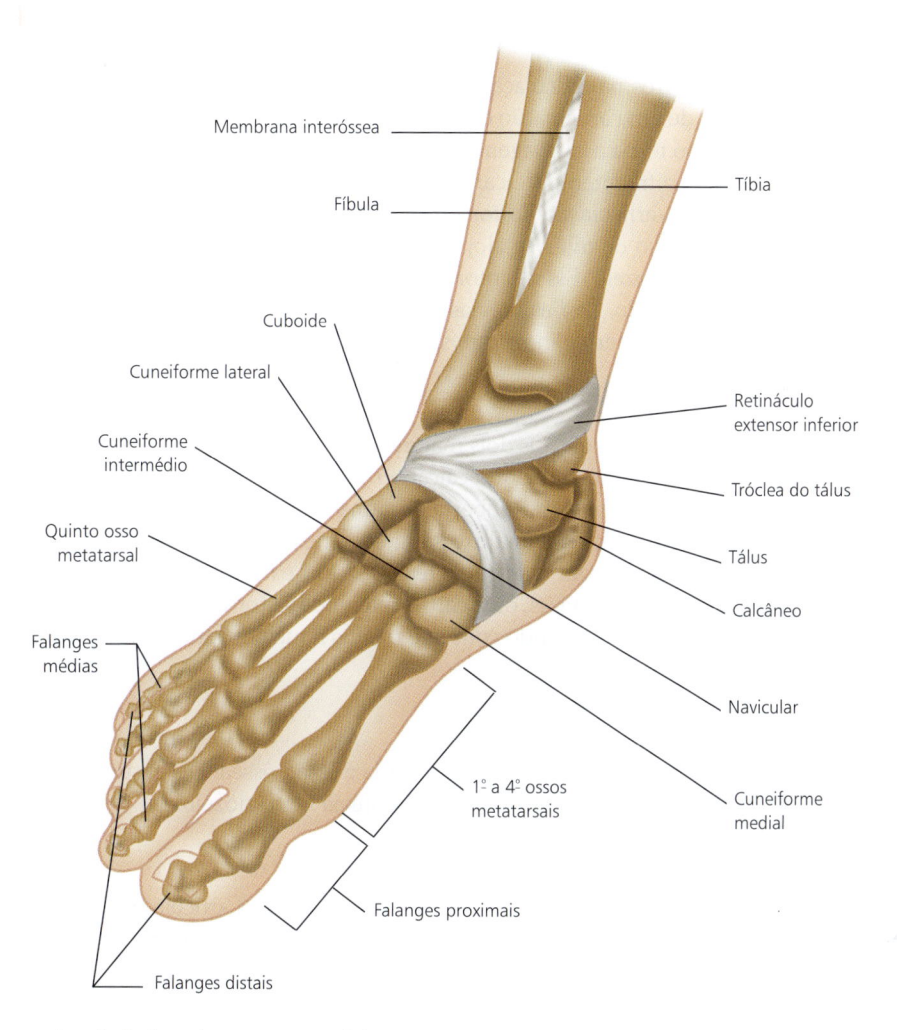

Figura 16.4: Ossos do pé direito, vista anteromedial.

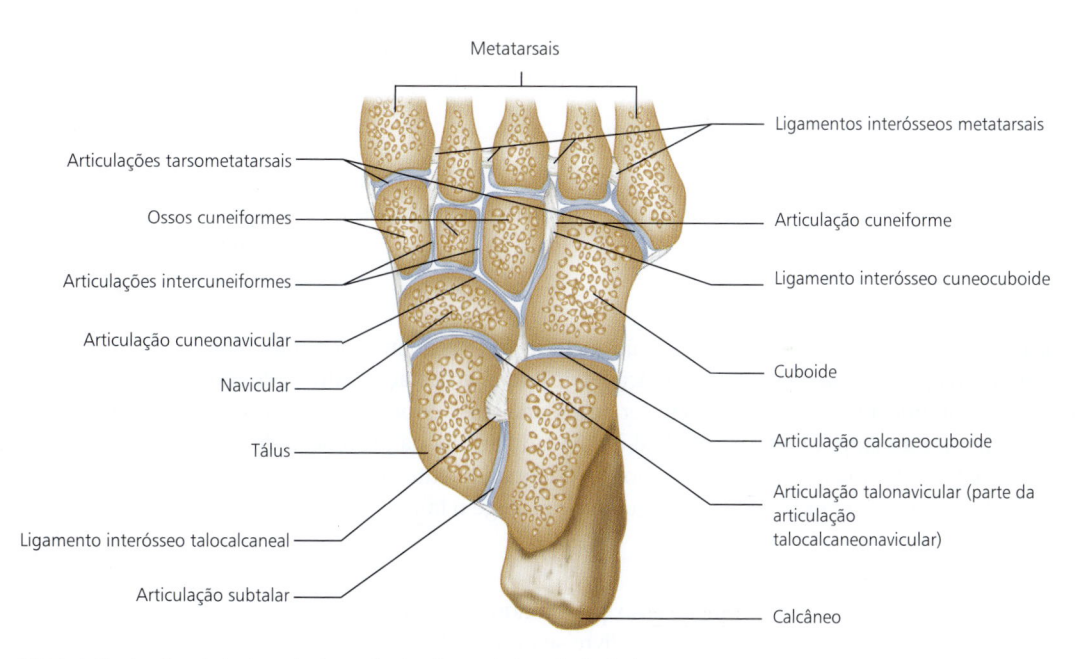

Figura 16.5: Articulações intertarsais (secção horizontal do pé direito).

103: Osteocondrite dissecante

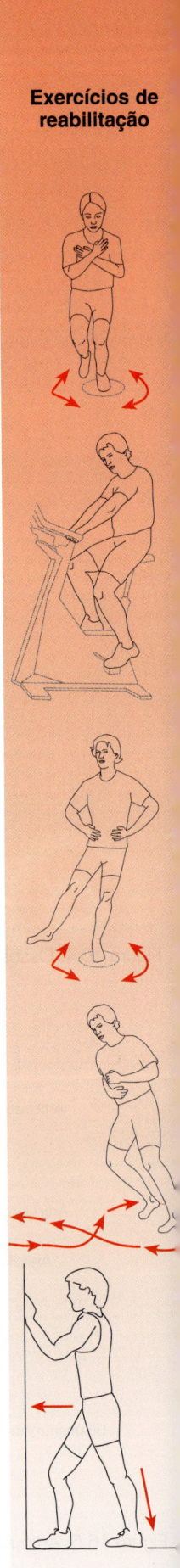

Exercícios de reabilitação

Breve resumo da lesão

A osteocondrite dissecante (corpos livres na articulação) ocorre quando um fragmento do osso adjacente à superfície articular de uma articulação é privado de seu suprimento sanguíneo, causando necrose avascular. Isso torna a cartilagem friável, de modo que uma ou mais partes dela podem se quebrar. Caso o fragmento de cartilagem entre na articulação, pode causar dor e inflamação. O espaço na articulação do tornozelo é muito pequeno e, quando um fragmento ósseo ou cartilaginoso do tálus se aloja na articulação, pode causar dor, inchaço e perda de movimento no tornozelo. Esses sintomas podem ir e vir à medida que o fragmento livre entra e sai da articulação. Lesões prévias no tornozelo ou quaisquer bloqueios do fluxo sanguíneo para os pés tornam o indivíduo suscetível a essa condição.

Anatomia e fisiologia

Os ossos do tarso são os sete ossos do tornozelo. Os dois maiores sustentam o peso do corpo: o calcâneo e o tálus, que se localiza entre a tíbia e o calcâneo. A tíbia e a fíbula repousam sobre o ápice do tálus, cuja superfície articular é coberta por uma cartilagem que tem a função de amortecê-lo e protegê-lo. Há muito pouco fluxo sanguíneo nessa área, tornando difícil o reparo de qualquer lesão. Isso pode fazer com que o tecido se torne friável e quebre. Pode ocorrer uma fratura sobre a superfície do tálus, ou a cartilagem pode se tornar lesionada por qualquer dano decorrente de rotação, fazendo com que o tálus fique em contato direto com a tíbia ou com a fíbula.

Causas da lesão

Perda do fluxo sanguíneo na superfície articular do tálus associada à lesão óssea. Desgaste repetitivo sobre a superfície cartilaginosa e óssea do tálus. Lesão prévia no tornozelo.

Sinais e sintomas

Dor e desconforto na articulação. Caso o fragmento se desprenda e se aloje na articulação, podem ocorrer inchaço e perda de movimento. Uma sensação de falseio no tornozelo pode ser sentida.

Complicações caso negligenciada

Os corpos livres na articulação podem causar fibrose e lesões adicionais quando negligenciados. À medida que a articulação se move e o corpo livre fica em atrito com a cartilagem e as superfícies ósseas, ele desgasta essas superfícies, tornando-as irregulares e, em última instância, provocando artrose.

Tratamento imediato

Repouso e possível imobilização da articulação. Encaminhamento a um profissional em medicina dos esportes. Anti-inflamatório.

Reabilitação e prevenção

A reabilitação do tornozelo após esse tipo de lesão inclui o fortalecimento dos músculos da porção inferior da perna para oferecer sustentação adicional à articulação. Atividades de alongamento e amplitude de movimento podem ser necessárias caso o tornozelo tenha sido imobilizado para o tratamento. O retorno gradual à atividade auxilia na prevenção de sua recorrência imediata. Tratar todas as lesões do tornozelo adequadamente, não importando a magnitude, ajuda a prevenir a perda de fluxo sanguíneo e protege o tálus.

Prognóstico a longo prazo

Muitas vezes, o corpo livre não se desprende do osso, permitindo que cicatrize por si mesmo. Remoção cirúrgica pode ser necessária caso o corpo livre se desprenda. Quando ocorre desgaste na articulação, esta se torna artrósica e dolorosa, especialmente em atletas mais velhos.

104: Supinação

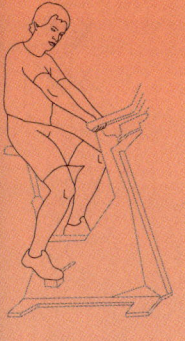

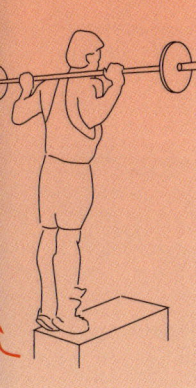

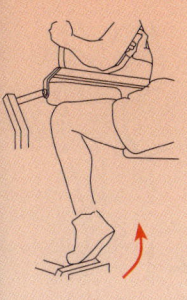

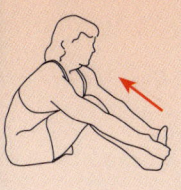

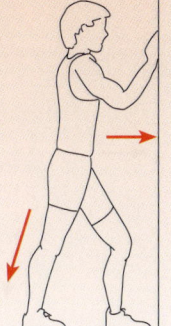

Breve resumo da lesão

Supinação é o giro do pé em direção externa ou lateral no tornozelo. Esse é um movimento normal durante a fase inicial da corrida, caminhada ou salto. A supinação excessiva pode causar lesão nos ligamentos, tendões e músculos da porção inferior da perna. A supinação exagerada aguda pode provocar estiramento ou laceração dos ligamentos do pé e tornozelo. O enfraquecimento da estrutura do tornozelo e a diminuição da estabilidade podem ser resultantes da supinação excessiva.

Anatomia e fisiologia

A supinação envolve os ossos da articulação do tornozelo, mas, mais especificamente, a articulação subtalar. As extremidades distais da tíbia e da fíbula que compõem o tornozelo repousam sobre o tálus do pé como uma pinça, permitindo que ele se movimente. Isso tradicionalmente é denominado articulação em dobradiça, visto que a função principal do tornozelo é flexionar e estender o pé. Entretanto, a articulação também permite pronação e supinação limitadas, que são normais durante corridas, caminhadas e saltos. Esses movimentos auxiliam no equilíbrio e melhoram a absorção de choques.

Causas da lesão

Tendões e ligamentos fracos ou frouxos no tornozelo. Músculos da perna enfraquecidos ou fatigados. Desvio lateral ou rotação externa forçada do tornozelo. Calçado inadequado ou gasto. Superfície de corrida (ou aterrissagem) desigual ou em declive.

Sinais e sintomas

Dor no arco plantar, no calcanhar, no joelho e/ou no quadril. Instabilidade do tornozelo. Dor sobre a região lateral ou externa do tornozelo. A dor pode ser imediata nos casos de supinação excessiva aguda (como na entorse do tornozelo).

Complicações caso negligenciada

Pode acarretar enfraquecimento e instabilidade crônicos do tornozelo. Dor e marcha inadequadas podem levar à compensação e à lesão em outras estruturas e tecidos. Os ligamentos podem perder sua elasticidade devido ao estiramento excessivo, podendo ocorrer laceração.

Tratamento imediato

Repouso, gelo e anti-inflamatório para ajudar a aliviar a dor. A supinação excessiva aguda pode requerer atendimento médico e imobilização. A supinação crônica necessita de correção dos problemas subjacentes e repouso adequado a fim de recuperar os tecidos.

Reabilitação e prevenção

O aquecimento apropriado é essencial. O fortalecimento e o alongamento dos músculos da perna podem auxiliar na estabilização do tornozelo, mantê-lo em movimento no plano adequado e reduzir a supinação excessiva. A utilização de órteses, bem como a análise da marcha podem ser necessárias. Recomenda-se um retorno gradual às atividades completas e é importante treinar novamente o atleta para melhorar ou corrigir a forma de corrida. Garanta o uso de um calçado apropriado e de uma superfície de corrida regular e plana.

Prognóstico a longo prazo

Quando tratada precocemente e com um bom plano de reabilitação, a resposta é boa. O período de tempo em que se deixa essa condição persistir sem tratamento também afetará o tempo de recuperação. Em casos raros, a cirurgia pode ser necessária para tensionar os tendões ou corrigir fatores esqueléticos.

105: Pronação

Breve resumo da lesão
Pronação é a rotação do pé em direção interna durante caminhadas ou corridas. Apesar de um determinado nível de pronação ser naturalmente parte de uma marcha saudável, a pronação excessiva pode levar a lesões crônicas e, se for aguda, pode ocasionar entorses ou distensões.

Anatomia e fisiologia
O tornozelo é uma articulação em dobradiça, formado por sete ossos tarsais. Os dois maiores ossos tarsais sustentam o peso do corpo: o calcâneo, ou osso do calcanhar, e o tálus, que está localizado entre a tíbia e o calcâneo. A tíbia e a fíbula repousam no ápice do tálus. A pronação ocorre na articulação subtalar. Ligamentos fortes no tornozelo ajudam a proporcionar suporte e previnem a pronação excessiva. Os músculos da panturrilha e os músculos anteriores da perna também oferecem suporte. Quando esses ligamentos estão frouxos e os músculos estão fatigados, o suporte é perdido, resultando em uma pronação maior. Isso causa um achatamento do arco plantar, o que, por sua vez, provoca maior estiramento dos ligamentos. Também durante a sustentação de peso na fase de apoio médio existe uma tendência de eversão do calcâneo e abdução do pé, à medida que o pé se move em dorsiflexão.

Causas da lesão
Tendões e ligamentos frouxos ou rompidos por causa de lesões anteriores do tornozelo. Músculos da perna fracos ou fatigados. Calçado inadequado ou gasto. Superfícies de corrida irregulares.

Sinais e sintomas
Dor no arco plantar, no calcanhar, no joelho e/ou no quadril. Dor durante a fase de aterrissagem da corrida ou do salto. Rotação interna do pé e do tornozelo. Instabilidade do tornozelo. A dor pode ser imediata na pronação excessiva aguda, como ocorre nos casos de entorse do tornozelo, ou gradual, como nos distúrbios de pronação crônica.

Complicações caso negligenciada
A pronação do tornozelo tem sido imputada como causa de canelite, fascíte plantar, condromalácia patelar, tendinite e até a fraturas por estresse. Quanto maior for o tempo de permanência da pronação, mais estirados se apresentam os ligamentos do pé e do tornozelo, acarretando instabilidade. Os arcos plantares podem ficar achatados e permitir a ocorrência de outros problemas no pé. A pronação do pé além das amplitudes normais pode causar lesão por uso excessivo e dores crônicas.

Tratamento imediato
Repouso, gelo e anti-inflamatórios podem ajudar a aliviar a dor. Para lesões agudas, imobilização do tornozelo e redução de atividades que envolvam sustentação de peso podem ser necessárias. Para lesões crônicas, procurar a ajuda de um especialista qualificado em medicina dos esportes para auxiliar na identificação e correção do problema.

Reabilitação e prevenção
Corrigir o problema subjacente, por exemplo, quando proveniente da superfície de corrida, mudar a superfície para uma que seja plana e regular. Se for devido ao calçado, utilizar calçados novos ou diferentes. Se necessário, utilizar órteses e treinamento da marcha. Aquecer-se apropriadamente. Alongamento e fortalecimento oferecem suporte e mantêm os músculos da perna fortes e flexíveis. Reabilitar completamente qualquer lesão do tornozelo antes de retornar ao esporte, para prevenir qualquer recorrência.

Prognóstico a longo prazo
Geralmente, a resposta ao tratamento é boa, embora quanto maior o tempo da pronação sem tratamento, causando lesão aos ligamentos, maior o tempo de recuperação. Em casos raros, pode ser necessária intervenção cirúrgica para corrigir alguns fatores ortopédicos subjacentes.

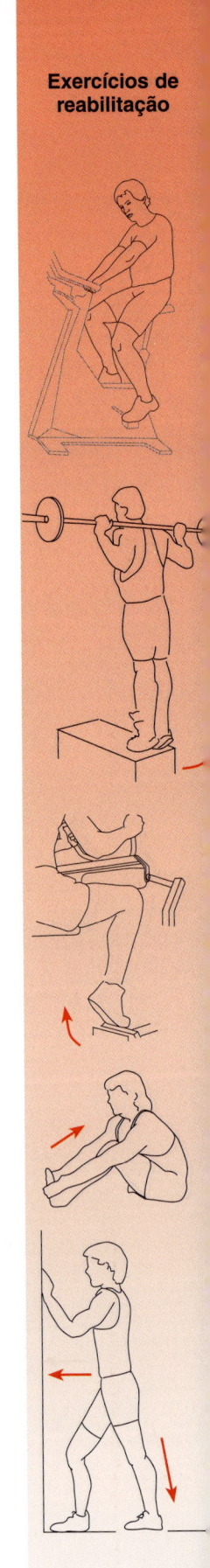

Lesões do pé 17

LESÕES DO PÉ

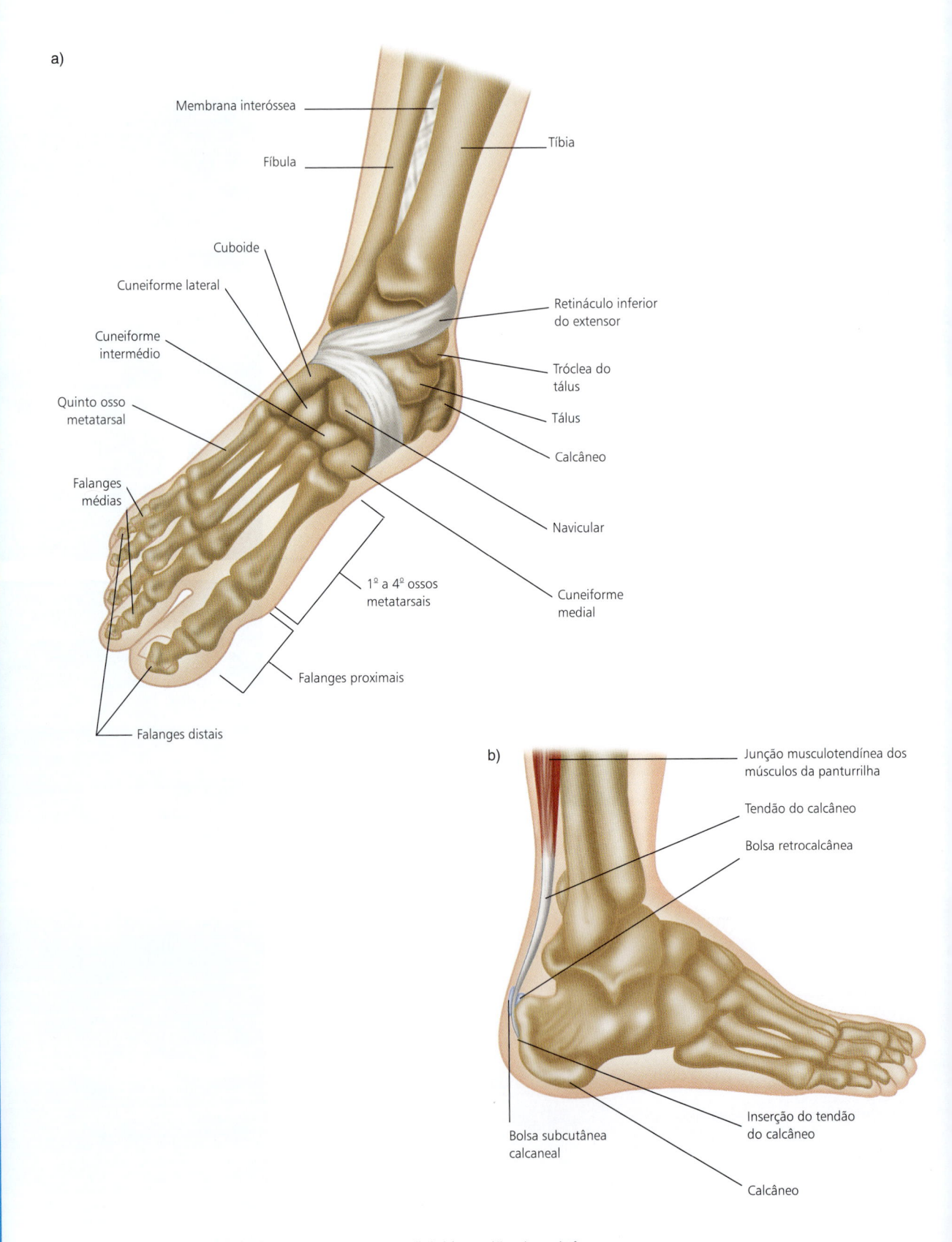

Lesões no esporte – Uma abordagem anatômica

Figura 17.1: Ossos do pé direito, vista anteromedial, b) tendão do calcâneo.

106: Fratura do pé

Exercícios de reabilitação

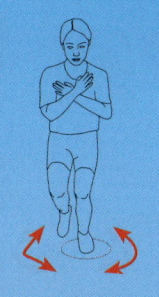

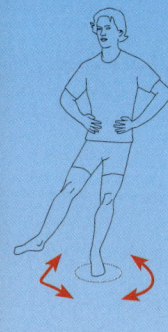

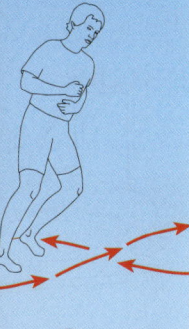

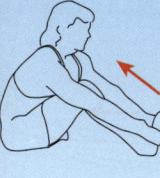

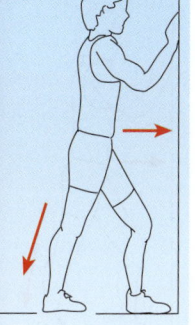

Breve resumo da lesão

Uma fratura do pé pode envolver qualquer um dos 26 ossos dessa extremidade, mas ocorre com maior frequência nos metatarsais. Esportes de contato e aqueles que podem resultar em aterrissagem de alto impacto ou colisões podem ocasionar fraturas no pé. Atletas com menor densidade óssea devido à nutrição deficiente e/ou osteoporose (ou ciclos menstruais inadequados ou ausentes nas mulheres) são mais suscetíveis a fraturas.

Anatomia e fisiologia

O pé consiste em 26 pequenos ossos. Os tornozelo é formado pelos sete ossos do tarso; dois dos maiores carregam o peso do corpo: o calcâneo e o tálus, que está localizado entre a tíbia e o calcâneo. A tíbia e a fíbula repousam no ápice do tálus. Os cinco metatarsais são ossos longos e estreitos que formam o dorso, ou sola, do pé, e as 14 falanges consistem em ossos curtos e estreitos que formam os dedos dos pés; há, além disso, duas articulações no hálux e três nos demais dedos. Esses ossos, em virtude de sua localização e de sua forma, são mais suscetíveis a fraturas. Quando uma força é aplicada à diáfise dos metatarsais, eles podem sofrer uma fratura.

Causas da lesão

Traumatismo aos ossos do pé, por exemplo, queda, golpe, colisão ou rotação violenta.

Sinais e sintomas

Dor, que pode ser intensa. Inchaço, equimose e possível deformidade no local da fratura. Dor durante a sustentação de peso e possível incapacidade para caminhar. Dormência do pé ou dos pododáctilos.

Complicações caso negligenciada

A fratura que não é tratada pode acarretar lesão dos vasos sanguíneos e nervos dentro e ao redor do local de fratura. Os ossos podem se consolidar de modo incorreto ou simplesmente não se consolidar. Também pode resultar em fraqueza e instabilidade no pé.

Tratamento imediato

Interrupção imediata da atividade. Gelo, elevação e possível imobilização. Consultar um profissional em medicina dos esportes ou dirigir-se a um pronto-socorro.

Reabilitação e prevenção

Depois que a dor desaparece e a função normal retorna, é importante alongar os músculos que não foram utilizados durante a recuperação. O fortalecimento dos músculos que provavelmente se apresentam atrofiados devido à falta de uso durante a imobilização também é prioritário. Músculos fortes para sustentar o pé são essenciais para prevenir fraturas nessa região. Evitar traumatismo direto ao pé é o melhor recurso para a prevenção. Usar calçado adequado para oferecer suporte e proteção também auxilia na prevenção dessa lesão.

Prognóstico a longo prazo

Quando ocorre a consolidação completa, a fratura geralmente se consolida para tornar-se mais forte do que antes da lesão. Em fraturas múltiplas ou desalinhadas, pode ser necessário tratamento cirúrgico com colocação de pino a fim de estabilizar o osso até que ele se consolide. Caso os ligamentos estejam estirados ou lacerados, a chance de recorrência da lesão aumenta.

107: Bursite retrocalcânea

Breve resumo da lesão

A bolsa retrocalcânea auxilia a lubrificar e amortecer o tendão do calcâneo, localizado na parte posterior do pé. Essa bolsa sofre muito estresse durante a flexão e extensão repetitivas do pé, como em corridas, caminhadas ou saltos. Calçados deformados ou de tamanho inadequado ou a existência de pronação excessiva do pé podem dar origem a uma bursite. Poderão dar origem a uma bursite calçados muito apertados, especialmente na parte de trás, pois podem aplicar estresse ao tendão e a bolsa.

Anatomia e fisiologia

A bolsa retrocalcânea se localiza entre a inserção do tendão do calcâneo e o calcâneo. O atrito repetitivo do tendão sobre essa bolsa durante a flexão plantar provoca uma compressão da bolsa entre o tendão e o osso, podendo causar inflamação.

Causas da lesão

Estresse repetitivo da bolsa pelo atrito do tendão do calcâneo durante caminhada, corrida ou salto. Aumento repentino da duração ou da distância. Calçado ou biomecânica inapropriados. Lesão no tendão do calcâneo.

Sinais e sintomas

Dor, especialmente na caminhada, corrida ou salto. Sensibilidade sobre a região do calcanhar. Vermelhidão e discreto inchaço podem ser observados sobre o calcanhar.

Complicações caso negligenciada

A bolsa pode se romper caso a lesão não seja tratada. Essa ruptura pode ocasionar outros problemas com o tendão do calcâneo por causa do aumento do atrito. A dor pode tornar difícil para o atleta manter-se na ponta dos pés durante a marcha, ao correr ou ao saltar.

Tratamento imediato

Repouso de atividades que causam dor. Gelo. Anti-inflamatório.

Reabilitação e prevenção

O fortalecimento dos músculos da panturrilha e da perna facilitará a cicatrização. Utilizar atividades que não irritem a região e que mantenham os níveis de condicionamento é fundamental. Manter os músculos fortes e flexíveis e permitir aquecimento adequado antes de todas as atividades auxilia na prevenção da bursite.

Prognóstico a longo prazo

Tratamento e repouso adequados devem promover uma recuperação completa. Em casos raros, o líquido formado pela inflamação precisa ser drenado para facilitar a cicatrização. Tratamento cirúrgico é necessário apenas em casos raros, que não respondem ao repouso ou à reabilitação.

108: Fratura por estresse

Exercícios de reabilitação

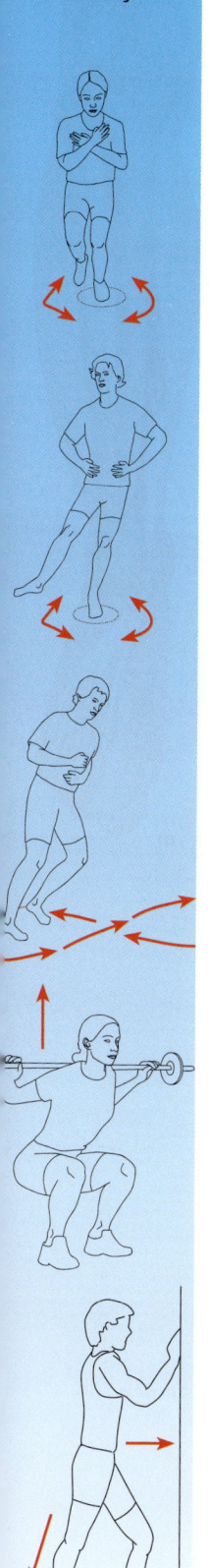

Breve resumo da lesão

As fraturas por estresse no pé geralmente são um resultado do impacto repetitivo aos ossos dos pés. Corridas e saltos sobre superfícies duras, alteração muito rápida na duração ou na distância de exercícios ou músculos fatigados que não conseguem absorver impactos por muito tempo são fatores que podem levar a pequenas fissuras ósseas. Essas pequenas fissuras se acumulam e se tornam uma fratura por estresse.

Anatomia e fisiologia

Fraturas por estresse podem ocorrer em qualquer osso do pé, mas, geralmente, são localizadas nos metatarsais. O osso do calcanhar, ou calcâneo, também pode ser fraturado com o uso de calçados inadequados ou como resultado de uma lesão antiga que não foi tratada. Ossos submetidos a traumatismo repetitivo desenvolvem fissuras menores e, então, estas se acumulam ocasionando uma fratura por estresse. Um ponto fraco no osso decorrente de uma lesão prévia ou de um remodelamento ósseo pode levar a esse tipo de fraturas sob condições normais de estresse.

Causas da lesão

Traumatismo repetitivo nos ossos do pé. Área óssea enfraquecida devido a lesão prévia ou outras condições. Músculo fatigado, tornando-se ineficiente na absorção de impactos.

Sinais e sintomas

Dor no local da fratura. Dor na sustentação de peso, com incapacidade de se locomover em casos graves. Inchaço pode ser observado sobre o local de fratura. Alguma perda na função do pé pode ser percebida.

Complicações caso negligenciada

Caso não seja tratada, a fratura por estresse pode agravar-se até se tornar uma fratura óssea completa. Inchaço e inflamação podem causar problemas nervosos e no fluxo sanguíneo no pé. A dor no pé pode aumentar, dificultando a marcha.

Tratamento imediato

Programa RGCEE. Anti-inflamatório.

Reabilitação e prevenção

O fortalecimento dos músculos que sustentam o pé auxilia na diminuição do impacto sobre ele, com músculos mais fortes absorvendo mais impacto. Um início gradual das atividades após a consolidação da lesão é importante para prevenir recorrências. Calçados apropriados, técnicas de aquecimento corretas, evitar correr sobre superfícies duras e uma alimentação rica em cálcio auxiliam na prevenção das fraturas por estresse no pé.

Prognóstico a longo prazo

As fraturas por estresse corretamente tratadas se consolidam por completo e não apresentam efeitos prolongados. O tratamento requer repouso e reabilitação. O local da fratura deve ser consolidado e tornar-se mais forte do que antes da lesão. O tratamento cirúrgico será necessário apenas em casos graves, nos quais as fraturas não consolidam após tratamento com repouso e imobilização.

LESÕES DO PÉ

a) b) c) d)

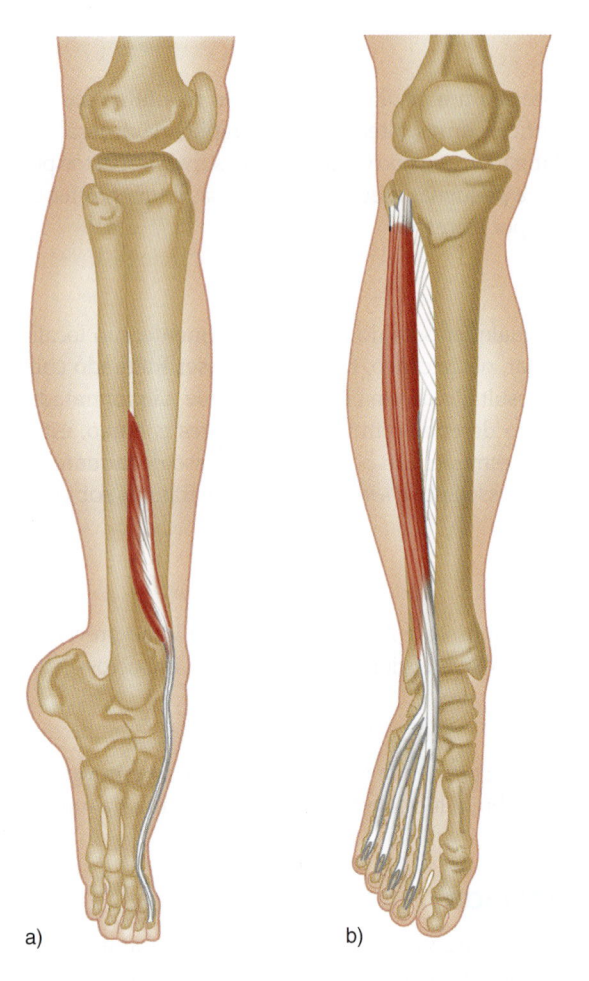

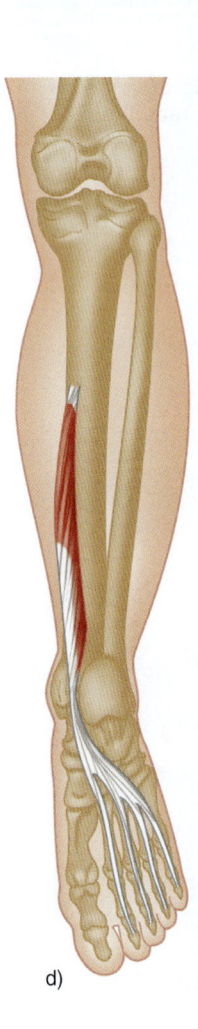

Figura 17.2: Músculos extensores e flexores do pé.

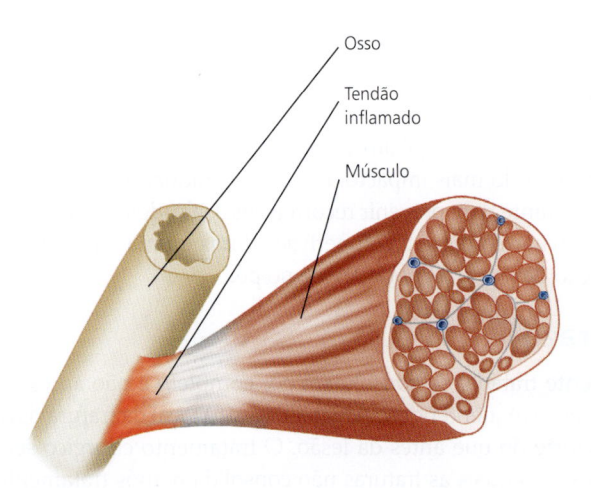

Osso
Tendão inflamado
Músculo

Tendinite dos músculos flexores e extensores

109: Tendinite dos tendões flexores e extensores

Exercícios de reabilitação

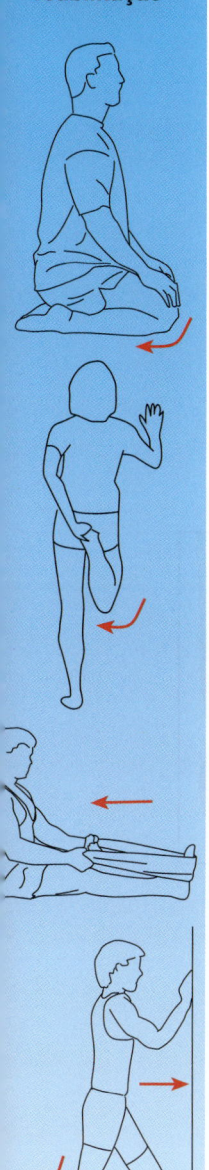

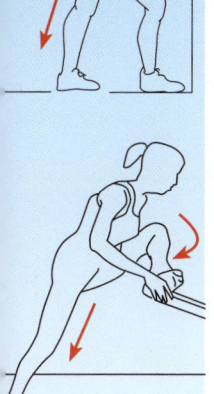

Breve resumo da lesão

Os tendões fixados aos músculos responsáveis pela flexão e pela extensão dos pés e dos dedos dos pés podem ficar inflamados e irritados. Essa condição pode ser causada por uso excessivo, rigidez nos músculos opostos ou deformidades do pé. A tendinite dos extensores é mais comum que a dos flexores, mas esta tende a ser mais dolorosa e debilitante. Dançarinos são vítimas dessas lesões com bastante frequência.

Anatomia e fisiologia

O extensor longo do hálux (a) e o extensor longo do dedo (b) são os principais músculos extensores dos dedos dos pés. Os tendões desses músculos estão localizados na parte anterior do tornozelo e sobre os pés, fixando-se aos dedos. Esses músculos realizam a dorsiflexão do pé e trabalham em oposição aos flexores. Quando os músculos da panturrilha estão encurtados ou são muito solicitados, pode ocorrer a inflamação dos tendões.

O grupo dos músculos flexores, o flexor longo do hálux (c) e o flexor longo dos dedos (d), possui tendões localizados na parte posterior do tornozelo e na parte inferior do pé, fixando-se aos dedos. Esses músculos flexionam o pé e seus dedos em direção plantar.

Causas da lesão

Tendinite dos extensores: Músculos da panturrilha encurtados, exercício excessivo dos músculos extensores ou arcos plantares caídos.
Tendinite dos flexores: Estresses repetitivos do tendão por causa da dorsiflexão excessiva dos dedos dos pés.

Sinais e sintomas

Tendinite dos extensores: Dor na região dorsal do pé e ao estender os dedos dos pés; pode ocorrer alguma perda de força.
Tendinite dos flexores: Dor ao longo do tendão, no arco plantar e ao longo da porção posterior do tornozelo.

Complicações caso negligenciada

Quando não tratada, a tendinite pode causar uma maior tensão nos músculos fixados ao tendão, podendo levar à sua ruptura completa. É possível que a dor se torne intensa o suficiente para limitar qualquer atividade.

Tratamento imediato

Repouso das atividades que causam dor. Gelo sobre o tendão. Medicação anti-inflamatória.

Reabilitação e prevenção

Ao repousar o pé, é importante identificar as condições que causam o problema. Alongar os músculos da panturrilha e o músculo tibial anterior auxilia no alívio da pressão sobre os tendões. Aquecer e aumentar gradualmente os exercícios ajudará a prevenir a tendinite. Palmilhas ortopédicas podem ser necessárias no retorno da atividade para correção de problemas no arco plantar.

Prognóstico a longo prazo

A maior parte dos atletas recupera-se completamente da tendinite com simples repouso e correção da(s) causa(s). Em alguns casos raros, pode ser necessário tratamento cirúrgico a fim de reduzir a pressão sobre os tendões e aliviar a inflamação.

Lesões no esporte – Uma abordagem anatômica

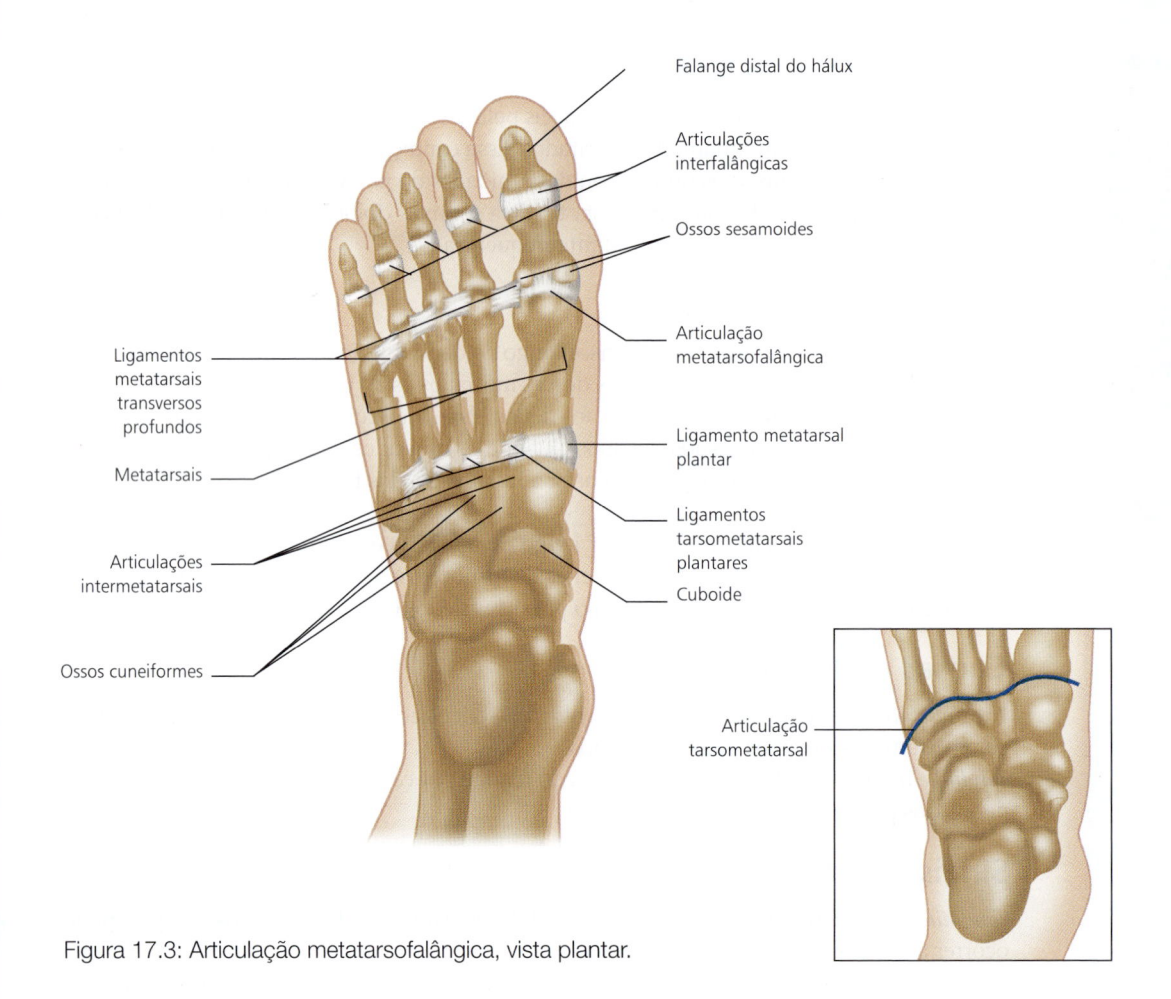

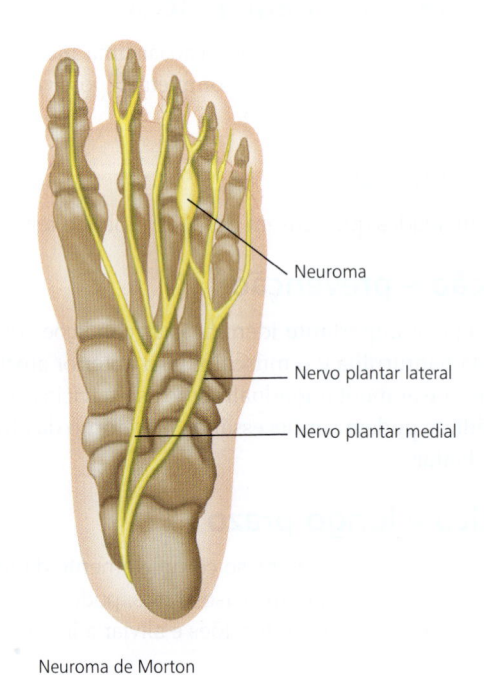

Figura 17.3: Articulação metatarsofalângica, vista plantar.

110: Neuroma de Morton

Breve resumo da lesão

Neuroma é um tumor que cresce de um nervo ou que é constituído em grande parte de células e fibras nervosas. O neuroma de Morton envolve o nervo plantar e é caracterizado por dor sobre a face plantar do pé. Quando uma pressão é colocada na região do antepé, os ossos podem pinçar o nervo causando dor ou alteração da sensibilidade na área acometida. Corridas rápidas, caminhadas e saltos colocam estresse nessa área e podem causar o neuroma de Morton. Deformidades do pé, anormalidades subjacentes a ele ou calçados apertados que comprimem o pé também podem levar a essa condição.

Anatomia e fisiologia

O nervo plantar supre o terceiro e o quarto dedos dos pés e fica situado entre as cabeças dos metatarsais. Quando os ossos estão sujeitos à pressão por causa de calçados apertados ou a um pé em pronação, os nervos plantares ficam comprimidos entre as cabeças metatarsais, causando inflamação e inchaço.

Causas da lesão

Estresse repetitivo ou traumatismo na região do antepé, como ocorre em corridas, caminhadas ou saltos. Pronação. Utilização de calçados que comprimam a parte anterior do pé. Lesões metatarsais do terceiro e do quarto dedos dos pés.

Sinais e sintomas

Dor e/ou sensação de queimação na área acometida. Possível alteração da sensibilidade no terceiro e no quarto dedos dos pés, tais como probabilidade de dormência, formigamento ou cãibra no antepé. Durante a sustentação de peso nos pés, uma forte dor na face lateral do pé pode estar presente, a qual é aliviada ao ficar sem calçados.

Complicações caso negligenciada

Quando não tratado, o neuroma pode levar à lesão permanente do nervo. Perda permanente de sensibilidade dos pododáctilos também pode ocorrer. Sem tratamento, a dor aumenta, podendo dificultar a marcha.

Tratamento imediato

Repouso ou modificação da atividade. Anti-inflamatório. Gelo.

Reabilitação e prevenção

Um retorno gradual à atividade e evitar traumatismo repetitivo do antepé auxiliam na velocidade de recuperação. Pode haver a necessidade do uso de palmilhas amortecedoras de choque ao retornar à atividade. O passo mais importante na prevenção dessa condição é utilizar calçados que forneçam espaço suficiente na parte anterior dos pés. Calçados pontudos e de salto alto devem ser evitados.

Prognóstico a longo prazo

Quando tratado adequadamente, o neuroma de Morton deve recuperar-se por completo, sem quaisquer efeitos a longo prazo. Quanto mais tempo a lesão ficar sem tratamento, maior será a possibilidade de efeitos prolongados. Uma abordagem com tratamento cirúrgico pode ser necessária caso o tratamento regular não proporcione a recuperação esperada.

111: Sesamoidite

Breve resumo da lesão

Os tendões que envolvem os ossos sesamoides do pé podem ficar irritados e inflamados, causando uma condição semelhante à tendinite. Corredores, dançarinos e os apanhadores no beisebol são suscetíveis a essa lesão. Aumentar a atividade muito rapidamente acarreta um traumatismo adicional aos pequenos ossos sesamoides.

Anatomia e fisiologia

O sesamoide é um pequeno osso que não está fixado em outro osso, mas sim no interior de um tendão. A patela é o maior osso sesamoide do corpo. Os ossos sesamoides do pé são localizados ao longo da superfície plantar da cabeça do primeiro metatarsal: um na face lateral e o outro mais medial. Os ossos sesamoides são esféricos e encontram-se no interior do tendão do flexor curto do hálux. Eles proporcionam uma superfície de apoio para o trajeto do tendão e o auxiliam a transmitir a força gerada pelos músculos. Os ossos sesamoides do pé também ajudam a elevar os ossos do hálux e auxiliam na sustentação do peso.

Causas da lesão

Aumento da atividade sem condicionamento adequado. Pouco amortecimento natural no antepé, deixando os ossos sesamoides desprotegidos. Arcos plantares altos deslocando o peso do corpo para o antepé.

Sinais e sintomas

Início gradual da dor. Dor na face inferior do hálux e ao redor do tendão. A dor aumenta com a atividade.

Complicações caso negligenciada

Quando não tratada, essa condição pode piorar ao ponto em que a dor se torna debilitante. A inflamação no tendão pode causar irritação ao tecido circunjacente. Do mesmo modo como ocorre na tendinite, pode ocorrer ruptura completa caso a condição não seja tratada.

Tratamento imediato

Repouso. Gelo. Anti-inflamatório.

Reabilitação e prevenção

Encontrar atividades que não estressem ou irritem a área lesionada. Fortalecer os músculos da perna ajuda a sustentar o pé. Utilizar acolchoamentos no interior dos calçados pode ser necessário ao retornar à atividade. O aumento gradual da distância e da duração das atividades e um aquecimento adequado antes de iniciar os exercícios auxiliam a prevenir essa condição. Palmilhas ou implantes para corrigir problemas com o arco plantar alto também podem ajudar a prevenir a sesamoidite.

Prognóstico a longo prazo

A sesamoidite responde bem a tratamento com repouso e anti-inflamatórios. Uma recuperação completa pode ser esperada sem efeitos prolongados. Em casos raros, em que a condição não responde aos tratamentos preliminares, pode ser necessária intervenção cirúrgica.

Capítulo 17 – Lesões do pé

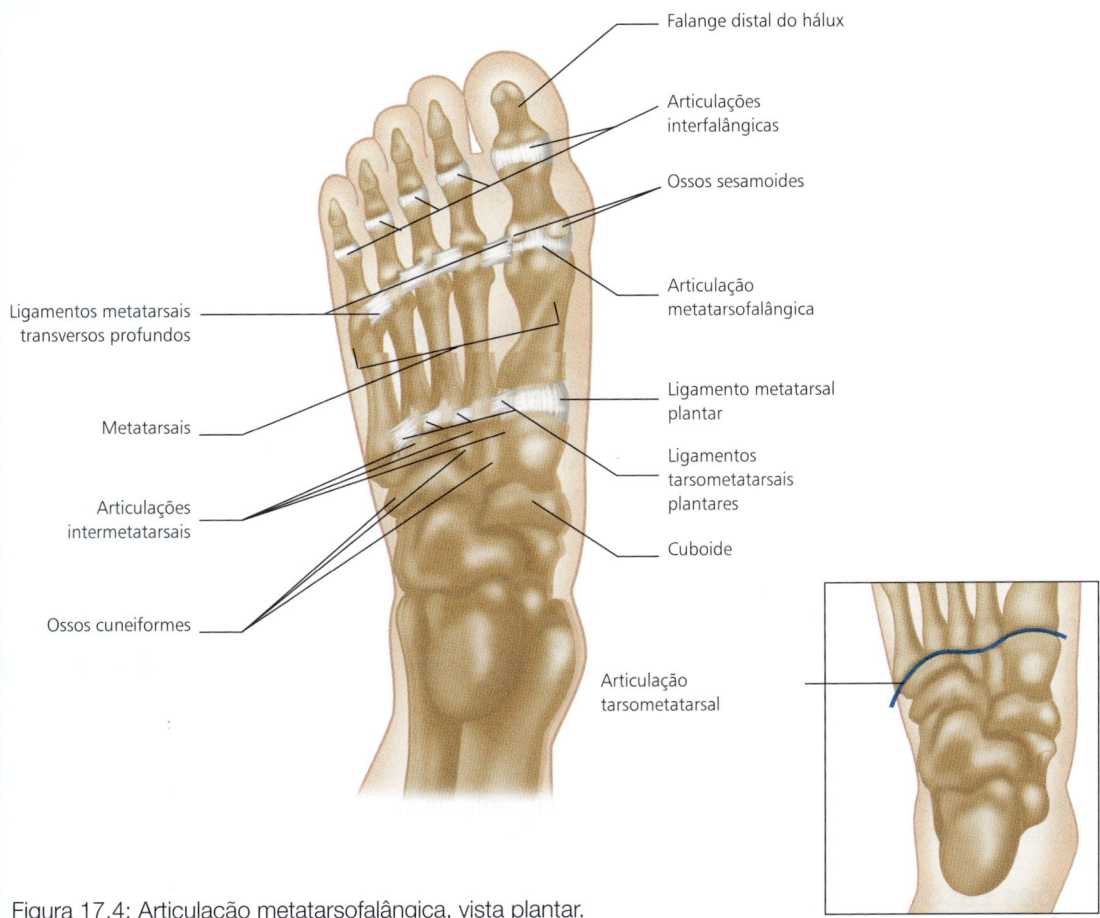

Falange distal do hálux
Articulações interfalângicas
Ossos sesamoides
Articulação metatarsofalângica
Ligamentos metatarsais transversos profundos
Ligamento metatarsal plantar
Metatarsais
Ligamentos tarsometatarsais plantares
Articulações intermetatarsais
Cuboide
Ossos cuneiformes
Articulação tarsometatarsal

Figura 17.4: Articulação metatarsofalângica, vista plantar.

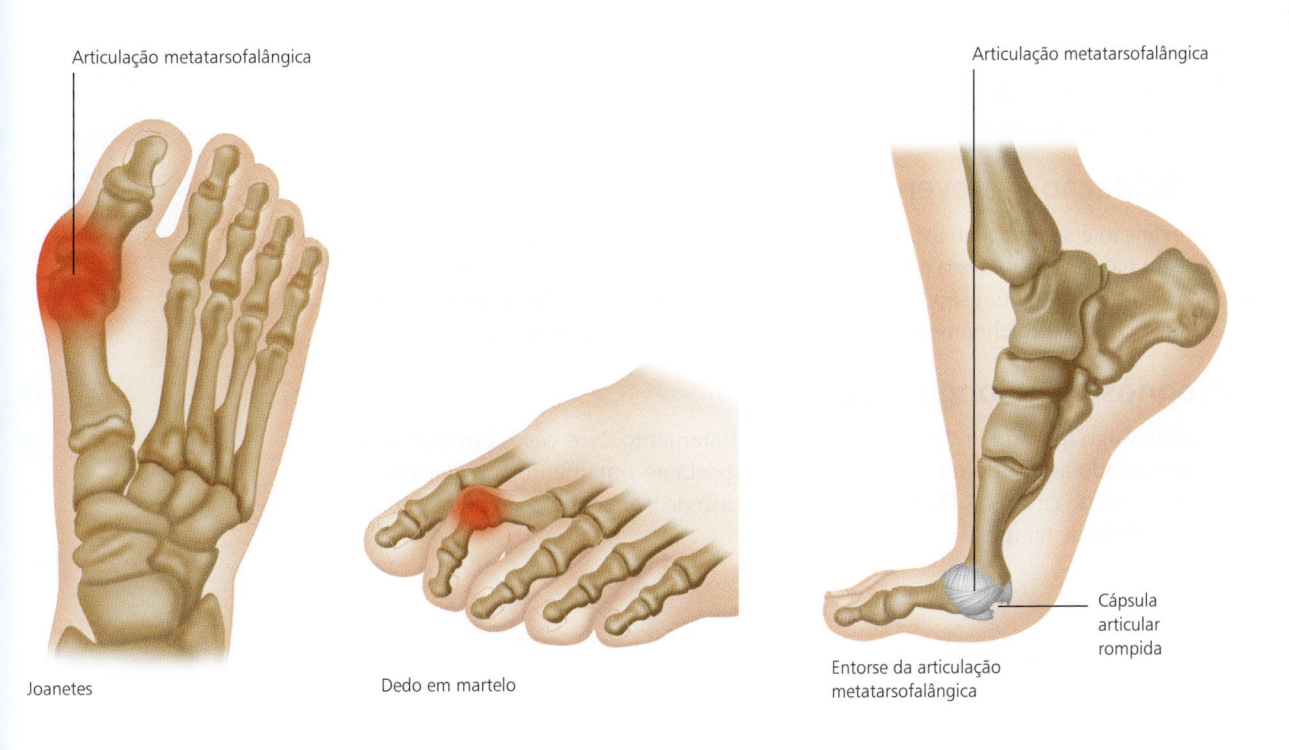

Articulação metatarsofalângica

Articulação metatarsofalângica

Cápsula articular rompida

Joanetes

Dedo em martelo

Entorse da articulação metatarsofalângica

112: Hálux valgo (joanete)

Breve resumo da lesão

Calçados apertados ou mal ajustados podem levar a inchaço e aumento de volume da articulação na base do hálux, o que se denomina hálux valgo, ou, popularmente, joanete. Lesões ao hálux ou estresse anormal sobre a face externa do pododáctilo também podem ocasionar joanetes. As mulheres são muito mais propensas a apresentar esse desvio, por sua tendência a usar calçados pontudos. Uma condição semelhante ao joanete pode ocorrer sobre a face lateral do dedo mínimo, sendo denominada joanete de alfaiate.

Anatomia e fisiologia

O hálux valgo é normalmente encontrado na face medial da articulação metatarsofalângica do hálux. Ao usar calçados apertados, uma lesão ou qualquer outra condição causa pressão sobre esse dedo (forçando-o para dentro), a articulação torna-se inflamada e aumenta de volume. Existe uma inflamação na bolsa localizada sobre a face medial da cabeça do primeiro metatarsal. Isso provoca a movimentação lateral desse dedo em direção ao segundo dedo, algumas vezes até deslizando sob ele, e formando, assim, a deformidade do hálux valgo. Uma proeminência dolorosa se forma na parte externa da articulação do hálux, causando ainda mais dor e inflamação.

Causas da lesão

Calçados apertados. Hálux lesionado sem tratamento. Pressão incomum sobre a face externa do primeiro dedo. Pronação do pé.

Sinais e sintomas

Impacto na base do hálux. O primeiro dedo pode se mover lateralmente em direção ao segundo. Vermelhidão e sensibilidade na área acometida. Dor ao andar.

Complicações caso negligenciada

Quando não tratado, o hálux valgo pode causar complicações futuras como bursite, dificuldade ao andar, artrose e dor crônica. O primeiro dedo pode se angular em direção ao segundo, causando o deslocamento deste para fora de seu alinhamento normal.

Tratamento imediato

Remoção e descarte de calçados apertados. Utilizar calçados espaçosos, especialmente ao exercitar-se. Acolchoar o hálux valgo pode aliviar a dor. Anti-inflamatório.

Reabilitação e prevenção

A prevenção é essencial ao avaliar os joanetes. Calçados com espaço suficiente para os pés auxiliam na prevenção dessa condição. Evitar pressão inadequada e utilizar cautela ao tratar lesões do hálux também são fatores que auxiliam na prevenção dos joanetes. Quando um joanete ocorre, o acolchoamento da área durante o exercício ajuda a aliviar a dor.

Prognóstico a longo prazo

O hálux valgo responde relativamente bem ao tratamento. Nos casos em que se encontra em um estado avançado ou quando não há resposta ao tratamento convencional, indica-se o tratamento cirúrgico. Dependendo do ato cirúrgico, a recuperação pode se dar em um curto período de tempo.

113: Dedo em martelo

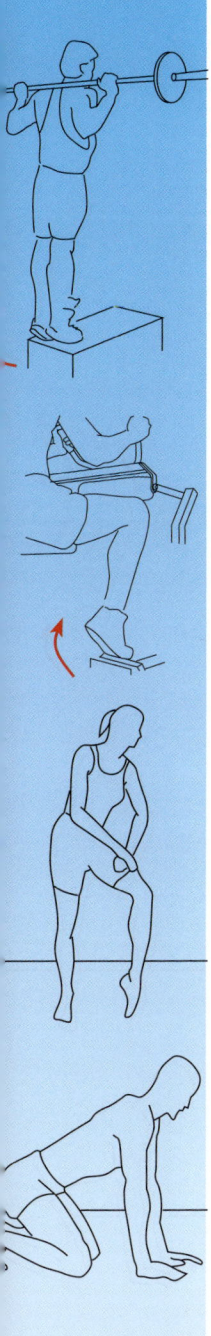

Breve resumo da lesão

O dedo em martelo recebe essa denominação em razão da aparência semelhante a um martelo ou garra do dedo acometido. O dedo curva-se para cima na primeira articulação e para baixo na segunda, causando essa aparência. Calçados mal ajustados e a lesão de um músculo ou nervo do grupo dos flexores podem levar a essa condição. Calosidades ou calos também podem se desenvolver devido à pressão do dedo contra o calçado.

Anatomia e fisiologia

A falange proximal de um dedo (mais frequentemente a do segundo dedo) está estendida e as falanges distais e a segunda estão flexionadas, formando uma aparência semelhante a um martelo. Isso provoca pressão no antepé e faz com que a região do dedo médio entre em atrito contra o topo do calçado. Isso pode levar a calosidades ou calos. Diabetes, derrame, artrite ou lesão anterior também podem provocar uma flexão não natural dos dedos.

Causas da lesão

Calçados mal ajustados. Lesão do músculo ou nervo do grupo de flexores.

Sinais e sintomas

Aparência do dedo semelhante a um martelo. Dor e dificuldade de movimentação do dedo. Calosidades e calos podem se desenvolver sobre o dedo acometido.

Complicações caso negligenciada

Quando não tratado, o dedo em martelo pode ocasionar outros problemas, como artrose, calos dolorosos e tendinite do flexor. Também pode levar à completa incapacidade de retificar o dedo afetado.

Tratamento imediato

Utilizar calçados mais espaçosos. Anti-inflamatório.

Reabilitação e prevenção

O alongamento e fortalecimento dos dedos os ajudarão a recuperar e a corrigir sua flexibilidade, se ainda estiverem flexíveis. Escolher calçados adequadamente ajustados e alongar os dedos regularmente auxilia a evitar que o dedo em martelo se desenvolva. Pode ser necessário acolchoamento para aliviar a dor.

Prognóstico a longo prazo

Tratamento cirúrgico é indicado quando o dedo se torna inflexível e quando outros métodos de tratamento não funcionam.

114: Entorse da articulação metatarsofalângica

Breve resumo da lesão

A dor na base do hálux pode ser o resultado da entorse da articulação metatarsofalângica. Atletas que comprimem seus dedos ou que iniciam rapidamente corridas ou saltos de forma repetitiva são suscetíveis a essa condição. É ocasionada também pela hiperextensão da articulação metatarsofalângica do hálux. Essa lesão é mais comum entre atletas que jogam sobre gramado artificial.

Anatomia e fisiologia

A entorse da articulação metatarsofalângica se desenvolve na articulação metatarsofalângica do hálux. A cápsula que reveste a articulação é rompida, ocasionando instabilidade e dor. Isso pode acarretar luxações, desgaste cartilaginoso e, em última instância, artrose. Os tendões que cruzam a articulação também podem estar envolvidos. Comprimir o dedo ou iniciar rapidamente corridas ou saltos coloca estresse sobre a cápsula e pode ocasionar laceração.

Causas da lesão

Compressão do dedo do pé. Início rápido e repetitivo de atividade sobre o hálux, especialmente sobre uma superfície mais dura, como um gramado artificial.

Sinais e sintomas

Dor na base do hálux. Algum inchaço pode ser observado na articulação. A dor aumenta quando o hálux é acionado para dar impulso ao corpo.

Complicações caso negligenciada

A entorse da articulação metatarsofalângica pode levar à dor crônica e incapacidade de correr ou saltar. Quando não tratada, pode ocasionar outras condições, como luxações do dedo e artrose.

Tratamento imediato

Repouso. Gelo. Anti-inflamatório.

Reabilitação e prevenção

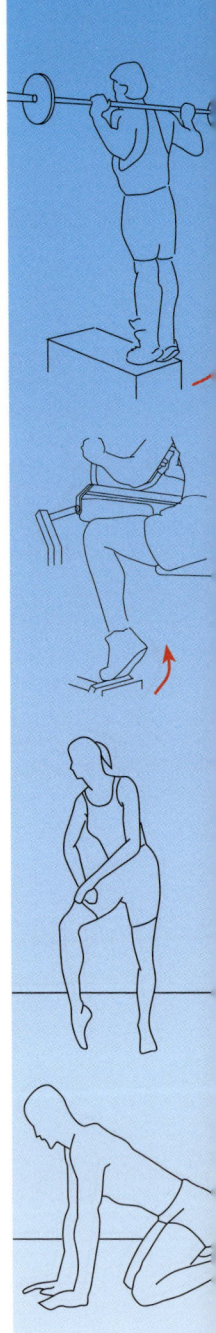

À medida que a dor cessa, é importante o exercício de força e flexibilidade para os dedos. O ajuste do modo como a pressão é aplicada ao pé ao iniciar rapidamente a atividade também auxilia na correção da condição que tenha causado a entorse. Alternar exercícios entre superfícies duras e macias ajuda a evitar o desenvolvimento dessa condição. Dispositivos especiais que sustentam o hálux podem ser utilizados ao retornar à atividade. O retorno gradual à atividade completa é importante.

Prognóstico a longo prazo

A entorse da articulação metatarsofalângica possui uma tendência de recidiva quando se realizam exercícios sobre a mesma superfície. Com tratamento adequado, na maior parte dos casos a dor cessa e a função normal retorna. Em casos raros, é necessária cirurgia para aliviar os sintomas.

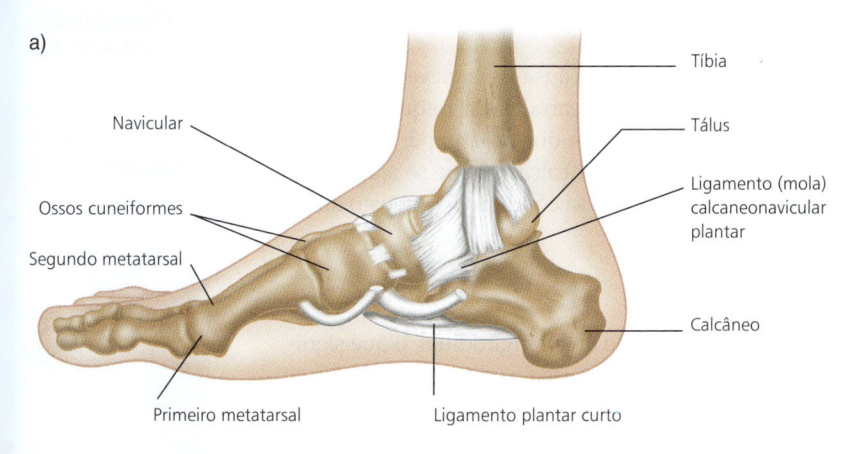

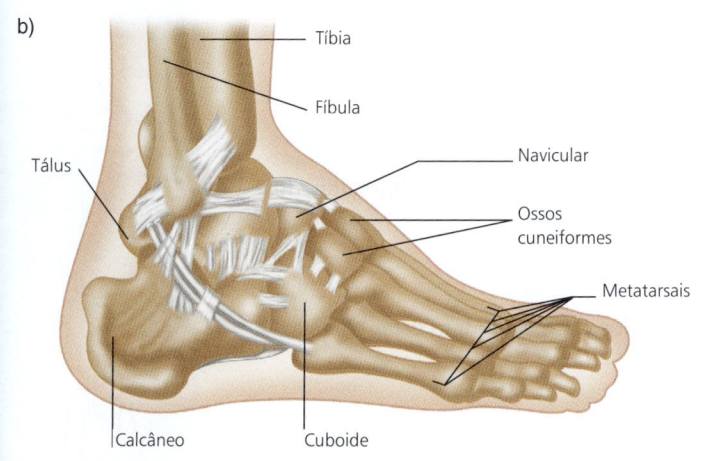

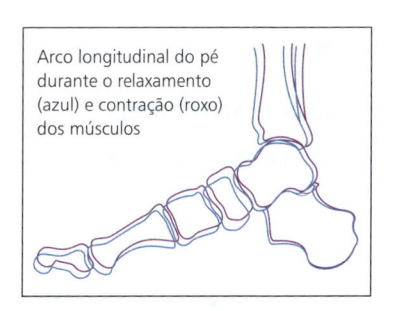

Capítulo 17 – Lesões do pé

Figura 17.5: Arcos do pé direito; a) vista medial, b) vista lateral.

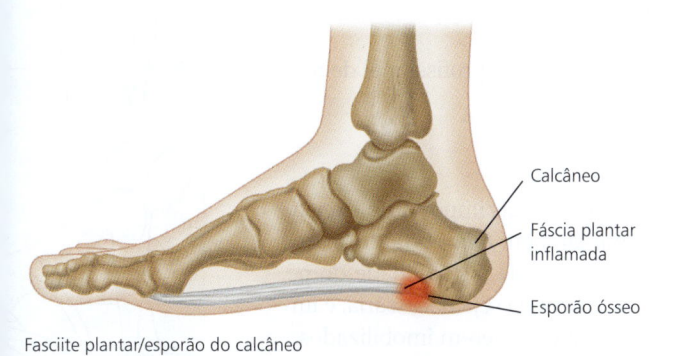

Arco longitudinal do pé durante o relaxamento (azul) e contração (roxo) dos músculos

Fasciite plantar/esporão do calcâneo

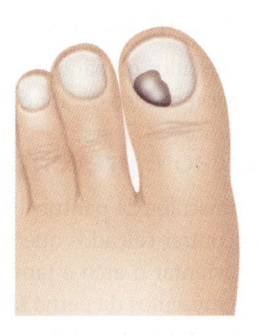

Hematoma subungueal

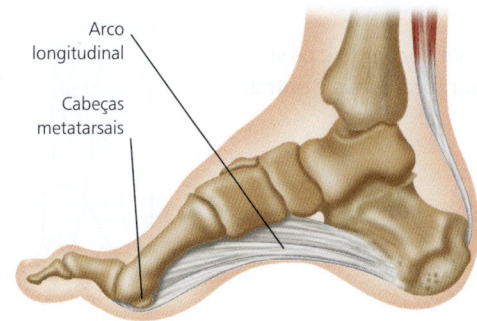

Pé em garra

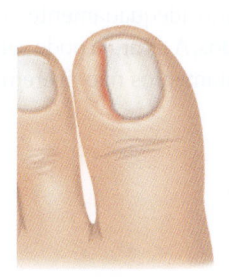

Unha encravada

115: Pé cavo e dedo em garra

Breve resumo da lesão

O pé cavo com dedos em garra é uma condição genética que causa uma elevação do arco plantar, conferindo ao pé uma aparência semelhante a uma garra. Com frequência, vem acompanhado de enrijecimento dos músculos da panturrilha e dor no antepé. Indivíduos com pé cavo e dedos em garra têm dificuldades para encontrar calçados que se ajustem de maneira apropriada, o que pode levar a outras lesões do pé. Essa condição é o oposto do pé plano, porém é muito menos comum.

Anatomia e fisiologia

O pé cavo é uma condição em que existe altura exagerada do arco longitudinal, o que significa que o pé é razoavelmente inflexível devido à rigidez dos músculos da panturrilha. Esse posicionamento do arco plantar geralmente é acompanhado de dedos em garra, o que coloca estresse adicional sobre as cabeças dos metatarsais. O tendão da panturrilha é alongado sobre o calcanhar, para o interior do arco, e o arco elevado coloca estresse adicional sobre os músculos da panturrilha. Indivíduos com esse distúrbio genético devem trabalhar para corrigi-lo ou realizar atividades que auxiliem na sua recuperação.

Causas da lesão

Condição genética. Pode ser secundário a encurtamento muscular ou a equilíbrio alterado dos músculos.

Sinais e sintomas

Dor no pé, especialmente ao caminhar ou correr. Os dedos dos pés podem estar curvados em garra.

Complicações caso negligenciada

Quando não tratado, o pé cavo pode levar à dor crônica e à lesão em outras estruturas do pé. Instabilidade do pé é comum e pode ocasionar distensões e entorses.

Tratamento imediato

Alongar os músculos da panturrilha e o pé. Entrar em contato com um profissional de medicina esportiva em caso de dor e impossibilidade de tratamento.

Reabilitação e prevenção

Alongar os músculos da panturrilha e o pé é o primeiro passo, e o mais importante, na reabilitação. Encontrar calçados que se ajustem adequadamente também é importante, já que auxiliará a sustentar o arco e também previnirá a lesão decorrente da instabilidade do pé. Fortalecer os músculos da perna também ajudará o pé. Caso a cirurgia seja necessária, é importante obter aumento da força e flexibilidade nos músculos que estiverem imobilizados.

Prognóstico a longo prazo

Quando tratado adequadamente, o pé cavo com dedos em garra pode ser corrigido e os sintomas, aliviados. A cirurgia pode ser uma opção, sobretudo quando a dor for intensa e outras formas de tratamentos não tiverem sido eficazes.

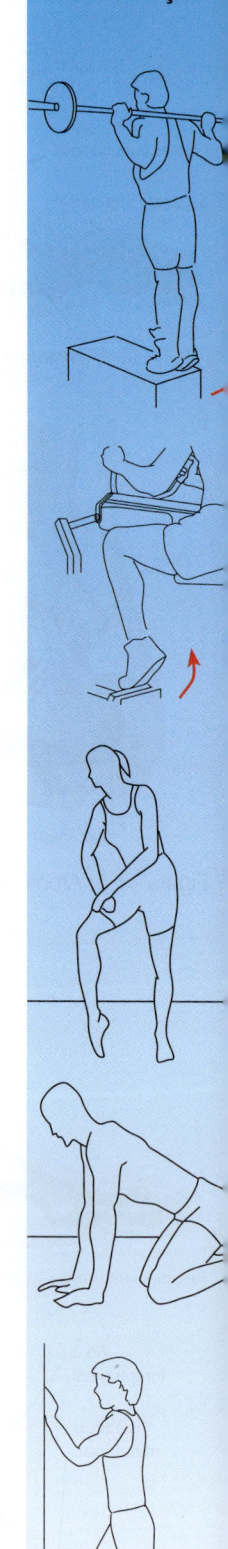

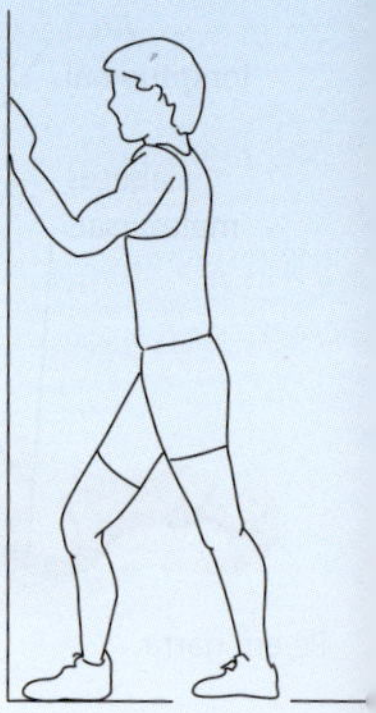

116: Fasciite plantar

Exercícios de reabilitação

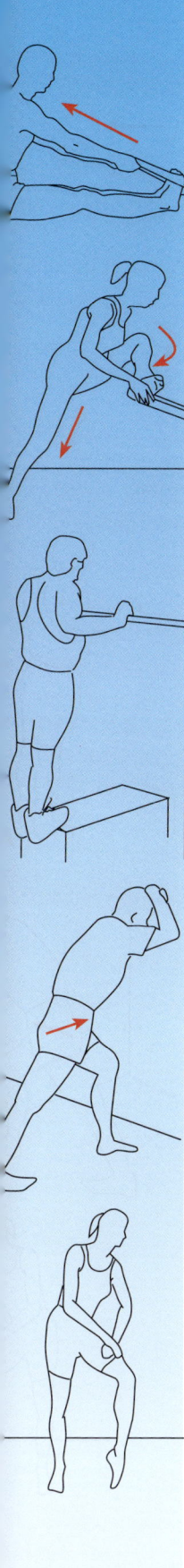

Breve resumo da lesão

A fasciite plantar é uma lesão na fáscia plantar, que conecta o calcanhar à base dos dedos. A dor é normalmente sentida no calcanhar, em especial ao levantar-se após um repouso prolongado. Caminhar ou correr, particularmente sobre superfícies duras e com os músculos da panturrilha encurtados, torna o atleta mais suscetível a essa lesão; outros fatores de risco incluem sexo feminino e/ou sobrepeso. Arcos plantares altos ou baixos também podem levar a essa condição.

Anatomia e fisiologia

A fáscia plantar, também denominada aponeurose plantar, é um tecido fibroso firme que se origina na tuberosidade do calcâneo até as cabeças metatarsais, sendo importante para a sustentação do arco longitudinal do pé. Quando as suras se apresentam rígidas, esse tecido fica sob estresse. O movimento repetitivo do tornozelo, especialmente quando restringido por suras rígidas, pode irritar a fáscia plantar.

Causas da lesão

Rigidez dos músculos da panturrilha e corrida sobre superfícies duras. Calçado inapropriado ou mal ajustado. Problemas com o arco plantar. Erros de treinamento. Uso excessivo. Hiperpronação. Flexibilidade insuficiente do tríceps sural (gastrocnêmio, sóleo e plantar) e do tendão do calcâneo.

Sinais e sintomas

Dor no osso do calcanhar, que piora após o exercício ou ao levantar-se após um repouso prolongado. A dor pode diminuir durante o exercício, mas retorna após a interrupção da atividade.

Complicações caso negligenciada

A fasciite plantar deixada sem tratamento pode levar à dor crônica, que pode causar alteração no ritmo da marcha e da corrida. Como consequência, isso acarreta problemas no joelho, no quadril e na região lombar.

Tratamento imediato

Repouso. Gelo. Ultrassonografia. Anti-inflamatório. Em seguida, aquecer e massagear para promover o fluxo sanguíneo e a cicatrização.

Reabilitação e prevenção

Alongar o tendão do calcâneo e a fáscia plantar auxilia na aceleração da recuperação e previne recorrência. O uso de uma calcanheira ou amortecedor para o retropé colocado no calçado pode ser necessário no início do retorno à atividade. Fortalecer os músculos da porção inferior da perna também ajuda a proteger a fáscia e prevenir essa condição.

Prognóstico a longo prazo

A maior parte dos indivíduos com fasciite plantar se recupera completamente após algumas semanas ou alguns meses de tratamento. Injeções de corticosteroides podem ser necessárias nos casos em que a fáscia não responde ao tratamento inicial.

117: Esporão do calcâneo

Breve resumo da lesão

O esporão é um gancho, ou uma ponta de osso, comumente observado sobre o osso do calcanhar (calcâneo). Os esporões do calcâneo estão associados com bastante frequência à fasciite plantar, embora também possam ser observados na sua ausência. Os esporões também podem ocorrer em outros ossos. Quando um tendão ou ligamento passa sobre o esporão, pode haver inflamação e dor. Atletas com lesões ou irritações prévias do tendão apresentam um risco mais elevado de desenvolver esporões ósseos.

Anatomia e fisiologia

Quando uma parte do osso torna-se lesionada ou irritada, ocorre uma deposição de cálcio na área a fim de fortalecê-la. Esse cálcio se deposita, formando os esporões ósseos. No pé, os esporões do calcanhar podem se formar sobre a superfície inferior do calcâneo, e as regiões em que os tendões e os ligamentos se fixam ao osso são mais comumente os locais desses esporões. Os esporões ósseos irritam os tendões que cruzam sobre eles, criando mais inflamação no interior do tendão, o que pode aumentar o esporão.

Causas da lesão

Irritação da fáscia plantar e fixação do calcâneo. Não tratamento de lesões ósseas menores. Depósito de cálcio na face externa de um osso saudável.

Sinais e sintomas

Dor e sensibilidade no calcanhar ou em outro local do esporão. Possíveis estalos sentidos quando o tendão cruza o esporão.

Complicações caso negligenciada

Os esporões ósseos podem causar lesão aos tendões que os circundam, provocando mais inflamação e, consequentemente, podendo piorar o esporão ósseo.

Tratamento imediato

Repouso de atividades que causem dor. Anti-inflamatório.

Reabilitação e prevenção

Identificar e corrigir a condição que causou a irritação à fáscia plantar ou a outro tendão auxilia na recuperação e previne a recorrência. O alongamento dos músculos e tendões envolvidos também acelera a recuperação. A utilização de um amortecedor (calcanheira) para reduzir os impactos sobre o calcâneo ou outro dispositivo ortopédico para reduzir o estresse sobre a fáscia plantar também pode ser útil no retorno à atividade. Certificar-se de tratar até mesmo as lesões menores também auxilia na prevenção de esporões ósseos.

Prognóstico a longo prazo

Os esporões ósseos respondem bem ao repouso e à reabilitação. Alguns indivíduos podem necessitar de calcanheiras para aliviar os sintomas e ajudar na recuperação. Caso o esporão ósseo não responda ao tratamento, ele deverá ser removido cirurgicamente para prevenir futuras lesões.

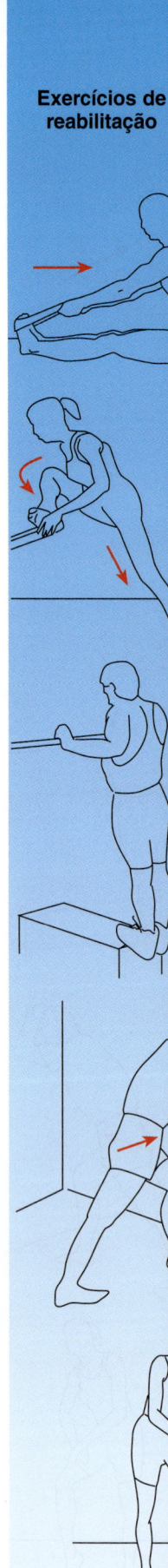

118: Hematoma subungueal

Breve resumo da lesão
Hematoma subungueal é uma hemorragia sob a unha do dedo causada por uma lesão ou infecção no leito da unha. A lesão por esmagamento é o mecanismo mais comum para esse tipo de lesão. A hemorragia sob a unha provoca pressão e dor em seu leito. O acúmulo de sangue pode ser pequeno ou cobrir toda a área sob a unha.

Anatomia e fisiologia
A unha protege a área abaixo dela no dedo do pé, chamada de leito ungueal, mas quando ocorre um traumatismo por esmagamento, um objeto que caia sobre a unha ou uma infecção lesiona essa delicada região, pode ocorrer hemorragia. Visto que a unha é uma superfície dura, ela mantém o sangue no seu interior, e essa hemorragia causa pressão e dor. Dependendo da lesão inicial, o osso abaixo da unha também será envolvido.

Causas da lesão
Lesão por esmagamento do dedo do pé. Objeto estranho sob a unha causando uma laceração em seu leito. Infecção sob a unha causando hemorragia.

Sinais e sintomas
Dor e pressão sob a unha. Coloração vermelha, marrom ou outra cor escura sob a unha.

Complicações caso negligenciada
A hemorragia e a pressão resultantes sob a unha podem causar lesão aos tecidos subjacentes. É possível que a unha se desprenda, o que pode levar à infecção caso o tratamento não seja adequado. Se o osso tiver sido fraturado durante a lesão inicial, dor crônica pode ocorrer.

Tratamento imediato
Repouso, gelo e elevação. Caso a unha se desprenda, é importante mantê-la coberta e protegida. Caso exista a possibilidade de uma fratura, como na lesão por esmagamento, procurar cuidados médicos.

Reabilitação e prevenção
A unha pode necessitar de remoção durante o tratamento ou cair por si só, deixando o leito exposto. É importante manter essa área protegida para prevenir infecção. Também é importante proteger o pododáctilo acometido durante a cicatrização. Acolchoamento sobre os dedos pode ser necessário. Evitar o impacto aos dedos e protegê-los durante as atividades auxilia na prevenção dessa lesão.

Prognóstico a longo prazo
Um hematoma subungueal geralmente responde bem ao tratamento, embora em casos que envolvam mais de 25% do leito da unha e naqueles em que a pressão não for aliviada pelos tratamentos iniciais possa haver a necessidade de um médico para drenar o sangue do leito. Se a causa for uma infecção, podem ser necessários antibióticos orais ou tópicos.

119: Unha encravada

Breve resumo da lesão

As unhas encravadas podem ser muito dolorosas. São o resultado de um traumatismo ao dedo, de calçados apertados ou de corte de unhas inadequado. Dor e infecção podem ocorrer em virtude do crescimento da pele sobre a unha ou ao crescimento da unha para dentro da pele nas laterais. Também podem ser observados vermelhidão e inchaço na porção lateral do dedo.

Anatomia e fisiologia

A unha do pé é uma placa cutânea áspera que cresce normalmente para fora, distante da base do dedo. É constituída de camadas epiteliais desenvolvidas a partir do *estrato lúcido* da pele. Caso a unha seja cortada ou quebrada muito rente, ela pode crescer para dentro da pele na lateral do dedo ou a pele pode crescer sobre a unha. A lesão no dedo, como uma batida ou até mesmo uma fratura, pode fazer com que a unha cresça para dentro da pele. Calçados apertados também podem colocar pressão na porção externa do dedo, empurrando a pele para dentro da unha e fazendo-a crescer sobre ela. Quando a pele cresce para dentro ou sobre a unha, cria-se um ambiente propício à infecção.

Causas da lesão

Traumatismo ao dedo, como uma batida. Calçados apertados ou inapropriados. Técnicas inadequadas de corte de unha.

Sinais e sintomas

Dor. Vermelhidão e inchaço na área acometida. Pus ou outros sinais de infecção podem estar presentes.

Complicações caso negligenciada

Quando não tratada, uma unha encravada pode tornar-se infectada, e a infecção pode eventualmente envolver todo o dedo ou até mesmo o pé. A dor pode se tornar crônica e impedir a utilização de certos calçados. É possível que o atleta possa apresentar uma claudicação.

Tratamento imediato

Mergulhar o pé em água morna. Livrar-se dos calçados inapropriados e escolher os mais espaçosos. Manter os pés secos durante o dia. Procurar a assistência de um podólogo qualificado.

Reabilitação e prevenção

Ao tratar uma unha encravada, é importante protegê-la contra traumatismos adicionais ou lesões. Trocar as meias quando necessário para manter os pés secos. Usar calçados com espaço suficiente para os dedos auxilia na cicatrização e na prevenção de futuras unhas encravadas. Proteger os dedos contra traumatismo também ajuda a prevenir essa condição. Após um traumatismo ao dedo, é importante avaliar as unhas em busca de quebras e pressão da unha para dentro da pele.

Prognóstico a longo prazo

Unhas encravadas geralmente respondem ao tratamento e reparam-se completamente. Elas podem se tornar um problema recorrente em alguns casos, especialmente quando as causas subjacentes não são tratadas. Nos casos em que a infecção estiver instalada e não responder ao tratamento inicial, pode ser necessária remoção cirúrgica com retirada de toda a unha.

Glossário de termos médicos

Abrasão Ferimento cutâneo em que as camadas externas sofreram atrito/escoriação.
AINES Fármaco anti-inflamatório não esteroidal.
Alongamento estático Alongamento muscular lento, constante, utilizado para aumentar a flexibilidade
Alongamento passivo Alongamento de músculos, tendões e ligamentos produzido por uma força de alongamento e não de tensão nos músculos antagonistas.
Aneurisma aórtico Saco formado pela dilatação da parede da aorta, que é preenchido por líquido ou coágulos sanguíneos.
Angina Qualquer dor espasmódica, asfixiante ou sufocante, p. ex., precedendo um infarto do miocárdio (ataque cardíaco).
Ângulo Q Ângulo entre a linha de força do quadríceps e o ligamento (tendão) patelar.
Arritmia cardíaca Variação do ritmo normal do batimento cardíaco.
Arterite Inflamação de uma artéria.
Artrite reumatoide Doença autoimune em que o sistema imune ataca os tecidos do próprio corpo. Causa inflamação a várias partes do organismo.
Artropatia Qualquer doença articular.
Atrofia Uma perda ou deterioração do tecido devido à doença, desuso ou mal nutrição.

Bolha Acúmulo de líquido sob a pele causado pela fricção da pele sobre uma superfície áspera ou rígida, causando a separação da epiderme da derme.
Bolsa Membrana de saco fibroso contendo líquido sinovial, encontrada tipicamente entre tendões e ossos. Ela atua na redução do atrito durante o movimento.
Bursite Inflamação da bolsa, p. ex., bolsa subdeltoide.

Calo Espessamento localizado da epiderme da pele devido a um trauma físico.
Capsulite Inflamação de uma cápsula, p. ex., articular.
Capsulite adesiva Inflamação adesiva entre a cápsula articular e a cartilagem periférica do ombro. Provoca dor, rigidez e limitação de movimentos. Também conhecida como síndrome do ombro congelado.
Ciática Compressão de um nervo espinhal devido a um disco herniado, um músculo relacionado ou doença articular na faceta, ou compressão entre as duas porções do piriforme.
Cisto de Baker Aumento de volume atrás do joelho, causado pelo derrame de líquido sinovial que se encontra anexado a um saco de membrana.
Coccidinia Dor no cóccix ou região circunjacente. Conhecida também como coccigodinia.
Concussão Ação de bater ou abalar o cérebro de forma violenta resultando em dano imediato ou transitório da função neurológica.
Condromalacia das patelas Condição degenerativa na cartilagem articular da patela causada pela compressão anormal ou forças de cisalhamento.
Contraindicação Uma condição adversamente afetada por uma ação específica.
Contratura Aderências que ocorrem em um músculo imobilizado, levando a um estado de contratilidade diminuído.
Contratura de Dupuytren Encurtamento, espessamento e fibrose da fáscia palmar produzindo uma deformidade flexora de um quirodáctilo/pododáctilo.
Contratura de Volkmann Necrose isquêmica dos músculos e tecido do antebraço causada por insuficiência de fluxo sanguíneo.
Contusão Lesão compressiva que envolve o acúmulo de sangue e linfa no interior de um músculo. Também conhecida como injúria.
Contusão da crista ilíaca Contusões causadas pela compressão direta de uma crista ilíaca desprotegida que esmaga o tecido mole e algumas vezes, o próprio osso.

Cotovelo de golfista Inflamação do epicôndilo medial do úmero causada por atividades (por exemplo, golfe) que envolve empunhaduras e giros especialmente quando há uma empunhadura forçada.
Cotovelo do tenista Tendinite dos músculos da porção posterior do antebraço nas suas inserções e é causada por movimentos excessivos do tipo em martelo ou serrote, ou uma empunhadura inapropriada e tensa de uma raquete de tênis.

Dedo do pé em garra Deformidade do dedo, particularmente em pacientes com artrite reumatóide, que consiste de subluxação dorsal dos 2º-5º dedos; condição dolorosa durante a marcha. O paciente desenvolve uma marcha arrastando os pés.
Dedo em bastão Ruptura do tendão extensor da falange distal devido à flexão forçada da falange.
Dedo em martelo Deformidade flexora da articulação interfalângica distal (AID) dos dedos dos pés.
Discopatia Doença de uma cartilagem intervertebral (disco).
Disfunção articular Distúrbio, dano ou anormalidade de uma articulação.
Dismenorreia Menstruação difícil ou dolorosa
Dispneia Ausência ou encurtamento respiratório
Distensão Magnitude de deformação relativas às dimensões originais da estrutura.
Doença de Osgood-Schlatter Inflamação ou avulsão parcial da apófise da tíbia devida às forças de tração.
Doença de Paget Enfermidade rara em que o osso é substituído por tecido fibroso tornando-se duro e quebradiço causando muita dor. Acomete particularmente o crânio, coluna e ossos da perna.
Doença de Sever Uma lesão tipo tração ou osteocondrose da apófise calcaneal observada em jovens adolescentes.
Dor discogênica Dor causada pelo desarranjo de um disco vertebral.
Dor referida Dor sentida em uma região do corpo onde não se encontra a fonte ou causa real da dor.
Dor somática Dor que se origina na pele, ligamentos, músculos, ossos ou articulações.

Edema Acúmulo de líquido linfático nos tecidos, causado por falha do sistema linfático em drenar adequadamente.
Entorse Lesão ao tecido ligamentar.
Epicondilite Inflamação e microruptura dos tecidos moles sobre os epicôndilos distais dos úmeros.
Eritema Vermelhidão cutânea produzida pela congestão dos capilares.
Escoliose Curva espinhal rotacional lateral.
Espasmos Contrações musculares transitórias.
Espondilite anquilosante Forma de doença articular degenerativa que acomete a coluna vertebral. Doença sistêmica que produz dor e rigidez como resultado de inflamação do sacroilíaco, intervertebral e articulações costovertebrais.
Espondiloartropatia Doença das articulações da espinha.
Espondiloartropatia soronegativa Um termo geral compreendendo um número de doenças articulares degenerativas que apresentam características comuns, p. ex., sinovite das articulações periféricas.
Espondilólise Dissolução de uma vértebra.
Espondilolistese Deslocamento para frente de uma vértebra sobre a outra.
Espondilose Alteração espinhal degenerativa devido à osteoartrite.
Esponjoso Tecido ósseo de densidade relativamente baixa.
Esporão do calcâneo Esporão ósseo do calcâneo.
Estenose Estreitamento anormal de um ducto ou canal, p. ex., estenose espinhal, um estreitamento do canal vertebral causado pela invasão do osso no espaço.
Estresse Distribuição de força no interior de um corpo.

Fáscia plantar Faixa especializada de fáscia que cobre a superfície plantar do pé e auxilia no apoio do arco longitudial.
Fasciite Inflamação da fáscia ao redor das porções de um músculo.

Feixe muscular Receptor encapsulado encontrado em tecido muscular sensível ao alongamento.
Fibromialgia Dor e rigidez nos músculos e articulações que são difusos ou possuem múltiplos pontos dolorosos.
Força compressiva Carga axial que produz um efeito de esmagamento sobre uma estrutura.
Força de cisalhamento Uma força que atua paralela ou tangente ao plano atravessando um objeto.
Fratura Uma ruptura na continuidade do osso.
Fratura condral Fratura envolvendo a cartilagem articular na articulação.
Fratura de Colles Fratura do rádio e ulna imediatamente proximal ao punho que resulta em luxação do segmento distal em uma direção dorsal e radial.
Fratura epifisária Lesão na placa de crescimento de um osso longo em crianças e adolescentes; pode levar à oclusão do crescimento ósseo.
Fratura por avulsão Fratura indireta causada por forças compressivas de um trauma direto ou forças de tensão excessivas.
Fratura por estresse (marcha) Fenda óssea em linha fina causada pelo estresse repetitivo e excessivo.
Fratura por não união Uma fratura em que a consolidação é retardada ou há falha na união.

Gânglio cístico Massa tumoral benigna comumente observada na face dorsal do punho.

Hálux O primeiro ou grande pododáctilo.
Hálux rígido Deformidade flexora dolorosa do háluxa em que há limitação de movimento na articulação metatarsofalângica.
Hálux valgo Angulação do grande pododáctilo distante da linha média do corpo ou em direção aos outros pododáctilos.
Hematoma Massa localizada de sangue e linfa confinada no interior de um espaço ou tecido.
Hematoma subungueal Acúmulo de sangue sob a unha, causado por um trauma direto.
Hemiplegia Paralisia de metade do corpo.
Hérnia Protrusão de víscera abdominal por um ponto de fragilidade da parede abdominal.

Inflamação Dor, inchaço, vermelhidão, calor e perda de função que acompanham as lesões musculoesqueléticas.
Invervação Suprimento nervoso a uma parte do corpo.
Isquemia Anemia local devido à diminuição de suprimento sanguíneo.

Joanete Proeminência anormal da face interna da cabeça do primeiro metatarsal resultando em deformidade do dedão do pé (hálux valgo).

Laceração Ferimento que pode levar a uma extremidade lisa ou denteada da pele, tecidos subcutâneos, músculos e nervos e vasos sanguíneos associados.
Lesão Qualquer descontinuidade de tecido patológica ou traumática, ou perda de função de uma parte.
Lesão aguda Lesão oriunda de um evento específico, levando ao início repentino de sintomas.
Lesão crônica Lesão caracterizada por um desenvolvimento lento e constante de sintomas que culminam em uma condição inflamatória dolorosa.
Lesão difusa Lesão sobre uma grande área do corpo devido a forças de baixa velocidade e grande massa.
Lesão por esforço repetitivo (LER) Refere-se a qualquer condição de uso excessivo como esforço ou tendinite em qualquer parte do corpo.
Lesão por uso excessivo Qualquer lesão causada por movimento repetitivo ou excessivo de uma parte do corpo.
Ligamentos colaterais Principais ligamentos que cruzam as faces medial e lateral do joelho.
Ligamentos cruzados Principais ligamentos que cruzam o joelho na direção anteroposterior.
Lordose Curva convexa excessiva na região lombar da espinha.

Manguito rotador Os músculos SIRS (supraespinhoso, infraespinhoso, redondo menor e subescapular) que mantêm a cabeça do úmero na fossa glenoide e produzem rotação umeral.
Menisco Disco fibrocartilaginoso no joelho que reduz o estresse articular.
Meralgia parestésica Aprisionamento do nervo cutâneo femoral lateral no ligamento inguinal causando dor e dormência da superfície externa da coxa na região suprida pelo nervo.
Metatarsalgia Condição que envolve desconforto geral ao redor das cabeças dos metatarsos.
Microtrauma Lesão de um pequeno número de células devido aos efeitos acumulativos de forças repetitivas.
Miosite Inflamação de tecidos conectivos no interior de um músculo.
Miosite ossificante Acúmulo de depósitos minerais no tecido muscular.

Nervos eferentes Nervos que conduzem estímulos do sistema nervoso central para os músculos.
Neuralgia de Morton forma de dor no pé, metatarsalgia causada pela compressão de um ramo do nervo plantar pelas cabeças dos metatarsos.
Neurite Inflamação de um nervo, com dor e sensibilidade.
Neurogênico Que forma o tecido nervoso ou origina o sistema nervoso.
Neuroma de Morton Crescimento tumoral de um nervo ou composto grandemente de células e fibras nervosas resultante da neuralgia de Morton.
Neuropatia Distúrbio funcional ou alteração patológica no sistema nervoso periférico.

Orelha em couve-flor Hematoma entre o pericôndrio e a cartilagem da orelha externa.
Ossos sesamoides Ossos curtos envoltos por tendões; o maior deles é a patela.
Osteíte Inflamação de um osso causando sensibilidade e dor incômoda no osso.
Osteoartrite Doença articular degenerativa não inflamatória caracterizada por degeneração da cartilagem articular, hipertrofia do osso nas margens e alterações na membrana sinovial. Observada particularmente em indivíduos mais velhos.
Osteocondrite dissecante Área localizada de necrose avascular resultante da separação completa ou incompleta da cartilagem articular e osso subcondral.

Paralisia Perda parcial ou completa da capacidade de mover uma parte do corpo.
Pé cavo Arco elevado.
Pé plano Pés chatos.
Ponto de McBurney Localizado a uma distância de um terço entre a espinha ilíaca superior e anterior (EISA) e o umbigo que à palpação profunda produz sensibilidade em rechaço indicando apendicite.
Prognóstico Causa provável ou progresso da lesão
Proprioceptores Células nervosas sensoriais profundas especializadas nas articulações, ligamentos, músculos e tendões sensíveis ao alongamento, tensão e pressão que são responsáveis pela posição e movimento.

Radiculopatia Doença das raízes nervosas.

Sacroilite Inflamação (artrite) na articulação sacroilíaca.
Sesamoidite Inflamação dos ossos sesamoides do primeiro metatarso.
Síndrome de Larson-Johansson Inflamação ou avulsão parcial do ápice da patela devido às forças de tração.
Síndrome do arco doloroso Dor localizada em um número limitado de graus na amplitude de movimento.
Síndrome do compartimento Condição em que a pressão intramuscular elevada impede o fluxo sanguíneo e a função dos tecidos dentro do compartimento.
Síndrome do compartimento posterior Dor no compartimento posterior da porção inferior da perna incluindo os músculos sóleo, gastrocnêmio, posterior tibial, flexor longo dos dedos e flexor longo do hálux. O local de dor depende do músculo acometido.

Síndrome do compartimento tibial anterior Aumento rápido de volume, tensão elevada e dor do compartimento tibial anterior do membro inferior. Geralmente um histórico de esforço excessivo.
Síndrome do desfiladeiro torácico Compressão do plexo braquial e não das raízes nervosas, e assim, os sintomas aparecem no braço e não no pescoço.
Síndrome do estalo do quadril Uma sensação de estalido ouvida ou sentida durante o movimento do quadril.
Síndrome do estresse patelofemoral Condição em que o retináculo lateral está firme ou o vasto medial oblíquo está fraco levando à excursão lateral e pressão sobre a face lateral da patela causando uma condição dolorosa.
Síndrome do impacto Condição crônica causada por uma atividade repetitiva que lesiona o manguito rotador, a cabeça longa do bíceps braquial e a bolsa subacromial.
Síndrome do ombro congelado Ver capsulite adesiva.
Síndrome do trato iliotibial Dor/inflamação do trato iliotibial, um estiramento do cordão de colágeno não elástico da pelve até abaixo do joelho. Apresenta várias causas biomecânicas
Síndrome do túnel carpal Compressão do nervo mediano à medida que passa através do túnel carpal promovendo dor e formigamento na mão.
Síndrome escapulocostal Dor na face superior ou posterior da cintura escapular como resultado de uma alteração de duração longa da relação da escápula e da parede torácica posterior.
Sinovite Inflamação de uma membrana sinovial, particularmente uma articulação.

Tendinite calcificada Inflamação e calcificação da bolsa subacromial ou subdeltoide. Ela resulta em dor e limitação do movimento do ombro.
Tendinite do calcâneo Inflamação do tendão do calcâneo.
Tendinite Inflamação de um tendão.
Tendinopatia Doença de um tendão
Tenosinovite De Quervain Tenosinovite por estreitamento inflamatório dos tendões abdutor longo do polegar e extensor curto do polegar.
Tenosinovite Inflamação de uma bainha de tendão.
Teste de coçar de Apley Determina a amplitude de movimentação do ombro: rotação interna e adução; rotação, extensão internas e adução; abdução, flexão e rotação interna.
Treinamento pliométrico Exercícios que empregam movimentos explosivos para desenvolver a potência muscular.
Trombo Coágulo de sangue estacionário ao longo da parede de um vaso sanguíneo, causando frequentemente obstrução vascular.
Tromboflebite Inflamação de uma veia associada com a formação de um trombo.
Trombose da veia profunda (TVP) A formação de um coágulo sanguíneo estacionário na parede de uma ou mais veias profundas da porção inferior da perna.

Direções anatômicas

Abdução Um movimento distante da linha média (ou retorno da adução)
Adução Um movimento em direção à linha média (ou retorno da abdução)
Anterior Frontal ao corpo.

Circundução Movimento em que a extremidade distal de um osso move-se em um círculo enquanto a extremidade proximal permanece estável.
Contralateral No lado oposto.

Depressão Movimento de uma porção elevada do corpo à sua posição original para baixo.

Distal Distante do ponto de origem de uma estrutura (em oposição à proximal).
Dorsal Relativo ao dorso ou porção posterior (em oposição à ventral).

Elevação Movimento ascendente de uma parte do corpo ao longo do plano frontal.
Eversão Virar a planta do pé para fora.
Extensão Movimento em uma articulação acarretando a separação de duas superfícies ventrais (em oposição à flexão).

Flexão Movimento em uma articulação levando à aproximação de duas superfícies ventrais (em oposição à extensão).

Inferior Abaixo ou o mais distante da cabeça.
Inversão Virar a planta do pé para dentro.

Lateral Localizado distante da linha média (oposto à medial)

Medial Situado próximo ou na linha média do corpo ou órgão (oposto à lateral).
Mediano Localizado centralmente, situado na linha média do corpo.

Oposição Um movimento específico na articulação em sela do polegar que permite que você toque seu polegar com as pontas dos dedos da mesma mão.

Palmar Superfície anterior da mão.
Plano sagital Um plano vertical que se estende em uma direção anteroposterior dividindo o corpo nas partes direita e esquerda.
Plano coronal Um plano vertical em ângulos retos ao plano sagital que divide o corpo nas porções anterior e posterior.
Plano horizontal Um plano transverso em ângulo reto ao eixo longo do corpo.
Plantar Sola do pé.
Posição anatômica O corpo está em pé com os braços e mãos voltados para frente.
Posterior Relativo à porção detrás ou face dorsal do corpo (oposto à anterior).
Profundo Distante da superfície (em oposição à superficial).
Pronação Virar a palma da mão para baixo de frente ao solo ou distante das posições anatômica e fetal.
Prono Posição do corpo em que a superfície ventral está para baixo (oposto a supino).
Protração Movimento para frente no plano transverso.
Proximal Mais próximo do centro do corpo ou do ponto de fixação de um membro.

Retração Movimento para trás no plano transverso.
Rotação Movimento ao redor de um eixo fixo.

Superficial Sobre ou próximo à superfície (oposto a profundo).
Superior Acima ou muito próximo da cabeça.
Supinação Virar a palma da mão para cima voltada para o teto, ou em direção às posições anatômica e fetal.
Supino Posição do corpo em que a superfície ventral direto para cima (oposto a prono).

Ventral Refere-se à porção anterior do corpo (oposto a dorsal).

Os sete tipos de articulações sinoviais

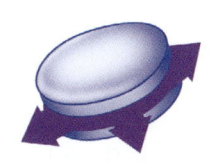

Plana ou deslizante
O movimento ocorre quando duas superfícies, geralmente planas ou ligeiramente curvas, deslizam entre si. Exemplos: a articulação acromioclavicular e a articulação sacroilíaca.

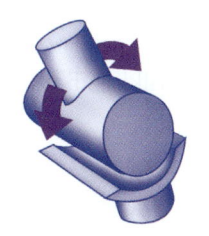

Em dobradiça
O movimento ocorre em apenas um eixo; um movimento transverso como uma dobradiça da tampa de uma caixa. Uma protrusão de um osso se encaixa na superfície articular côncava ou cilíndrica da outra, permitindo a flexão e extensão. Exemplos incluem as articulações interfalângicas, do cotovelo e do joelho.

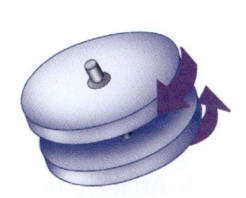

Pivô
O movimento ocorre em um eixo vertical, como a dobradiça de um portão. Uma superfície articular quase cilíndrica do osso protrui internamente e rotaciona dentro de um anel formado por osso ou ligamento. Exemplo: a articulação entre o rádio e a ulna no cotovelo.

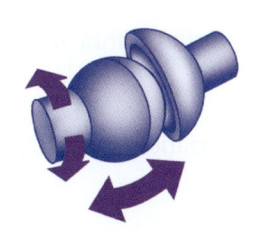

Bola e soquete
Consiste de uma "bola" formada pela cabeça esférica ou hemisférica de um osso que rotaciona no interior de uma "cavidade" côncava de outro, permitindo flexão, extensão, adução, abdução, circundução e rotação. Portanto, elas são multiaxiais e permitem a maior amplitude de movimento de todas as articulações. Exemplos: as articulações do ombro e do quadril.

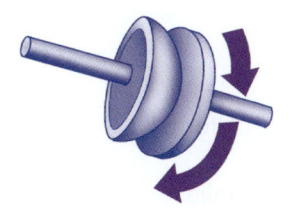

Condiloide
Apresenta uma superfície articular esférica que se encaixa no interior de uma concavidade apropriada. Permite flexão, extensão, abdução, adução e circundução. Exemplos: as articulações metacarpofalângicas dos dedos (mas não o polegar).

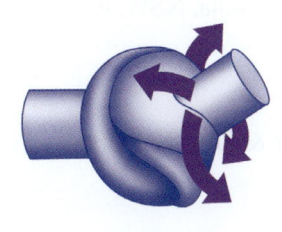

Em sela
Superfícies que se articulam apresentam áreas côncavas e convexas e assim assemelham-se a duas "selas" que se juntam acomodando entre si as superfícies côncava e convexa. Permite até mais movimento que as articulações condiloides, por exemplo, permitindo a "oposição" do polegar aos outros quirodáctilos. Exemplo: a articulação carpometacarpal do polegar.

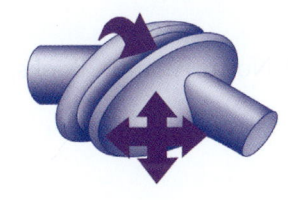

Elipsoide
Uma articulação elipsoide é semelhante a uma articulação bola e soquete, mas as superfícies articulares são elipsóides e não esféricas, permitindo a flexão, a extensão, a adução, a abdução e a circundução. Exemplo: a articulação radiocarpal.

Referências bibliográficas

Anderson, D.M. (chief lexicographer): 2003. *Dorland's Illustrated Medical Dictionary, 30th edition*. Saunders, an imprint of Elsevier, Philadelphia, USA

Anderson, M.K. & Hall, S.J.: 1997. *Fundamentals of Sports Injury Management*. Williams & Wilkins, Baltimore, USA

Arnheim, D.D.: 1989. *Modern Principles of Athletic Training*. Times Mirror, MO, USA

Bahr, R. & Maehlum, S.: 2004. *Clinical Guide to Sports Injuries*. Human Kinetics, IL, USA

Delavier, F.: 2001. *Strength Training Anatomy*. Human Kinetics, IL, USA

Dornan, P. & Dunn, R.: 1988. *Sporting Injuries*. University of Queensland Press, Qld, Australia

Jarmey, C.: 2003. *The Concise Book of Muscles*. Lotus Publishing. Chichester, UK/ North Atlantic Books, Berkeley, USA

Jarmey, C.: 2006. *The Concise Book of the Moving Body*. Lotus Publishing, Chichester, UK/ North Atlantic Books, Berkeley, USA

Klossner, D.: 2006. *NCAA Sports Medicine Handbook*. The National Collegiate Athletic Association, IN, USA

Lamb, D.R.: 1984. *Physiology of Exercise*. Macmillan Publishing Co., NY, USA

Levy, A.M. & Fuerst, M.L.: 1993. *Sports Injury Handbook*. John Wiley & Sons, Inc., NY, USA

Micheli, L.J.: 1995. *Sports Medicine Bible*. HarperCollins Publishers, Inc., NY, USA

Norris, C.M.: 1998. *Sports Injuries: Diagnosis and Management*. Butterworth Heinemann, Oxford, UK

Reid, M.G.: 1994. *Sports Medicine Awareness Course*. Sports Medicine Australia, ACT, Australia

Rushall, B.S. & Pyke, F.S.: 1990. *Training for Sports and Fitness*. Macmillan Education Australia, NSW, Australia

S.M.A.: 1986. *The Sports Trainer*. Jacaranda Press, Qld, Australia

Tortora, G.J. & Anagnostakos, N.P.: 1990. *Principles of Anatomy and Physiology*. Harper & Row, NY, USA

Walker, B.E.: 1998. *The Stretching Handbook*. Walkerbout Health, Qld, Australia

Walker, B.E.: 2006. *The Sports Injury Handbook*. Walkerbout Health, Qld, Australia

Walker, B.E.: 2007. *The Anatomy of Stretching*. Lotus Publishing, Chichester, UK/ North Atlantic Books, Berkeley, USA

Índice remissivo

Abrasões, 49
Acetábulo, 159, 169
Acidentes, 45
Acrômio, 111, 116, 125
Aloe vera, 50
Alongamento, 9, 27, 42
Amplitude de movimento, 42
Ancôneo, 104
Ângulo Q, 190
Aparelhos de musculação, 17
Apófise, 153
Aponeurose, 94
Aponeurose plantar, 235
Aquecimento, 8
Arco longitudinal, 234
Área intercondilar anterior, 182
Áreas de jogo, 36
Articulação acromioclavicular (AC), 115, 116
Articulação carpometacarpal (CM), 81, 82
Articulação coracoclavicular, 115
Articulação do ombro, 115
Articulação escapulotorácica, 115
Articulação esternoclavicular (EC), 115, 117
Articulação glenoumeral, 115
Articulação intercarpal, 89
Articulação interfalângica (IF), 81, 82
Articulação intermetacarpal (IM), 81
Articulação metacarpofalângica (MCF), 81, 82, 230, 232
Articulação patelofemoral, 190, 194
Articulação radiocarpal, 89
Articulação radioulnar, 99
Articulação subtalar, 217, 218
Articulações, 4
Articulações sinoviais, 245
Artrite, 231
Artrite reumatoide, 83
Avulsão, 103
Bainhas tendíneas, 127
Bainhas sinoviais, 95
Bíceps braquial, 119-121
Bíceps femoral, 172, 173
Bolhas, 54
Bolsa subcutânea do calcâneo, 200
Bolsa da pata de ganso, 185

Bolsa do olécrano, 108
Bolsa infrapatelar profunda, 185
Bolsa infrapatelar superficial, 185
Bolsa pré-patelar subcutânea, 185
Bolsa retrocalcânea, 200, 222
Bolsa subacromial, 123-125
Bolsa suprapatelar, 185
Bolsa trocantérica, 165
Bolsa(s), 5
Bursectomia, 108
Bursite, 108, 125, 165, 175, 185, 222
Calcâneo, 216, 218, 221-223, 236
Calos, 55, 231
Calosidades, 55, 231
Canal auditivo, 73
Canal espinal, 137, 138
Canelite, ver síndrome da dor tibial medial
Capitato, 77
Capítulo, 99
Capsulite adesiva, ver ombro congelado
Cartilagem, 4
Cartilagem articular (hialina), 193
Cartilagem quadrangular, 74
Cemento, 71
Cíngulo do membro superior, 115
Cisto sinovial do punho, 94
Cisto sinovial, ver cisto sinovial do punho
Clavícula, 111, 121
Coluna cervical, 61
Compressão da raiz nervosa, 68
Concussão, 59
Condicionamento, 16, 45
Côndilo femoral lateral, 182
Côndilo medial, 181
Côndilos, 197, 204
Côndilos femorais, 190, 194
Condromalácia patelar, 190, 193
Contração muscular concêntrica, 25
Contração muscular excêntrica, 25
Contração muscular isométrica, 25
Contusão da crista ilíaca, 152
Contusão, ver esmagamento
Córnea, 72
Cortes, 49
Costelas, 143

Cotovelo do tenista, 104
Cotovelo de arremessador, 107
Cotovelo do golfista, 105
Crista ilíaca, 152
Dedo em bastão, 79
Dedo em garra, 234
Dedo em martelo, 231
Degeneração mixomatosa, 83
Deltoide, 116
Dentes, 71
Dentina, 71
Dermatófitos, 53
Derme, 49
Desenvolvimento de habilidades, 16
Desgaste, 54
Diabetes melito, 83, 103
Disco rompido, ver hérnia de disco
Distensão, 6, 133, 171, 172, 200
Distensão de cavaleiro, 154
Doença de Osgood-Schlatter, 187
Dura-máter, 59
Enfermidade aguda do disco cervical, ver hérnia de disco
Entorse, 6, 63, 78, 81, 88, 100, 134, 209
Entorse da articulação metatarsofalângica, 232
Epicondilite medial, ver cotovelo do golfista
Epicôndilo lateral, 104
Epicôndilo medial, 105, 181
Epiderme, 49
Epistaxe, 74
Equilíbrio, ver propriocepção
Equimose, 135
Equipamentos deproteção, 36
Erro biomecânico, 46
Escafoide, 87, 89
Esmagamento, 59, 61, 120, 135, 173
Esmalte, 71
Espaço subpericondrial, 74
Espondilólise, 139
Espondilolistese, 139
Espondilose cervical, ver esporões ósseos
Esporão do calcâneo, 236
Esporões ósseos, 69, 124, 236
Esqueleto, 3
Esteroides anabolizantes, 103
Estimulação elétrica nervosa transcutânea (TENS), 41
Estrato lúcido, 238
Etmoide, 74
Exercícios com o próprio peso corporal, 18

Extensor longo do hálux, 225
Extensor longo do tendão, 79
Extensor longo dos dedos, 225
Extensores, 133
Facilidade, 34
Falanges, 221, 231
Fáscia, 205
Fáscia plantar, ver aponeurose plantar
Fasciite plantar, 235
Fêmur, 169
Fíbula, 197, 210, 216, 218, 221
Fibular curto, 213, 214
Fibular longo, 213, 214
Flexibilidade, 27
Flexor curto do hálux, 228
Flexor longo do hálux, 225
Flexores, 133
Fossa glenoide, 111
Fossa poplítea, 199
Fratura, 59, 61, 77, 87, 99, 111, 139, 143, 157, 169, 197, 204, 210, 221, 223
Fratura de Colles, 87
Geladura, 51
Grupo de seis músculos, 148
Hálux valgo, 230
Hamato, 77
Hematoma, 59
Hematoma subungueal, 233, 237
Hemorragia, 59
Hérnia de disco, 137
Hérnia sinovial, ver cisto sinovial do punho
Iliopsoas, 151, 161
Joanete da cabeça do primeiro metatarsal, 230
Joanete da cabeça do quinto metatarsal, 230
Joelho do corredor, ver condromalácia patelar
Joelho do saltador, ver tendinite patelar
Lábio glenoidal, 129
Lacunas, 3
Lamelas, 103
Leito da unha, 237
Lesão de Bankart, 113
Lesão de Hill-Sachs, 113
Lesão em chicote, 63
Lesões, 5
Ligamento amarelo, 134
Ligamento anular, 99, 100
Ligamento calcaneofibular, 209
Ligamento colateral radial, 100, 101
Ligamento colateral ulnar (medial), 78, 100, 101
Ligamento deltoide, 209

Ligamento glenoumeral inferior, 113
Ligamento da nuca, 134
Ligamento patelar 177, 191
Ligamento talofibular, 209
Ligamentos, 5
Ligamentos dorsais, 89
Linha áspera, 175
Líquido sinovial, 4, 129
Luxação, 82, 89, 101, 113, 232
Maléolo lateral, 210, 213, 214
Maléolo medial, 209-211
Manguito rotador, 123
Melanócitos, 50
Melanoma, 50
Membrana sinovial, 186
Membrana timpânica, 73
Menisco, 183
Menisco medial, 181
Metatarsais, 221, 223, 227, 234
Miosite ossificante, 173
Músculos, 2
Músculos posteriores da coxa, 172, 173
Nariz, 74
Navicular, 86, 211
Necrose avascular, 189
Necrose fibrinoide, 83
Nervo mediano, 90, 91
Nervo plantar, 227
Nervo radial, 92
Neuroma de Morton, 227
Neuropatia por compressão, 91
Nucleação, 55
Núcleo pulposo, 67, 137, 138
Oblíquos, 133, 148
Olécrano, 92, 108
Olhos, 72
Ombro congelado, 129
Ouvido em couve-flor, 73
Ossículos auditivos, 73
Ossos, 3
Osso esponjoso, 3, 169
Ossos carpais, 88
Osteíte púbica, 156
Osteocondrite dissecante, 189, 216
Osteófitos, 69
Ouvido, 73
Parte interarticular, 139
Pé cavo, ver dedo em garra
Pé de atleta, 53
Peitoral maior, 121, 128

Pelve, 153
Pesos livres, 18
Pina, 73
Piramidal, 87, 89
Placa de crescimento, 153
Placa volar, 81
Plexo braquial, 62
Plica, 186
Polegar do esquiador, 78
Polpa, 71
Pool sanguíneo, 11
Postura, 35
Princípio FITT, 13
Proloterapia, 113
Pronação, 120, 218
Propriocepção, 43
Protrusão discal, 138
Quadríceps, 171, 173
Queimadura solar, 50
Radiculite cervical, ver compressão da raiz nervosa
Rádio, 99, 107
Reabilitação, 40
Regras, 36
Relaxamento, 12
Remodelamento, 139
Reto do abdome, 148
Reto femoral, 151, 171, 173
Rotadores, 133
Semilunar, 87, 89
Semimembranáceo, 172, 173
Semitendíneo, 172, 173
Dor muscular de início retardado (DMIR), 11
Separação, 116, 117
Septo cartilaginoso, 74
Septo nasal, 74
Sesamoidite, 228
Síndrome patelofemoral, 190
Síndrome da dor tibial medial, 203
Síndrome de Burner, ver síndrome do estiramento
    do nervo cervical
Síndrome de Larsen-Johansson, 187
Síndrome do estiramento do nervo cervical, 62
Síndrome do compartimento anterior, 205
Síndrome do estalido do quadril, 163
Síndrome do impacto, 123
Síndrome do piriforme, 159
Síndrome do túnel do carpo, 91
Síndrome do túnel ulnar, 92
Sínfise púbica, 156
Sobrecarga, 45

Subluxação, 101, 115, 194, 213
Sulco patelofemoral, 190, 194
Supinação, 120, 217
Supinador, 104
Tálus, 210, 216
Tendão do calcâneo, 199-201, 222, 235
Tendão do tríceps braquial, 103
Tendão patelar, ver ligamento patelar
Tendinite, 83, 95, 124, 161, 162, 177, 191, 201, 211, 214, 225
Tendinite de De Quervain, 95
Tendões, 5, 94
Tenossinovite, 95
Thera-band, 17
Tíbia, 197, 210, 216, 218, 221
Tibial anterior, 203
Tinha do pé, ver pé de atleta
Toráx flutuante, 145
Torcicolo, 65
Torcicolo agudo, ver torcicolo
Transverso do abdome, 148
Trapézio, 77
Trapezoide, 77
Tratamento das lesões esportivas, 38

Trato iliotibial (TIT), 163, 175
Treinamento cruzado, 22
Treinamento de força, 17, 42
Treinamento em circuito, 20
Treinamento excessivo, 14
Treinamento pliométrico, 24
Tríceps sural, 199, 235
Tróclea, 99
Tuba auditiva, 73
Tubérculo de Gerdy, 174
Tuberosidade tibial, 187, 191, 197
Ulna, 99, 101, 107
Ultrassom, 41
Úmero, 101, 107, 111, 125
Unha encravada, 238
Vasto intermédio, 171, 173
Vasto lateral 171, 173, 194
Vasto medial 171, 173, 194
Verrugas, 55
Verrugas plantares, 55
Vértebras, 137, 138
Vômer, 74
Whiplash, ver lesão em chicote